GORESGYN GORBRYDER

*Canllaw Hunangymorth sy'n defnyddio
Technegau Ymddygiad Gwybyddol (CBT)*

Helen Kennerley

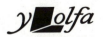

Nodyn Pwysig

Ni fwriedir i'r llyfr hwn gymryd lle cyngor neu driniaeth feddygol.
Dylai unrhyw un sydd â chyflwr sy'n gofyn am sylw meddygol ymgynghori ag ymarferydd meddygol cymwys neu therapydd addas.

Dymuna'r cyhoeddwyr gydnabod cymorth ariannol Cyngor Llyfrau Cymru

Rhif Llyfr Rhyngwladol: 978-1-78461-895-7

Cyhoeddwyd gyntaf ym Mhrydain yn 1997 (argraffiad diwygiedig, 2014)
gan Robinson
Argraffnod o Little, Brown Book Group
Carmelite House
50 Victoria Embankment
Llundain EC4Y ODZ

Un o gwmnïau Hachette UK
www.hachette.co.uk   www.littlebrown.co.uk

Cyhoeddwyd ac argraffwyd yng Nghymru
ar bapur o goedwigoedd cynaliadwy gan
Y Lolfa Cyf., Talybont, Ceredigion SY24 5HE
e-bost ylolfa@ylolfa.com
gwefan www.ylolfa.com
ffôn 01970 832 304
ffacs 01970 832 782

Seicolegydd Clin
Sefydledig GIG
Uwch Diwtor   gol Rhydyc   n o
sylfaenwyr Canol   Thera   yddol Rhyd   (   ), lle
mae hi'n gyfarwyddwr y cyrsiau Astudiaethau Uwch mewn Therapi
Gwybyddol ac M.Sc. Mae hi wedi bod yn ymarfer therapi ymddygiad
gwybyddol (CBT: *cognitive behavioural therapy*) ers dros bum mlynedd
ar hugain, wedi'i hyfforddi yn Rhydychen a'r Unol Daleithiau, ac
mae hi wedi ysgrifennu nifer o lyfrau a thestunau hunangymorth
poblogaidd ar therapi gwybyddol. Yn 2002 cafodd ei chynnwys ar
restr fer gwobr BABCP i'r therapydd gwybyddol benywaidd mwyaf
dylanwadol ym Mhrydain.

Nod y gyfres 'Goresgyn' yw galluogi pobl sydd ag amrywiaeth o broblemau ac anhwylderau cyffredin i gymryd rheolaeth dros eu rhaglen adferiad eu hunain.

Mae pob teitl, sy'n cynnwys rhaglen wedi'i theilwra'n arbennig, wedi ei lunio gan glinigydd gweithredol gan ddefnyddio technegau diweddaraf therapi ymddygiad gwybyddol – technegau sydd wedi profi'n hynod effeithiol wrth newid y ffordd y mae cleifion yn meddwl amdanynt eu hunain a'u problemau.

Sefydlwyd y gyfres ym 1993 gan Peter Cooper, Athro Seicoleg ym Mhrifysgol Reading a Chymrawd Ymchwil ym Mhrifysgol Caergrawnt; mae ei gyfrol wreiddiol ar oresgyn bwlimia nerfosa a gorfwyta mewn pyliau yn parhau i helpu llawer o bobl yn yr Unol Daleithiau, y Deyrnas Unedig ac Ewrop.

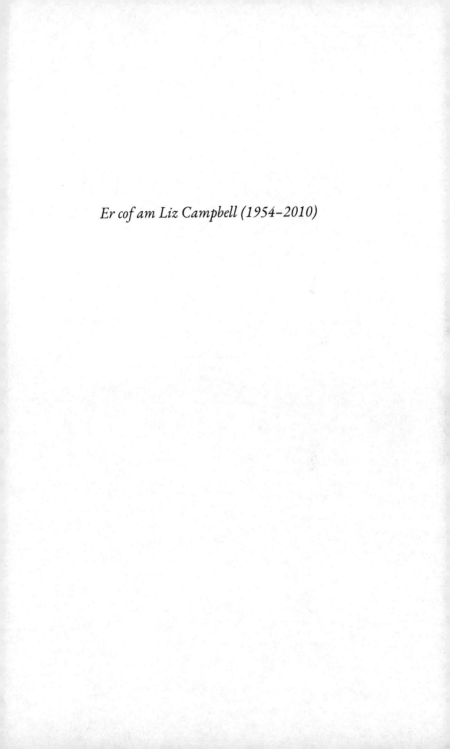

Er cof am Liz Campbell (1954–2010)

Cynnwys

Cynnwys

Diolchiadau

Ym 1980 fe gyrhaeddais i Rydychen a chwrdd â'r ddau seicolegydd a ddylanwadodd ar y llyfr hwn. Y cyntaf oedd Peter Cooper, golygydd y gyfres 'Goresgyn', a'r ail oedd Liz Campbell. Fe gyflwynon nhw fi i therapi gwybyddol a'm helpu i werthfawrogi ei botensial – nhw daniodd fy mrwdfrydedd i am CBT. Rydw i'n amau eu bod nhw wedi ei ddefnyddio i fy helpu i oresgyn fy mhryderon fy hun am setlo yn Rhydychen, ac rydw i'n dal i fod yn hynod ddiolchgar am eu sgyrsiau hael, eu hanogaeth a'u cefnogaeth.

Testun tristwch oedd marwolaeth Liz Campbell yn ddiweddar a hoffwn gyflwyno'r ail argraffiad o'r llyfr iddi hi – os bu i unrhyw un erioed reoli straen yn dda a helpu eraill i ymdopi â straen, Liz oedd honno. Roedd hi'n fenyw ryfeddol: cynnes, doniol, penderfynol o fwynhau bywyd a helpu eraill i fwynhau bywyd. Bydd gan unrhyw un a gyfarfu â Liz straeon i'w hadrodd am y ffordd y gwnaeth hi eu hysbrydoli. Fedra i ddim dychmygu y byddai unrhyw un yn gwadu ei bod yn berson eithriadol. Roedd Dr Campbell yn un o'r goreuon: roedd hi'n glinigydd rhagorol, arloesodd gyrsiau seicoleg, roedd hi'n llywydd Cymdeithas Seicolegol Prydain ac ysgrifennodd bapurau a drawsnewidiodd y dull o reoli straen o fewn lluoedd yr heddlu. Roedd hi hefyd yn fenyw ddewr oedd bob amser yn gwneud yr hyn yr oedd yn ei ystyried yn iawn, ac anghofia i fyth fod yn Asia gyda hi yn gwneud gwaith elusennol. Ar y cyfan, yr hyn wnes i oedd ceisio diogelwch adeiladau'r Cyngor Prydeinig a mabwysiadu'r agwedd o beidio â thramgwyddo neb ac aros lle'r oedd hi'n ddiogel. Ond roedd hi'n herio swyddogion, yn mynd allan gyda'r nos i fynychu cyfarfodydd oedd wedi eu gwahardd, yn cymryd rhan yn y wleidyddiaeth ac yn parhau i gefnogi'r achosion hyn o'r Deyrnas Unedig. Dyna Liz – dewr, egwyddorol, esiampl i bob un ohonom.

Roedd Liz yn ysbrydoliaeth, fel y mae pob un o'r bobl yr wyf wedi cael y fraint o weithio'n glinigol gyda nhw. Rydw i'n ddyledus i'r cleifion sydd wedi bod yn ddewr wrth rannu eu hanawsterau a'u siwrneiau i adferiad, ac rwy'n ddyledus i gydweithwyr eithriadol megis Joan Kirk, Gillian Butler, Melanie Fennel, Christine Padesky a'r diweddar David Westbrook sydd wedi rhannu eu doethineb dros y blynyddoedd.

Mae ysgrifennu llyfr fel hwn yn golygu treulio amser oddi wrth y teulu, ac rwy'n ddiolchgar hefyd am oddefgarwch fy mhlant a'm gŵr. Diolch yn fawr.

Rhagair i'r Ail Argraffiad

Yn y pymtheg mlynedd ers cyhoeddi'r llyfr hwn gyntaf, mae rhai pethau wedi aros yn ddigyfnewid ym myd rheoli gorbryder. Yn benodol, mae'n dal yn ffaith bod angen pryderon, ofn a gorbryderon arnon ni er mwyn goroesi a'n bod yn y busnes o *reoli* gorbryderon di-fudd yn hytrach na chael gwared arnyn nhw. Mae hyn, fel y byddwch yn gweld, yn parhau'n thema yn y llyfr newydd hwn o glawr i glawr.

Fodd bynnag, mae rhai datblygiadau allweddol wedi digwydd dros y degawd a hanner diwethaf ac adlewyrchir y rhain yn yr ail argraffiad hwn. Rydyn ni'n gwybod cymaint mwy am yr ymennydd a straen, am y problemau sy'n cael eu hachosi gan bryder, am bwysigrwydd tosturi wrth wella o broblemau seicolegol ac am rôl ymarfer corff wrth ymdopi. Rydw i wedi ceisio cofleidio'r datblygiadau hyn yn yr ail argraffiad hwn, ac felly byddwch yn sylwi ar rai negeseuon cyfarwydd a rhai newydd hefyd.

Rhywbeth arall sydd wedi digwydd ers 1997, pan gyhoeddwyd argraffiad cyntaf y llyfr hwn, yw bod mwy o ymchwil wedi ei wneud i anhwylderau gorbryder penodol iawn, ac mae'r gyfres 'Goresgyn' yn adlewyrchu hyn: mae Constable a Robinson bellach yn cynnig llyfrau hunangymorth sy'n canolbwyntio ar Banig, Pryder, Gorbryder Cymdeithasol, Anhwylder Gorfodaeth Obsesiynol, Gorbryder Iechyd a Straen wedi Trawma. Mae'n bleser gen i allu dweud fod gennych chi bellach gymaint mwy o bethau i'ch arwain wrth oresgyn gwahanol fathau o orbryder – ond rwy'n gobeithio hefyd y byddwch yn dal i deimlo bod yr un gyfrol hon yn gwneud gwahaniaeth.

Cyflwyniad

Pam defnyddio dull ymddygiad gwybyddol?

Mae'r dull y mae'r llyfr hwn yn ei ddefnyddio wrth geisio eich helpu i oresgyn eich problemau gyda gorbryder yn un sy'n seiliedig ar ymddygiad gwybyddol. Efallai y byddai'n fuddiol a chalonogol cynnwys crynodeb o hanes y math yma o ymyrraeth. Yn y 1950au a'r 1960au cafodd cyfres o dechnegau therapiwtig eu datblygu a elwid yn 'therapi ymddygiad'. Roedd y technegau hyn yn rhannu dwy nodwedd sylfaenol. Yn gyntaf, roedden nhw'n ceisio cael gwared ar symptomau (megis gorbryder) drwy ddelio â'r symptomau eu hunain, yn hytrach na'u hachosion gwaelodol dwfn, hanesyddol (yn draddodiadol dyma oedd ffocws seicdreiddio, y dull a gafodd ei ddatblygu gan Sigmund Freud a'i gyfoedion). Yn ail, roedden nhw'n seiliedig ar wyddoniaeth, yn yr ystyr eu bod yn defnyddio technegau'n deillio o'r hyn yr oedd seicolegwyr labordy yn ei ganfod am fecanweithiau dysgu, gan roi'r technegau hyn ar brawf yn wyddonol. Y maes lle profodd therapi ymddygiad yn fwyaf gwerthfawr ar y dechrau oedd wrth drin anhwylderau gorbryder, yn enwedig ffobiâu penodol (megis ofn eithafol o anifeiliaid neu uchder) ac agoraffobia, â'r ddau yn adnabyddus am fod yn eithriadol o anodd eu trin gan ddefnyddio seicotherapïau confensiynol.

Ar ôl cyfnod o frwdfrydedd cychwynnol, cynyddodd yr

ymdeimlad o anniddigrwydd â'r math hwn o therapi. Roedd nifer o resymau dros hyn, ac un rheswm pwysig oedd nad oedd y therapi'n delio â'r meddyliau mewnol a oedd mor amlwg yn ganolog i'r gofid yr oedd nifer o bobl yn ei brofi. Yn benodol, profodd therapi ymddygiad yn annigonol wrth drin iselder. Ddiwedd y 1960au a dechrau'r 1970au cafodd triniaeth o'r enw 'therapi gwybyddol' ei datblygu ar gyfer trin iselder. Arloeswr y fenter hon oedd seiciatrydd Americanaidd, yr Athro Aaron T. Beck. Datblygodd ddamcaniaeth iselder oedd yn pwysleisio pwysigrwydd dulliau meddwl pobl ag iselder ac ar sail y ddamcaniaeth hon, cychwynnodd fath newydd o therapi. Nid gor-ddweud fyddai honni fod gwaith Beck wedi newid natur seicotherapi, nid yn unig ar gyfer iselder ond ar gyfer amrediad o broblemau seicolegol, yn cynnwys gorbryder.

Mae'r technegau a gafodd eu cyflwyno gan Beck wedi cael eu cyfuno â'r technegau a ddatblygwyd yn gynharach gan y therapyddion ymddygiad i gynhyrchu dull therapiwtig sydd wedi dod i gael ei adnabod fel 'therapi ymddygiad gwybyddol' (neu CBT: *cognitive behavioural therapy*). Cafodd y therapi hwn ei archwilio'n wreiddiol ar gyfer trin iselder. Cynhaliwyd profion gwyddonol llym arno a chafwyd ei fod yn hynod lwyddiannus ar gyfer canran sylweddol o achosion. Yn ogystal, daeth hi'n amlwg bellach fod yna batrymau penodol o feddwl cythryblus sy'n gysylltiedig ag amrediad eang o broblemau seicolegol, nid iselder yn unig, a bod y triniaethau CBT sy'n delio â'r rhain yn effeithiol dros ben. Felly, mae triniaethau ymddygiad gwybyddol effeithiol wedi cael eu datblygu ar gyfer amrediad o anhwylderau gorbryder, megis anhwylder panig, anhwylder gorbryder cyffredinol, ffobiâu penodol, ffobiâu cymdeithasol, anhwylderau gorfodaeth obsesiynol, a hypocondriasis (gorbryder iechyd), yn ogystal â chyflyrau eraill fel dibyniaeth ar gyffuriau, ac anhwylderau bwyta fel bwlimia nerfosa.

Yn wir, gwelwyd bod gan dechnegau ymddygiad gwybyddol ddefnydd y tu hwnt i gategorïau cul anhwylderau seicolegol. Maen nhw wedi cael eu defnyddio'n effeithiol, er enghraifft, i helpu pobl â phroblemau â'u pwysau, gyda chyplau sydd â phroblemau priodasol, yn ogystal â rhai sydd eisiau rhoi'r gorau i smygu neu i ddelio â phroblemau yfed; ac maen nhw hefyd wedi cael eu defnyddio'n llwyddiannus i ddelio â diffyg hunan-barch a pherffeithiaeth.

Mae'r llyfr hwn yn ymwneud â thrin anhwylderau gorbryder. Dyma'r maes lle mae'r rhan fwyaf o ymchwil wedi ei wneud i effeithiolrwydd CBT a lle mae'r rhan fwyaf o'r dystiolaeth o lwyddiant y dull hwn. Yn fwyaf arbennig, mae yna gasgliad o dechnegau therapiwtig y gellir eu defnyddio ar draws amrediad eang o anhwylderau gorbryder, yn ogystal â strategaethau penodol i'w defnyddio gyda ffurfiau penodol o orbryder. Mae'r technegau hyn, yn gyffredinol ac yn benodol, yn cael eu disgrifio yn y llyfr hwn, mewn ffordd sy'n hynod o hawdd ei darllen a'i deall.

Y man cychwyn ar gyfer CBT yw sylweddoli bod y ffordd rydyn ni'n meddwl, yn teimlo ac yn ymddwyn yn gysylltiedig â'i gilydd, a bod newid ein ffordd o feddwl amdanon ni ein hunain, am ein profiadau, ac am y byd o'n cwmpas yn newid y ffordd rydyn ni'n teimlo a'r hyn rydyn ni'n gallu ei wneud. Felly, er enghraifft, drwy helpu person gorbryderus i adnabod a herio'i feddyliau awtomatig am berygl, mae modd dod o hyd i lwybr allan o'r cylch o feddyliau a theimladau gorbryderus. Yn yr un modd, mae ymatebion cyson, fel osgoi bygythiadau posib, yn cael eu gyrru gan gyfres gymhleth o feddyliau a theimladau. Ac fel y byddwch yn dysgu drwy'r llyfr hwn, mae CBT, drwy ddarparu dull o reoli'r ymddygiad, y meddyliau a'r teimladau, yn caniatáu i'r ymatebion hyn gael eu tanseilio a gwneud bywyd gwahanol yn bosib.

Er bod triniaethau CBT effeithiol wedi cael eu datblygu ar gyfer amrywiaeth eang o anhwylderau a phroblemau, nid yw'r triniaethau hyn ar gael yn eang ar hyn o bryd; a phan fydd pobl yn ceisio helpu eu hunain, yn aml maen nhw'n ddiarwybod yn gwneud pethau sy'n gwaethygu'r broblem. Dros y blynyddoedd diwethaf mae'r gymuned o therapyddion ymddygiad gwybyddol wedi ymateb i'r sefyllfa hon. Yr hyn maen nhw wedi'i wneud yw cymryd egwyddorion a thechnegau therapïau ymddygiad gwybyddol penodol ar gyfer problemau neilltuol a'u cyflwyno mewn llawlyfrau y gall pobl eu darllen a'u defnyddio eu hunain. Mae'r llawlyfrau hyn yn nodi rhaglen benodol o driniaeth y bydd y person yn gweithio drwyddi er mwyn goresgyn ei anawsterau. Drwy wneud hyn, mae technegau CBT sydd wedi profi'n rhai gwerthfawr ar gael yn y ffordd ehangaf bosib.

Nid yw'r defnydd o lawlyfrau hunangymorth byth yn mynd i ddisodli'r angen am therapyddion. Bydd ar lawer o bobl sydd â phroblemau emosiynol ac ymddygiadol angen cymorth therapydd cymwysedig. Mae hefyd yn wir, er gwaethaf llwyddiant eang CBT, y bydd yna rai pobl sydd ddim yn ymateb iddo a bydd angen un o'r triniaethau eraill sydd ar gael arnyn nhw. Serch hynny, er ei bod hi'n ddyddiau cynnar ar yr ymchwil i'r defnydd o'r llawlyfrau hunangymorth hyn, mae'r gwaith hyd yma yn dangos bod llawlyfr o'r fath yn ddigonol i nifer fawr o bobl fedru goresgyn eu problemau heb gymorth proffesiynol. Yn anffodus, mae llawer o bobl yn dioddef ar eu pennau eu hunain am flynyddoedd lawer. Weithiau maen nhw'n teimlo'n amharod i geisio cymorth heb wneud ymdrech o ddifrif yn gyntaf i ymdopi ar eu pennau eu hunain. Weithiau maen nhw'n teimlo'n rhy letchwith neu hyd yn oed â gormod o gywilydd i ofyn am gymorth. Weithiau does dim cymorth priodol ar gael er gwaethaf eu hymdrechion i ddod o hyd iddo. I lawer o'r bobl hyn bydd y llawlyfr hunangymorth ar ymddygiad gwybyddol yn darparu ateb ar gyfer gwell dyfodol.

Peter J. Cooper
Prifysgol Reading, 2013

Rhan Un

Deall Pryder, Ofn a Gorbryder

1

Pryderon, ofnau a gorbryderon

Mae rhai pethau yn fater o ffaith, ac mae'n ffaith bod angen pryderon, ofnau a gorbryderon arnon ni er mwyn goroesi. Ond mae angen i ni wneud i'n gorbryder weithio er ein lles, ac nid yn ein herbyn, a dyna fydd y llyfr hwn yn eich helpu i'w wneud.

Fel arfer, nid yw pryderon, ofnau a gorbryderon yn niweidiol, yn gorfforol nac yn feddyliol. Rydyn ni wedi esblygu i fod â theimladau gorbryderus ac mae ein meddwl a'n corff wedi esblygu i adfer neu wella ohonyn nhw. Ar y cyfan maen nhw'n ddealladwy ac yn aml maen nhw'n hanfodol er mwyn i ni oroesi. Efallai y gwelwch eich bod yn ymdopi'n well dim ond drwy eich atgoffa eich hun fod eich ymateb i straen neu berygl yn normal.

Beth amser yn ôl fe brofais i ymateb normal i fygythiad. Wrth gerdded ar draws cae, fe glywais sŵn brefu ffyrnig y tu ôl i mi. Fe deimlais ofn – gallai fod yn darw anghyfeillgar – a phrofais y teimladau neu'r synwyriadau hynny sy'n gysylltiedig â gorbryder: roedd fy nghalon yn rasio a'm cyhyrau'n tynhau. Roedd hyn yn hollol normal ac yn hanfodol yn y pen draw gan fod yna darw y tu ôl i mi mewn gwirionedd. Roedd angen cyhyrau tyn a chalon oedd yn curo'n gyflym i roi'r egni i mi symud o'r ffordd yn gyflym. Er mawr ddifyrrwch i'r rhai oedd yn gwylio, fe redais at ymyl y cae a neidio dros y ffens – ddim yn osgeiddig iawn, ond yn effeithiol! Doeddwn i ddim wedi gwneud gweithgaredd corfforol fel hyn ers fy nyddiau ysgol, a fyddwn i byth wedi llwyddo oni bai 'mod i mor barod i weithredu a 'mod i mor ofnus.

Yn amlwg, mae gorbryder, pryder ac ofn yn ymatebion angenrheidiol os ydyn ni mewn perygl. Dydyn nhw ddim yn broblem oni bai eu bod nhw'n cael eu gorliwio neu pan nad oes angen bod yn bryderus neu'n ofnus. Pe baech chi mewn cae agored ac yn clywed brefu bygythiol, byddai ofn yn beth rhesymol – ond byddai'ch gorbryder yn amhriodol pe baech chi'n cerdded yng nghefn gwlad ac yn teimlo'n ofnus wrth glywed unrhyw sŵn rhag ofn ei fod yn golygu bod tarw gerllaw – neu pe baech chi'n gwylio rhaglen am ffermio ar y teledu ac yn teimlo gorbryder wrth glywed sŵn tarw neu wrth weld tarw ar y sgrin. Dydy hyn ddim yn ddefnyddiol o gwbl, a gallai'r math hwn o orbryder eich rhoi dan anfantais gan ei fod yn eich rhwystro rhag gwylio rhaglenni natur neu rhag mynd am dro yn y wlad. Dyma'r math o orbryder problemus y bydd y llyfr hwn yn eich help i'w feistroli.

Felly, yr hyn rydyn ni'n ei ddweud yw nad yw gorbryder yn broblem nes iddo gael ei orliwio neu os byddwch yn ei brofi pan nad oes angen pryderu neu deimlo ofn. O'i gadw dan reolaeth, mae'n gyfaill defnyddiol, fel y gwelwn yn ddiweddarach.

Yr ymateb normal i straen

Allen ni ddim bod wedi ymlacio mwy. Roedden ni ar ein gwyliau, yn gyrru drwy'r bryniau – roedd yr olygfa'n hardd a'r tywydd yn wych. Yn sydyn, llamodd rhywbeth mawr allan o flaen y car – carw oedd e, ond wnes i ddim wir sylwi ar hynny ar y pryd; dim ond teimlo rhuthr o adrenalin, a neidiodd fy nghalon i 'ngwddw. Roedd y blew ar gefn fy ngwddw wedi codi, tynhaodd fy nghorff a'r cyfan oedd ar fy meddwl i oedd ein diogelwch ni. Cydiais yn dynn yn yr olwyn lywio, gan droi'r car i ffwrdd oddi wrth yr anifail ond gan geisio ein cadw ar y ffordd. Dyna'r cyfan y gallwn feddwl amdano: cadw'r car ar y ffordd, cadw pawb yn ddiogel. Sgidiodd y car – doeddwn i ddim yn gallu clywed cwestiynau na sylwadau fy nghyd-deithwyr; roeddwn i'n canolbwyntio ar ddefnyddio fy nghryfder i'n cadw'n ddiogel a chadw'r car rhag taro'r coed. Roedd yn gerbyd trwm – does gen i ddim syniad o ble daeth y cryfder ond fe lwyddais i'n llywio i ffwrdd oddi wrth y perygl. Wedyn, roeddwn i'n teimlo'n grynedig ac wedi ymlâdd ond fe aeth hynny gydag amser.

O'r hanes byr yma gallwch weld, unwaith eto, sut mae gorbryder yn hanfodol i ni oroesi gan ei fod yn ein paratoi i ymdopi â straen neu berygl:

- Yn gyntaf, rydyn ni'n synhwyro perygl (dyma'r sbardun ar gyfer yr ymateb straen);
- Nesaf, mae ofn yn sbarduno rhyddhau hormonau sy'n achosi newidiadau corfforol a meddyliol. Mae'r rhain yn ein paratoi ar gyfer *ymladd* (wynebu her) neu *ffoi* (dianc o sefyllfa beryglus) neu *rewi* (bod yn ofalus o wyliadwrus);
- Nawr mae'n cyrff wedi eu paratoi ar gyfer gweithredu (rydyn ni'n dod o hyd i'r egni a'r nerth ar gyfer ymladd neu ffoi ac yn dod o hyd i'r stamina i aros yn llonydd ac yn wyliadwrus) ac mae ein meddwl wedi'i ffocysu;
- Unwaith y bydd y straen neu'r perygl wedi mynd heibio, bydd y newidiadau dros dro hyn yn gostegu a bydd ein meddwl a'n corff yn dychwelyd i gyflwr tawelach.

Roedd ein cyndeidiau yn wynebu bygythiadau gwirioneddol i'w

diogelwch megis anifeiliaid gwyllt neu gymdogion gelyniaethus, felly iddyn nhw roedd y gyfres yma o ymatebion *ymladd-ffoirhewi* yn gwbl angenrheidiol. Efallai fod y pethau sy'n achosi'r straen sy'n ein hwynebu ni heddiw yn fwy cynnil – oedi a rhwystrau, problemau o ddydd i ddydd yn y cartref, terfynau amser, colli swyddi – ond rydyn ni'n dal i brofi'r un newidiadau i'r corff, y meddwl a'r ymddygiad â'n cyndeidiau.

Mae'n dechrau yn eich ymennydd

Mae'r cyfan yn dechrau yn yr ymennydd: rydyn ni wedi cael ein 'gwifro' i ymateb. Mae un rhan o'r ymennydd (y thalamws) yn sensitif iawn i wybodaeth a allai fod yn bwysig i ni oroesi, ac mae'n deffro rhan arall o'r ymennydd ar unwaith sy'n pennu sut dylen ni ymateb (yr amygdala). Yna mae'r amygdala'n sbarduno rhai ymatebion emosiynol sylfaenol iawn – sef ofn, ffieidd-dod, dicter, tristwch a llawenydd – ond mae'n hynod sensitif i fygythiad, ac mae'n ymateb i berygl drwy danio nifer o ymatebion yn ein corff a'n meddwl (gweler isod). Mae hyn yn digwydd yn gyflym iawn a heb i ni fod yn ymwybodol ohono; rydym yn 'ymateb i berygl yn hytrach na meddwl amdano', fel y dywedodd y niwrowyddonydd James le Doux. Mae hwn yn sylw hollbwysig – mae'n esbonio pam na allwn ni rwystro ein hymatebion i ofn, pam ein bod yn gallu teimlo mor ddiymadferth yn ein hymatebion: *yn syml, rydyn ni wedi ein rhaglennu i fod fel hyn.*

Mae'n bwysig iawn ein bod yn ymateb mor awtomatig oherwydd gall ymatebion chwim a digwestiwn weithiau achub bywydau – yn yr enghraifft uchod, dim ond ymateb wnaeth gyrrwr y car, wnaeth hi ddim *meddwl* am y sefyllfa, wnaeth hi ddim ceisio adnabod yr anifail cyn iddi gymryd camau i'w osgoi a cheisio cadw'r cerbyd ar y ffordd – ac mae hyn llawn cystal gan y byddai hynny wedi golygu ei bod yn colli amser gwerthfawr. Felly, y tro nesaf y cewch chi'r 'rhuthr' yma o emosiwn a gafodd ei ddisgrifio gan yrrwr y car, cofiwch mai dyma eich ymennydd yn gwneud yr hyn y mae i fod i'w wneud – ymateb i berygl yn hytrach na gwastraffu amser gwerthfawr yn myfyrio arno.

Mae'r thalamws hefyd yn anfon neges ychydig bach yn arafach i gortecs yr ymennydd. Mae'r cortecs yn storio atgofion a gwybodaeth sy'n caniatáu i ni wirio ein hymatebion emosiynol yn erbyn profiadau blaenorol – unwaith eto, rydyn ni'n gwneud hyn yn awtomatig. Er enghraifft, roedd gyrrwr y car wedi gweld 'rhywbeth' a allai fod yn beryglus – byddai ei hamygdala wedi ymateb a byddai wedi cael y 'rhuthr' yna. Fodd bynnag, beth petai yna ddim carw yno ond yn hytrach bod cysgod wedi disgyn yn sydyn ar draws y ffordd. Llai nag eiliad ar ôl i'r amygdala ymateb, byddai'r wybodaeth yn y cortecs wedi ei galluogi hi i sylweddoli mai dim ond cysgod oedd yno a byddai'r teimladau wedi cilio. Efallai eich bod wedi cael y profiad hwnnw – yr 'Aaa ... o, mae'n iawn felly'. Mae hyn hefyd yn ymateb eithaf normal i berygl ymddangosiadol, ac yn rhywbeth sy'n digwydd heb i ni orfod meddwl yn ymwybodol amdano. Rydym yn ymateb i berygl gyntaf ac wedyn yn rhoi'r brêcs emosiynol ymlaen os oes angen – dim ond cysgod oedd yno, nid carw.

Weithiau bydd y sbardun i'r ymateb ofn yn *feddwl neu'n ddelwedd* sy'n mynd drwy ein meddwl yn hytrach na rhywbeth cyffyrddadwy, rhywbeth allanol fel y carw neu'r tarw yn fy enghreifftiau i. Mae'n ymennydd mor sensitif i fygythiadau nes bod dim ond meddwl am rywbeth sy'n ein dychryn weithiau'n golygu bod yr amygdala'n gwneud ei waith ac yn cychwyn ein hymateb ofn.

Efallai y byddai dyn swil sydd wedi cael ei wahodd i barti yn meddwl: 'Fedra i ddim gwneud hynny, mi fydda i'n codi cywilydd arna i fy hun, byddai hynny'n ofnadwy.' Neu efallai y byddai ganddo ddelwedd yn ei feddwl o fod yn teimlo embaras yn y parti. Y naill ffordd neu'r llall, bydd rhywbeth yn mynd drwy ei feddwl sy'n cyhoeddi bygythiad a bydd ei amygdala'n dechrau gweithio'n gyflym. Unwaith y bydd wedi gwneud hynny, bydd yn profi ymateb meddyliol a chorfforol grymus, er nad yw mewn perygl yn syth bìn.

Byddai menyw sydd â ffobia nadroedd yn cael ymdeimlad grymus o ofn dim ond wrth weld llun neidr, neu os oedd hi'n *credu* ar gam ei bod wedi gweld neidr neu os oedd hi'n *credu* ei bod yn debygol o ddod i gysylltiad â neidr.

Gall dim ond meddwl am y peth sy'n codi ofn arnoch wneud i chi deimlo'n ofnus – mae'ch ymennydd wedi ei osod i wneud hyn yn gyflym iawn, ac eto mae'n normal bod hyn yn digwydd. Bydd eich meddwl a'ch corff yn ymateb i geisio eich cadw'n ddiogel – sy'n golygu y bydd yn gwneud hynny weithiau *er nad yw'r bygythiad yn un real*.

Felly, gadewch i ni edrych yn fwy manwl ar yr ymatebion hyn i ofn, gan ddechrau â'r newidiadau corfforol y gallwch eu disgwyl.

Y newidiadau corfforol

... Fe deimlais ruthr o adrenalin a neidiodd fy nghalon i 'ngwddw. Roedd y blew ar gefn fy ngwddw wedi codi, tynhaodd fy nghorff ...

Mae'r ymatebion corfforol rydyn ni'n debyg o'u profi yn cynnwys:

- cyhyrau'n tynhau
- anadlu'n gyflymach
- pwysedd gwaed yn codi
- chwysu
- newidiadau i'r system dreulio.

Mae'r ymatebion hyn i gyd yn cynyddu ein parodrwydd i weithredu ac yn esbonio llawer o'r teimladau corfforol rydyn ni'n eu cysylltu â gorbryder, megis cyhyrau tyn (hyd yn oed i'r graddau nes bod ein cyhyrau'n crynu), anadlu'n gyflym, calon yn curo'n gyflym, chwysu, stumog yn corddi. Dyma'r cyflwr delfrydol ar gyfer rhywun sy'n gorfod ymateb â ffrwydrad o egni: yr athletwr sydd ar fin rhedeg ras bwysig, y plentyn sy'n gorfod dianc rhag y bwlis, y gyrrwr sy'n gorfod rheoli sgid beryglus, neu'r fam ganol oed sy'n gorfod symud o ffordd tarw, er enghraifft. Heb y newidiadau corfforol hyn, rydyn ni'n swrth yn hytrach na'n bod wedi'n paratoi ar gyfer gweithredu.

Mae'r newidiadau hyn fel arfer yn fyrhoedlog ac yn diflannu unwaith y mae'r perygl drosodd. Dydyn nhw ddim yn niweidiol ynddynt eu hunain gan fod ein cyrff wedi esblygu'n dda i ymdopi â'r newidiadau sydyn hyn.

Yn ogystal â pharatoi ein cyrff i weithredu, mae ofn hefyd yn paratoi ein meddyliau i ddelio â bygythiadau, felly rydyn ni'n profi newidiadau seicolegol hefyd.

Y newidiadau seicolegol

... y cyfan oedd yn fy meddwl oedd ein diogelwch ... Dyna'r

cyfan y gallwn feddwl amdano: cadw'r car ar y ffordd ...
Doeddwn i ddim yn gallu clywed cwestiynau na sylwadau
fy nghyd-deithwyr ...

Mae'r newidiadau seicolegol sy'n gysylltiedig â straen yn cynnwys newidiadau yn y ffordd rydyn ni'n meddwl (newidiadau meddyliol), ac weithiau yn y ffordd rydyn ni'n teimlo (newidiadau emosiynol). Mae'r rhain eto'n ein helpu i ymdopi dan straen. Os byddwn ni'n wynebu perygl neu straen, mae ein meddwl yn ffocysu mwy ac mae ein gallu i ganolbwyntio ac i ddatrys problemau'n gwella. Rydyn ni mewn cyflwr meddwl delfrydol i wynebu heriau difrifol – llawfeddyg sy'n cynnal llawdriniaeth, brocer stoc sy'n gwneud penderfyniad cyflym am fuddsoddiad, rhiant sy'n dal plentyn yn ôl oedd ar fin cerdded allan i'r ffordd. Heb y math yma o ymateb i straen meddyliol byddai ein hymatebion yn rhy ddiofal.

Gallwn hefyd brofi amrywiaeth o emosiynau, er enghraifft bod yn fwy byr ein tymer neu hyd yn oed gael ymdeimlad o les. Mae pob un ohonom wedi gweld y tad dan straen yn mynd yn fyr ei dymer gyda'i blant neu wedi clywed am y swyddog gweithredol sy'n bywiogi i gyd wrth iddi ddod yn nes at gwrdd â'i therfynau amser tyn, neu wedi bod yn dyst i berson ifanc yn ei arddegau'n cyffroi wrth wylio ffilm arswyd. Gallwn hefyd deimlo'n emosiynol ddideimlad yn ystod neu ar ôl profiad o straen neu brofiad trawmatig. Doedd gyrrwr y car yn yr enghraifft flaenorol ddim yn teimlo unrhyw emosiwn yn ystod y sgid, ac roedd hyn yn beth da – doedd ei sylw ddim yn cael ei dynnu gan deimladau cryf. Mae hi hefyd yn gyffredin i deimlo'n emosiynol ddideimlad neu'n 'fflat' yn dilyn sioc – yn dilyn damwain, er enghraifft, mae pobl yn aml yn dweud eu bod yn teimlo dim byd neu hyd yn oed yn teimlo ychydig yn dangnefeddus. Dwi'n cofio cael gwrthdrawiad yn fy nghar a theimlo bron fel petawn i mewn breuddwyd wedyn. Roeddwn yn gwybod yn ddeallusol fy mod i newydd ddianc rhag profiad oedd yn bygwth fy mywyd, ond roeddwn yn teimlo wedi fy natgysylltu ac yn dawel. Ches i ddim trafferth dod allan o'r llanast, trefnu cymorth, a rhoi disgrifiad clir o'r hyn a ddigwyddodd i'r heddlu ac i'r gweithwyr ysbyty. Fe wnes i hyd yn oed sefyll arholiad drannoeth, a gwneud yn eithaf da. Ddeuddydd yn ddiweddarach fe ddaliodd fy emosiynau i fyny â realiti ac roeddwn yn teimlo'n ofidus, ond erbyn hynny roeddwn i wedi gallu delio â chanlyniadau'r ddamwain. Unwaith eto, fe welwn fod ymateb yr ymennydd i straen yn gallu bod yn hynod ddefnyddiol.

Yn eu hanfod, mae'r newidiadau naturiol corfforol a seicolegol sy'n digwydd yn sgil bygythiad yn cynyddu ein siawns o oroesi.

Y newidiadau ymddygiadol

... Roedd yn gerbyd trwm – does gen i ddim syniad o ble daeth y cryfder ond fe lwyddais i'n llywio i ffwrdd oddi wrth y perygl ...

Mae'r ymatebion ymddygiadol i straen neu berygl fel arfer yn ffurfiau ar y canlynol:

- ffoi
- ymladd
- bod yn ofalus wyliadwrus

Os bydda i'n gweld cangen coeden yn syrthio tuag ata i, mi fydda i'n cael ffrwydrad o egni ac yn neidio o'r ffordd er mwyn ei hosgoi (ffoi). Os ydw i'n gyrru ac yn dechrau sgidio, mi fydda i'n cael y nerth i afael yn yr olwyn lywio (ymladd). Os bydd cyd-weithiwr yn fy meirniadu'n annheg, byddaf yn dadlau fy achos (ymladd). Os ydw i'n teimlo y gallai stryd dywyll fod yn cuddio mygiwr, dydw i ddim yn rhedeg, ond rydw i'n ofalus ac yn cadw fy llygaid a 'nghlustiau ar agor am arwyddion perygl (rhewi), neu os ydw i'n synhwyro y gallwn i gael fy herio mewn cyfarfod, rydw i'n cadw llygad wyliadwrus ar fy nghyd-weithwyr er mwyn bod yn barod (rhewi). Erbyn hyn, rydych chi'n gwybod fy mod i'n mynd i'ch atgoffa chi fod y rhain yn ymatebion hanfodol: heb newidiadau fel hyn mewn ymddygiad byddwn wedi fy nghael fy hun yn sownd dan gangen neu wedi sgidio'n ddireolaeth neu ddim yn barod i wynebu bygythiad.

I grynhoi felly, mae'r ymatebion corfforol, meddyliol ac ymddygiadol i straen rydw i wedi'u disgrifio hyd yn hyn yn gwbl normal, yn gymorth i ni ac yn gallu bod yn hanfodol. Dylech hefyd fod yn ymwybodol fod ein gallu i ymdopi â straen, hyd at ryw bwynt, yn gwella wrth i ni brofi mwy o straen. Gall hyn swnio'n groes i bob greddf, ond mewn gwirionedd os ydyn ni'n rhy dawel ein meddwl neu wedi ymlacio gormod, dydyn ni ddim yn gallu rhoi ein meddyliau a'n cyrff ar waith. Mae angen straen arnon ni i'n rhoi ar waith. Dychmygwch y pianydd cyngerdd neu'r pêl-droediwr proffesiynol sydd wedi ymlacio'n llwyr – dydy hynny ddim yn gyflwr da ar gyfer eu perfformiad; fyddan nhw ddim mor effro'n feddyliol nac wedi paratoi cystal yn gorfforol â'r perfformiwr sy'n teimlo peth straen, y mae ei feddwl wedi'i ffocysu a'i gorff yn barod i roi'r ymchwydd ychwanegol yna o egni os oes angen. Mae Ffigur 1 yn dangos hyn. Ar waelod y graff rydyn ni wedi ymlacio ond dydyn ni ddim yn barod, yn gorfforol nac yn feddyliol, i ddelio â pherygl gan nad ydyn ni wedi ein paratoi ar gyfer gweithredu. Wrth i'n tensiwn gynyddu, mae ein corff a'n meddwl yn dod yn gynyddol alluog i wynebu straen.

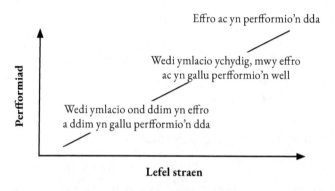

Ffigur 1: Straen a pherfformio

Mae hi mor bwysig ein bod yn gwerthfawrogi bod y profiad corfforol a meddyliol o straen yn normal ac o gymorth i ni oherwydd bod ein *dehongliad* o'r hyn sy'n digwydd yn lliwio ein hymateb emosiynol. Mae hyn, yn ei dro, yn pennu pa mor dda rydyn ni'n ymdopi. Rai blynyddoedd yn ôl roeddwn i'n gwrando ar y rhaglen radio *Desert Island Discs.* Y gwestai'r diwrnod hwnnw oedd Carly Simon sy'n dal i ddioddef o nerfau cyn perfformio, er bod ganddi brofiad o berfformio o flaen cynulleidfaoedd mawr am flynyddoedd lawer. Fe ddisgrifiodd hi sgwrs ddiddorol a gafodd gyda Bruce Springsteen. Yn union cyn un cyngerdd fe feddyliodd ei bod hi'n rhyfedd, ar ôl yr holl flynyddoedd, ei bod hi'n dal i deimlo'i chalon yn curo'n gyflym, ei hanadlu'n newid a'i bod yn mynd yn llawn tensiwn ac yn biwis. Mae'n debyg bod Springsteen wedi amneidio i gytuno â hi: 'Ie – gwych, on'd yw e!' Iddo fe, roedd yn arwydd i'w groesawu (ac yn un cynhyrfus) ei fod yn barod ac roedd hyn yn helpu ei berfformiad, ond iddi hi roedd yn arwydd annymunol ei bod hi'n teimlo'n nerfus iawn. Un set o ymatebion normal, dau ddehongliad, dwy agwedd wahanol.

Hyd yma rydyn ni wedi edrych ar effaith straen yn y tymor byr, ond bydd nifer ohonoch yn pryderu am effeithiau gorbryder tymor hir a straen tymor hir. Felly, gadewch i ni droi ein sylw at hynny.

Straen tymor hir a gormodol

Roeddwn i'n arfer teimlo'n dda am fy mywyd ac am fy ngwaith rhan-amser. Roeddwn i'n mwynhau pethau, yn teimlo fod gen i berthynas dda, a dwi'n credu fy mod i'n gwneud yn dda yn fy ngwaith. Yna dechreuodd y toriadau ac roedden ni i gyd dan straen. Ar y dechrau doedd hi ddim yn rhy ddrwg gan ein bod i gyd yn 'tynnu at ein gilydd' ac yn cefnogi'n gilydd. Ond wrth i amser fynd heibio mae'r straen wedi cynyddu. Mae pobl dwi'n eu hadnabod wedi cael eu diswyddo, felly mae yna fygythiad parhaus y gallwn golli fy swydd ac rydyn ni'n cefnogi'n gilydd llai erbyn hyn gan ein bod ni i gyd yn ei chael hi'n anodd a does gennym ni mo'r egni emosiynol i'w roi i'n gilydd. Yn emosiynol, mae'n cael effaith eithaf gwael arna i: dwi'n deffro yn teimlo'n nerfus a dydw i ddim yn gallu canolbwyntio cystal ag yr oeddwn i. Dwi wedi dechrau gwneud dim mwy na llwyddo i fynd drwy'r diwrnod gwaith yn hytrach na gallu ei fwynhau. Dwi'n llawer mwy blinedig nag yr oeddwn i'n arfer bod ac yn anffodus, dwi'n llawer mwy pigog hefyd. Dwi'n ceisio peidio â gadael i hyn effeithio ar ein bywyd gartref, ond dwi'n ei chael hi'n anoddach dod o hyd i'r brwdfrydedd a'r egni i wneud pethau gyda fy mhartner a dwi'n gwybod 'mod i'n biwis gyda'r bobl o'm cwmpas.

Rydyn ni wedi gweld fod ymatebion straen yn ddefnyddiol yn y tymor byr gan eu bod nhw'n ein paratoi ni ar gyfer gweithredu corfforol ac yn ffocysu ein meddyliau ar y broblem dan sylw. Fodd bynnag, esblygodd yr ymatebion fel ymateb yn y fan a'r lle i straen – ymateb a oedd yn cael ei ddiffodd cyn gynted ag yr oedd y perygl wedi mynd heibio. Os na chaiff yr ymatebion hyn eu troi i ffwrdd – os yw'r ymateb straen yn troi'n gronig – yna rydyn ni'n mynd heibio ein gorau. Ar ôl y pwynt hwnnw bydd ein perfformiad, ein gallu i ymdopi, yn dechrau dirywio. Gallwch weld hyn yn Ffigur 2 isod: y gromlin straen–perfformiad. Dyma batrwm a sefydlwyd dros gan mlynedd yn ôl gan ddau ymchwilydd, Yerkes a Dodson. Er mai ar lygod y gwnaethpwyd

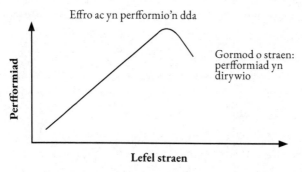

Ffigur 2: Y gromlin straen–perfformiad

yr ymchwil cychwynnol, cafodd ei sefydlu'n gyflym fod yr un patrwm i'w weld mewn pobl.

Yn gryno, yr hyn y mae canfyddiadau Yerkes a Dodson yn ei ddweud wrthyn ni yw bod modd i ni gael gormod o rywbeth da. Hyd at ryw bwynt mae'r ymateb straen yn gweithio'n dda i ni, ond os yw'n para'n rhy hir rydyn ni'n profi gormod o straen ac yn ymdopi'n llai cadarnhaol. Nid dim ond straen cronig (tymor hir) sy'n ein gwthio 'dros y dibyn' fel petai, ond bydd gormod o straen yn gwneud hyn hefyd. Gall straen gormodol gael ei achosi gan amgylchiadau allanol (er enghraifft, gorfod sefyll nifer o arholiadau mewn cyfnod byr, neu os oes llawer iawn yn dibynnu ar ganlyniad arholiadau) neu gan sbardunau mewnol (megis ofnau iechyd tymor hir sy'n cynyddu ein pryderon am salwch). Felly gallai'r myfyriwr blinedig a nerfus sy'n sefyll arholiad fynd *mor* bryderus nes i'w feddwl fynd yn wag; bydd y fam orbryderus *mor* bryderus y gallai ei babi fod â llid yr ymennydd nes ei bod hi'n methu meddwl yn iawn a'i bod yn baglu dros ei geiriau wrth ddweud wrth y meddyg am ei hofnau; gallai'r cerddor nerfus fod *mor* bryderus am ei pherfformiad nes bod ei dwylo'n dechrau crynu a dydy hi ddim yn gallu canu ei gitâr. Ym mhob un o'r enghreifftiau hyn, nid yw'r ymateb straen bellach yn gweithio *dros* y person ond mae wedi dechrau gweithio yn ei *erbyn*.

Y newyddion da yw ei bod hi'n bosib 'cyfyngu ar' yr ymateb straen a'i gael i weithio drosoch chi eto – a bydd y technegau yn y llyfr hwn yn eich helpu i wneud hynny – ond cyn i ni fynd ymlaen i reoli straen tymor hir neu straen gormodol, gadewch i ni edrych yn fanylach ar y newidiadau corfforol a meddyliol y gallech eu disgwyl os yw eich straen wedi mynd yn gronig.

Nid bwriad yr adran nesaf yw ychwanegu at eich gorbryderon

– fyddwch chi ddim o anghenraid yn profi'r holl anawsterau sy'n cael eu disgrifio – ond gallai deall yr hyn sy'n gallu digwydd o ganlyniad i fod dan straen gormodol eich helpu i gymryd safbwynt gwahanol pan fyddwch chi'n orbryderus am y ffordd rydych chi'n teimlo.

Y newidiadau corfforol

Pan fyddwn ni dan straen tymor hir, mae'r teimladau corfforol yn fwy cyson ac weithiau'n annymunol. Er y gall y rhestrau canlynol o symptomau swnio'n ddychrynllyd, cofiwch:

- gellir eu dad-wneud
- maen nhw'n ymatebion normal i straen mwy eithafol
- gallwch edrych ymlaen at allu rheoli'r symptomau hyn.

Gall tyndra yn y cyhyrau, sydd mor bwysig ar gyfer ymladd a ffoi, ddatblygu i fod yn anghysur cyhyrol drwy'r corff i gyd a gellir ei deimlo fel:

- cur pen
- anhawster llyncu
- poen yn yr ysgwyddau, y gwddw a'r frest
- crampiau stumog
- crynu
- coesau gwan.

Gyda straen tymor hir neu eithafol, gallwch ddod yn ymwybodol o'ch calon yn curo fel gordd ac wrth i'ch pwysedd gwaed godi, gallwch ddechrau:

- teimlo'n benysgafn

- gweld yn aneglur
- clywed canu yn eich clustiau.

Wrth i'ch cyfradd anadlu gynyddu gallech deimlo:

- yn chwil
- yn gyfoglyd
- yn fyr eich gwynt.

Os yw eich system dreulio'n cael ei heffeithio gan straen tymor hir efallai y byddwch yn dioddef:

- cyfog
- dolur rhydd
- poenau stumog.

Yn olaf, gallwch ddechrau chwysu'n ormodol ac er nad yw hyn yn niweidiol, gall achosi embaras.

Yn amlwg, gall y teimladau a'r ymatebion hyn fod yn frawychus ynddynt eu hunain; ond atgoffwch eich hun eu bod nhw'n ymatebion cyffredin i straen eithafol a bod eglurhad amdanynt. Gall hyn wedyn eich helpu i deimlo ychydig yn dawelach eich meddwl.

Erbyn hyn, bydd hi'n amlwg fod yr ymateb straen yn ymateb corfforol dros ben, ac os yw'n ymateb tymor hir, gall fod yn hynod anghysurus. Fodd bynnag, gall yr ymatebion corfforol hyn weithiau fod yn arwydd cyntaf ein bod dan ormod o straen. Felly, os ydych chi'n profi gwynegon, poenau, pwysedd gwaed uchel ac ati, holwch eich hun: *Ydy fy nghorff i'n dweud wrtha i 'mod i dan ormod o straen?* Gall y symptomau hyn fod yn 'thermomedr straen' gwerthfawr gan ein hatgoffa i gymryd pethau'n rhwyddach.

Y newidiadau seicolegol

Mae'r ymatebion seicolegol i straen eithafol yn tueddu i amlygu eu hunain yn ein meddyliau a'n hemosiynau.

O ran y meddyliau (neu'r delweddau) sy'n mynd drwy ein meddyliau, rydyn ni'n pryderu, rydyn ni'n rhag-weld y gwaethaf; rydyn ni'n rhag-weld nad oes modd datrys problem ac ar y cyfan rydyn ni'n meddwl yn negyddol. Os ydych chi'n darllen y llyfr hwn, mae'n debyg y byddwch wedi cael profiad o'r math yma o feddwl:

Mae hyn i gyd yn mynd i fynd yn wael! Fedra i ddim ymdopi! Fydd pethau byth yn iawn!

Mae'r agwedd negyddol hon yn ein gwneud yn fwy ofnus fyth ac wedyn mae symptomau corfforol ofn yn dechrau, a gall y rhain fod yn ddigon brawychus i sbarduno mwy o feddwl negyddol.

Poenau yn fy mrest. Mae rhywbeth yn bod ar fy nghalon! Mae'r teimlad yma'n annioddefol a does dim byd y galla i ei wneud am y peth.

Felly gallwn gael ein dal mewn cylch dieflig hollol ddi-fudd, gyda meddyliau negyddol a newidiadau corfforol yn bwydo'r naill a'r llall yn ystod cyfnodau o straen – cyfuniad perffaith i gadw lefelau straen yn uchel ac ymestyn yr anghysur corfforol a'r pryder.

Mae hi hefyd yn anoddach aros yn ymwybodol o'r hyn sy'n digwydd o'n cwmpas a meddwl yn gyflym a chofio pethau pan fyddwn ni dan straen eithafol. Ar adegau fel hyn, tueddwn i ddioddef o'r canlynol:

- canolbwyntio gwael
- meddwl llai creadigol
- problemau cofio
- pryderu.

Rydyn ni'n tueddu i fod wedi ymgolli yn ein hofnau ac mae hyn yn effeithio'n negyddol mewn ffordd arall – gwelwn fod gennym:

- allu gwael i ddatrys problemau.

Mae hyn i gyd yn golygu ei bod hi'n mynd yn anoddach meddwl ein hunain allan o sefyllfa anodd. Gallwn ddweud wrthym ein hunain am 'dawelu' neu 'fod yn gall', ond mae hyn yn anodd iawn i'w wneud pan fyddwn ni dan straen.

Yn nodweddiadol mae'r newidiadau emosiynol sy'n gysylltiedig â phryder a gorbryder parhaus yn cynnwys:

- tymer flin
- teimlo'n ofnus yn barhaus
- digalondid.

Fel y gallwch ddychmygu, pan fydd unrhyw un ohonom yn teimlo fel hyn rydyn ni'n rhwym o'i chael hi'n llawer anoddach ymdopi, ac wedyn mae straen yn llawer mwy tebygol o'n llorio ni.

Does dim syndod bod rheoli straen a gorbryder yn gallu bod yn anodd iawn, felly peidiwch â bod yn llawdrwm arnoch eich hun os ydych chi'n ei chael hi'n anodd.

Y newidiadau ymddygiadol

Nawr at y newidiadau yn ein hymddygiad: gall y rhain hefyd achosi rhagor o anawsterau os ydyn nhw'n parhau am gyfnod hir. Gallwn deimlo wedi blino'n llwyr oherwydd:

- aflonyddu cyson
- rhuthro o gwmpas
- problemau cysgu.

Gallai straen achosi newidiadau sydd heb fod yn rhai iach yn ein harchwaeth:

- cynnydd mewn bwyta er mwyn cael cysur, smygu neu yfed
- peidio â bwyta digon.

Gall yr ymatebion corfforol hyn effeithio ar ein hymdeimlad o les a'n gwneud ni'n llai abl i ddelio ag anawsterau.

Yr ymateb mwyaf cyffredin i ofn, fodd bynnag, yw rhedeg i ffwrdd:

- osgoi.

Mae hyn yn rhan o'r ymateb 'ffoi' greddfol y dysgon ni amdano yn gynharach. Yn anffodus, mae'r rhyddhad a gawn o osgoi yn aml yn rhywbeth dros dro, ac yn waeth fyth, mae'n gallu dechrau erydu ein hunanhyder nes bod sefyllfaoedd penodol yn mynd yn anoddach fyth i'w hwynebu. Felly mae'n dechrau gweithio yn ein herbyn yn hytrach na throson ni fel strategaeth ymdopi.

Efallai y byddwch yn cofio fod gennym ymateb 'ymladd' hefyd, a dyma yn aml yw ein hymdrech orau i ymdopi. Rydyn ni'n ceisio wynebu ein hofn ar ei ben. Er bod hyn yn gallu bod o gymorth, weithiau rydyn ni'n gor-wneud pethau, neu'n gwneud gormod yn rhy fuan, a bydd ein strategaeth ymdopi'n gwneud pethau'n waeth:

- ymdopi wedi mynd o chwith.

Roedd Siriol yn credu ei bod hi'n gallu ymdopi â'i hofnau am ei hiechyd drwy fynd at ei meddyg teulu'n gyson am gysur, ond daeth hi'n gaeth i glywed ei eiriau cysurlon a byddai'r gorbryderon yn dod yn ôl yn fuan ar ôl pob apwyntiad.

Roedd Twm fel petai'n pryderu am bopeth ac fe geisiodd reoli hyn drwy gynnal defod syml bob bore. Roedd hyn yn rhoi'r hyder iddo i ddechrau'r dydd, ond (am nad oedd hyn wir yn gwneud iddo deimlo'n ddiogel) roedd pethau'n dal i fynd o chwith o bryd i'w gilydd. Felly aeth ati i wneud y ddefod yn fwy a mwy cymhleth nes y daeth y ddefod ei hun yn broblem.

Roedd Clara'n ofni teithio ar drafnidiaeth gyhoeddus ond roedd hi'n credu mai'r unig ffordd o orchfygu ei hofn oedd ei wynebu ar ei ben. Felly ceisiodd fod yn ddewr a defnyddio'r trên yn ystod yr awr frys. Roedd hyn yn llawer gormod iddi ac roedd hi'n teimlo'n ofnadwy a hyd yn oed yn llai hyderus y gallai hi ymdopi.

Gallwch weld fod problemau sy'n gysylltiedig â gorbryder mewn gwirionedd yn gallu cael eu gyrru gan *ein hymdrechion gorau i ymdopi.* Mae yna resymeg i'r hyn rydyn ni'n ei wneud: os ydyn ni'n ofnus ac yn credu nad oes dim y gallwn ni ei wneud am y peth, rydyn ni'n ei osgoi; ac os ydyn ni'n credu y gallwn ni wneud rhywbeth, fe wnawn ni roi cynnig arno hyd yn oed os gallai ein strategaeth ymdopi weithio yn ein herbyn. Felly canmolwch eich hun am wneud eich gorau i reoli eich ofnau a'ch pryderon, a gwnewch ymrwymiad i wella eich strategaethau ymdopi fel eu bod nhw'n dechrau gweithio o'ch plaid yn hytrach nag yn eich erbyn. Bydd y llyfr hwn yn eich helpu i ddod o hyd i ffyrdd newydd o ymdopi.

Bydd hi'n amlwg, ar sail yr hyn rydych chi wedi ei ddarllen hyd yma, y gall ein hymateb i orbryderon a straen – er gwaethaf ein hymdrechion gorau – ddatblygu'n destun gofid. Gall hyn fod oherwydd bod y newidiadau corfforol yn frawychus, neu oherwydd bod y pryderu a'r newidiadau emosiynol yn amharu ar ein gallu i ymdopi, neu oherwydd bod colli hunanhyder yn ei gwneud hi'n anodd wynebu ofnau a'u goresgyn. Beth bynnag yw'r rheswm, pan fydd yr ymateb straen naturiol yn achosi mwy o ofid, mae cylch wedi cael ei greu sy'n anodd ei reoli. Y cylch hwn, sy'n cynnal yr ymateb straen ar ôl iddo gael ei sbarduno, yw'r ffactor cyffredin sydd ym mhob ffurf ar bryderu, ofn a gorbryder *problemus*.

Beth bynnag yw'r sbardun, yr allwedd i broblemau cyson yw'r *cylchoedd cynnal* neu'r *cylchoedd dieflig* o bryder, ofn a gorbryder, a'r allwedd i oresgyn gorbryder yw torri'r cylchoedd hyn – a dyma fyddwn ni'n edrych arno yn y bennod nesaf.

Crynodeb

- Nid yn unig y mae pryderon, ofnau a gorbryderon yn normal, maen nhw'n hanfodol er mwyn goroesi

- Maen nhw'n sbarduno newidiadau yn y ffordd rydyn ni'n teimlo yn ein cyrff a'n hemosiynau, ac maen nhw'n newid y ffordd rydyn ni'n meddwl ac yn ymddwyn

- Pan fydd straen a gorbryder yn digwydd am gyfnodau hir, neu pan fyddan nhw'n anghymesur â'r sefyllfa, maen nhw'n gallu achosi problemau

- Mae cylchoedd dieflig yn cadw'r problemau hyn yn fyw, a'r allwedd i oresgyn gorbryder yw torri'r cylchoedd hyn

2

Y cylchoedd sy'n cynnal gorbryderon

Unwaith y bydda i'n dechrau pryderu, dwi ddim fel petawn i'n gallu stopio. Mae rhywbeth yn dod i 'mhen i ac yn cymryd drosodd rywsut. Dwi'n ypsetio ac yn llawn tensiwn pan fydd hyn yn digwydd ac wedyn dwi'n dechrau pryderu 'mod i'n gwneud niwed corfforol i mi fy hun drwy fod mor llawn tensiwn. Mae hyn yn cychwyn cadwyn arall o ofnau ac wedyn dwi'n ofni fy mod i'n mynd yn wallgo. Dwi'n ceisio osgoi pethau allai sbarduno fy ngorbryderon ond wedyn dwi'n poeni 'mod i'n mynd yn fwy a mwy mewnblyg. Dydy hi ddim yn ymddangos bod unrhyw ffordd allan.

Yr ateb i'r cwestiynau: 'Pam nad yw fy ngorbryder yn gwella?' a 'Pam mae fy ngorbryder yn gwaethygu?' fel arfer yw 'Am eich bod yn sownd mewn *cylch dieflig*.' Mae cylchoedd dieflig yn effeithiol iawn, a hynny am eu bod yn dda am gynnal straen ac ofn. Mae'r enghraifft uchod yn dangos sut gall ymateb hollol normal ac iach i straen ddatblygu'n broblem pan gawn ein dal yn y patrwm sy'n creu mwy o straen. Mae'r cylch yn gallu cael ei yrru gan deimladau corfforol, gan ymateb seicolegol, gan ymddygiad neilltuol neu gan amgylchiadau cymdeithasol, ac weithiau mae'n cael ei yrru gan gyfuniad o'r ffactorau hyn. Y cam cyntaf i dorri'r patrwm yw adnabod cylchoedd sy'n gyrru eich gofid.

Isod byddwn yn bwrw golwg ar y gwahanol ffyrdd y mae gorbryderon yn cael eu cynnal. Peidiwch â digalonni pan welwch chi holl ffurfiau posib y 'cylch dieflig' hwn – mwya'n y byd o enghreifftiau yr edrychwn ni arnyn nhw, mwyaf tebygol yw hi y byddwch chi'n canfod y cylchoedd di-fudd sy'n cyfateb i'ch profiadau chi. Yna byddwch yn gallu gwerthfawrogi nad yw'n syndod o gwbl eich bod chi'n cael trafferth. Yn well fyth, byddwch yn gallu gweld ffordd allan. Yr allwedd i reoli gorbryderon yw torri'r cylchoedd hyn; bob tro y byddwch yn sylwi ar un ohonyn nhw, byddwch wedi symud gam ymhellach tuag at oresgyn eich gorbryderon. Bydd y technegau yn Rhan Tri o'r llyfr hwn yn rhoi llawer o syniadau a sgiliau i chi ar gyfer torri patrymau a hyd yn oed eu troi'n 'gylchoedd rhinweddol' sy'n gallu gweithio er eich lles.

Cylchoedd cynnal y corff

Gall ymatebion y corff i straen sbarduno cylchoedd o ofidiau. Er bod profiadau corfforol cryf yn gyffredin pan fyddwn ni'n pryderu neu'n ofnus, maen nhw'n gallu bod yn hynod o frawychus ac wedyn yn gallu achosi mwy o densiwn a phryder – yn enwedig os byddwn ni'n camddehongli'r hyn sy'n digwydd i ni neu os yw ein hymatebion corfforol braidd yn ormodol. Pan fydd hyn yn digwydd, mae'r pethau sydd yn eu hanfod yn ymatebion normal yn gallu arwain at ganlyniadau brawychus:

- Mae'n bosib camddehongli tyndra yn y cyhyrau: 'Poen yn y frest: dwi'n cael trawiad ar y galon!'; 'Gwddw tyn: mi fydda i'n tagu!'; 'Poen yn fy mhen: mae gen i diwmor!'; 'Poenau stumog: canser!'

- Gall newidiadau yn y gyfradd anadlu gael eu camddehongli: 'Fedra i ddim anadlu: mi fydda i'n mygu!'
- Mae'n bosib camddeall y teimlad o fod yn benysgafn: 'Dwi'n teimlo'n chwil. Mi fydda i'n llewygu'; 'Dwi'n cael strôc!'

Fel arall, gallai'r ymateb fod yn syml: 'Fedra i ddim ymdopi!' Mae'n hawdd gweld y byddai dod i unrhyw un o'r casgliadau brawychus hyn yn cynyddu gofid unrhyw un. Dangosir hyn yn Ffigur 3 isod.

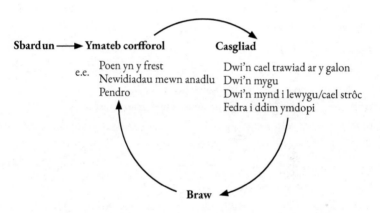

Ffigur 3: Sut gall ein hymatebion corfforol gynnal straen

Weithiau rydyn ni'n sylweddoli mai dim ond ymatebion i straen yw'r poenau yn y cyhyrau, yr anawsterau anadlu ac ati. Fodd bynnag, os yw ein hymatebion corfforol yn eithafol gall y profiad fod yn un anghysurus iawn ac yn ddigon dychrynllyd i greu ofn o'r symptomau gorbryder: *ofn yr ofn*.

Fe ges i bwl o orbryder y llynedd. Dwi'n gwybod mai gorbryder oedd e, doedd fy mywyd ddim yn y fantol, ond roeddwn i'n teimlo mor ofnadwy nes 'mod i bellach yn ofni mynd yn orbryderus.

Unwaith y bydd hyn yn digwydd, mae hyd yn oed disgwyl y profiad ofnadwy hwn o deimlo'n ofnus yn gallu arwain at orbryder: mae'r ofn yn sbarduno ofn. Gall hwn fod yn gylch ofnadwy i fynd iddo, ond fel y byddwch yn gweld yn ddiweddarach mae hi'n bosib torri'r rhydd ohono.

Gall ymatebion corfforol i straen fod yn fodd i gynnal problemau mewn ffyrdd eraill hefyd. Gall symptomau corfforol fel crynu, chwysu, cyfog a llais petrusgar amharu ar ein perfformiad, yn enwedig yn gyhoeddus. Gall bod yn hunanymwybodol ynglŷn â hyn yn hawdd gynyddu pryder gan waethygu'r symptomau corfforol. Dychmygwch ddyn nerfus sy'n ofni colli te wrth iddo gario cwpan ar draws ystafell, neu blentyn gorbryderus sy'n gorfod llefaru cerdd o flaen ei ddosbarth ac yn ofni y bydd yn baglu dros ei eiriau. Yn y naill achos a'r llall, gallai ofn gwneud camgymeriadau arwain at yr hyn y mae'r dyn neu'r plentyn yn ei ofni fwyaf: crynu nes bod y te'n cael ei golli dros y llawr neu fethu cael y geiriau allan. Enghraifft arall fyddai plentyn sydd dan straen yn yr ysgol ac oherwydd y straen mae hi'n teimlo'n gyfoglyd – gallai'r anghysur corfforol yma wedyn achosi pryder ychwanegol iddi a gwaethygu ei straen. Neu gallai dyn ddarganfod ei fod wedi datblygu pwysedd gwaed uchel a bod mor bryderus nes bod ei lefelau straen yn cynyddu a bod hynny'n codi ei bwysedd gwaed yn uwch fyth.

Ffordd arall y mae straen dros y tymor hir yn gallu effeithio arnon ni yw drwy amharu ar ein cwsg:

Mae'n iawn i'r meddyg ddweud wrtha i, 'Ymlaciwch ac wedyn fe welwch eich bod yn gallu cysgu'n well,' ond nid hi yw'r un sy'n troi a throsi am oriau, yn pryderu bod noson arall o ddiffyg cwsg yn mynd i wneud y diwrnod wedyn yn uffernol. Dwi'n athro a dwi'n ei chael hi'n amhosib rheoli dosbarth o blant os dwi'n teimlo'n wedi blino'n llwyr, a dyna sut dwi'n teimlo bob dydd. Dwi'n osgoi coffi erbyn hyn, ond dydy hynny ddim yn helpu llawer gan 'mod i wedi cyrraedd y pwynt lle dwi ar bigau'r drain drwy'r amser. Mae'n gas gen i feddwl am fynd i'r gwely oherwydd dwi'n gwybod na fydda i'n cysgu'n iawn ac wedyn dwi'n gallu rhag-weld na fydda i'n gallu ymdopi'n dda drannoeth yn yr ysgol. Mae gwybod hyn yn fy nghynhyrfu i gymaint fel mai ymlacio yw'r peth olaf dwi'n gallu'i wneud.

Yn yr enghraifft hon gallwch werthfawrogi fod y diffyg cwsg yn achosi anawsterau newydd, ac yn anffodus mae ymatebion straen yn aml yn gwneud yr union beth yma.

Weithiau mae'r ffordd rydyn ni'n ymdopi â'r anawsterau newydd yn ychwanegu at y broblem:

Dwi'n cael fy nghythruddo gan fy chwaer sy'n dweud o hyd: 'Mae'r cyfan yn dy feddwl.' Pan fydda i'n mynd ar daith mewn car, mi fedra i eich sicrhau chi fod y cyfan yn fy stumog! Pan dwi gartre dwi'n teimlo'n iawn – oni bai 'mod i'n gwybod bod yn rhaid i mi fynd allan yn ddiweddarach ac wedyn dwi'n gallu mynd i dipyn o stad a dwi'n gorfod mynd i'r tŷ bach ddwywaith neu dair – ond fel arfer, dim ond ar deithiau y bydda i'n sâl. Dyna pam mai anaml y bydda i'n mynd i unman erbyn hyn. Fe stopiais i ddefnyddio

trafnidiaeth gyhoeddus amser maith yn ôl gan nad ydw i'n
gallu mynd allan pan dwi eisiau gwneud. Dydw i ddim yn
mynd i weld fy chwaer sy'n byw dri deg milltir i ffwrdd, a
dwi'n dibynnu llawer mwy ar y ffôn erbyn hyn. Yn ffodus,
mae'r rhan fwyaf o 'nheulu i'n byw yn agos ata i ac maen
nhw'n ymddangos yn hapus i alw i mewn i 'ngweld i. Os
oes rhaid i mi fynd ar daith, mi fydda i'n cymryd tabledi
tawelu roddodd y meddyg i mi. Maen nhw'n ei gwneud
hi'n bosib i mi fynd i'r clinig ac yn ôl. Dwi'n colli fy hyder
ac mae fy mherthynas gyda fy chwaer yn mynd yn anodd,
a dwi'n credu bod hynny'n achosi mwy o straen arna i, ac
all hynny ddim bod yn dda i mi.

Cylchoedd cynnal seicolegol: meddwl anghytbwys

Mae gorbryderon problemus hefyd yn cael eu gyrru gan
brosesau meddyliol ac emosiynol (prosesau seicolegol). Gall ein
meddyliau a'n teimladau fynd yn fwy eithafol wrth i'n lefelau
ofn gynyddu – mae hyn yn digwydd i bob un ohonom. Weithiau
bydd ein meddyliau'n cael eu camliwio'n fawr a'r enw rydyn ni'n
ei roi ar hyn yw *meddwl yn anghytbwys* neu *biased thinking* yn
Saesneg (byddwn yn edrych ar hyn yn fanylach yn nes ymlaen).

Pan fyddwn yn dod wyneb yn wyneb â sefyllfa ddychrynllyd
neu fygythiol rydyn ni'n tueddu i wneud cyfrifiad cyflym –
rydyn ni'n pwyso a mesur y perygl yn fras ac yn pwyso a mesur
yn fras ein gallu i reoli'r sefyllfa. Dychmygwch fy mod i'n mynd i
groesi'r ffordd a 'mod i'n gweld car yn teithio tuag ataf – byddaf
yn barnu'n gyflym pa mor debygol yw'r car o'm taro os bydda i'n
camu allan yn syth (pwyso a mesur y perygl) a byddaf yn cymryd
i ystyriaeth pa mor gyflym dwi'n gallu symud (gallu i ymdopi).

Os yw'r car yn agos a finnau'n llwythog gyda bagiau siopa, byddaf yn penderfynu aros; os nad yw mor agos (llai o berygl), a 'mod i'n gwisgo esgidiau call a ddim yn cario bagiau (gallu da i ymdopi), efallai y byddwn i'n penderfynu ei bod hi'n ddiogel i mi groesi'r ffordd. Mae'n gyfrifiad defnyddiol ac rydyn ni'n ei wneud yn awtomatig bob tro y byddwn yn wynebu bygythiad posib. Fodd bynnag, mae'r rheini ohonom sydd â gorbryderon problemus yn tueddu:

- i oramcangyfrif y perygl a/neu
- i danamcangyfrif ein gallu i reoli'r sefyllfa neu i ymdopi.

Er enghraifft, mae rhywun sy'n ofni gyrru yn aml yn goramcangyfrif peryglon gyrru ac yn tanamcangyfrif ei sgiliau fel gyrrwr; mae nerfau arholiadau'n cael eu gwaethygu drwy oramcangyfrif y tebygolrwydd o fethu'r arholiad a thanamcangyfrif eich gallu; mae pobl sydd â gorbryderon iechyd yn goramcangyfrif y tebygrwydd o gael clefyd ac yn tanamcangyfrif eu gallu i ymdopi â'r clefyd hwnnw.

Fel y byddech o bosib yn ei rag-weld, mae hyn yn aml yn gychwyn ar gylch dieflig: mae'r golwg anghytbwys hwn ar bethau'n chwyddo'r ofn ac ae hynny wedyn yn camliwio'r meddwl. Mae hi wedyn yn mynd yn anoddach cynnal agwedd realistig a chadw mewn cof ein gallu i ymdopi, ac mae tuedd i'n gallu i reoli'r sefyllfa fynd o ddrwg i waeth.

Dychmygwch eich bod yn methu gweld allweddi eich car yn syth ar fwrdd y gegin. Byddech chi'n bwrw golwg o gwmpas yr ystafell rhag ofn eich bod wedi eu rhoi nhw yn rhywle arall, a phe na baech chi'n gallu eu gweld nhw byddech chi'n dechrau meddwl am yr holl lefydd eraill y gallech fod wedi eu gadael nhw. Nawr dychmygwch eich bod dan bwysau – rydych chi'n hwyr i gyfarfod a dan straen mae pwysigrwydd y cyfarfod yn cynyddu:

- 'Dyma'r un cyfarfod yr wythnos hon na alla i fforddio ei golli!' (goramcangyfrif y perygl)
- 'Wna i byth ddod o hyd iddyn nhw mewn pryd ac wedyn dydw i ddim yn gwybod beth wna i!' (tanamcangyfrif y gallu i ymdopi)

Rydych chi'n mynd yn fwy pryderus ac mae'ch meddwl yn mynd yn wag. Fedrwch chi ddim meddwl lle gallai'r allweddi fod. Rydych chi'n dechrau rhag-weld y byddwch chi'n colli'r apwyntiad ac y bydd eich safle yn y cwmni mewn perygl. Mae'r perygl yn eich gwneud chi'n ddiofal wrth i chi godi powlenni a chlustogau ar hap, gan fethu rhoi trefn ar eich chwilio. Mae lefelau eich tensiwn yn cynyddu a'r cyfan y gallwch chi feddwl amdano yw canlyniadau trychinebus colli'r cyfarfod sydd bellach yn bwysig *iawn*. Rydych yn canolbwyntio cymaint ar eich ofnau cynyddol nes eich bod yn methu gweld yr hyn sy'n amlwg – mae'ch partner yn dweud wrthych chi fod yr allweddi yn eich poced.

Yn yr enghraifft hon, mae'n amlwg bod meddwl gorbryderus yn gallu bod yn feddwl sydd wedi ei gamliwio, â thuedd tuag at feddyliau negyddol megis: 'Wna i *byth* eu ffeindio nhw!' Mae'r math hwn o feddwl anghytbwys yn gyffredin pan fyddwn ni dan straen, ac o bryd i'w gilydd rydyn ni i gyd yn gwneud hyn a gallwn gael ein dal mewn cylch syml ond pwerus o orbryder, pryder a straen cynyddol a welir yn Ffigur 4.

Y cylchoedd sy'n cynnal gorbryderon

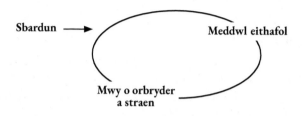

Ffigur 4: Sut mae'r ffordd rydyn ni'n meddwl yn gallu cynnal gorbryderon

Fel arfer bydd meddyliau anghytbwys yn rhannu'n bum maes:

- meddwl eithafol
- sylw dethol
- dibynnu ar reddf
- hunangeryddu
- pryderu.

Mae'n syniad da ymgyfarwyddo â'r mathau yma o 'feddwl anghytbwys' oherwydd os gallwch chi ei adnabod yn gynnar, yna'n aml gallwch rwystro'r cylch dieflig rhag dechrau. Po fwyaf cyfarwydd rydych chi â'ch 'meddwl anghytbwys' , hawsaf oll y byddwch yn gallu ei ddal. Mae yna lu o wahanol fathau o anghydbwysedd meddyliol, ond mae rhai'n fwy cyffredin nag eraill, yn enwedig pan fyddwn ni'n mynd yn orbryderus, ac mae'r rhai mwyaf cyffredin yn cael eu disgrifio'n fanylach isod.

Wrth ddarllen drwyddyn nhw, ystyriwch faint sy'n nodweddiadol ohonoch chi a phryd rydych chi'n fwyaf tebygol o feddwl fel hyn – oherwydd gall gwahanol sefyllfaoedd achosi i ni feddwl yn wahanol. Cadwch mewn cof hefyd y gall amrywiol fathau o ddiffyg cydbwysedd meddyliol fodoli ar y cyd, sy'n golygu y gallwch brofi mwy nag un math o feddwl anghytbwys. Byddwch yn sylwi, mae'n debyg, fod rhai o'r dulliau yma o feddwl yn debyg iawn i'w gilydd, a gall hynny fod yn ddryslyd: mae meddwl 'popeth neu ddim byd' weithiau'n gorgyffwrdd â gor-ddweud neu orgyffredinoli, a gall trychinebu a phryder weithiau fod yn debyg i'w gilydd ... ac yn y blaen. Peidiwch â chanolbwyntio gormod ar ddiffinio eich ffordd o feddwl yn fanwl; ond defnyddiwch yr enghreifftiau isod i'ch helpu i adnabod pryd a sut gallai'ch meddwl fod yn anghytbwys. Ceisiwch gael ymdeimlad o'ch gwendid penodol chi o ran sut rydych chi'n meddwl.

1 Meddwl eithafol: ymestyn pwynt

Trychinebu

Dwi'n pryderu nad oedd fy adroddiad yn ddigon da – na, roedd yn rwtsh. Bydd y cleient yn siomedig a bydd y gair yn mynd ar led a bydd pobl yn gwybod pa mor anobeithiol ydw i a bydd yna sgileffeithiau. Mi fydda i'n talu am hyn am gyfnod hir.

Ystyr y gair 'trychinebu' yw disgwyl trychineb fel yr unig ganlyniad, rhagdybio'r gwaethaf bob amser. Byddai unrhyw un sydd â'r agwedd hon yn orbryderus. Mae 'trychinebwyr' yn cymryd yn ganiataol yn awtomatig fod amlen swyddogol yn gorfod cynnwys bil treth neu ddirwy am oryrru; bod gwg ar wyneb cyd-weithiwr yn golygu nad yw'n eich hoffi; bod cryndod yn yr awyren yn arwydd bod y peiriant yn methu; y bydd llawdriniaeth fach yn arwain at farwolaeth. Canu cloch?

Mae trychinebu yn gyffredin ymysg pobl sydd â phryderon

iechyd, ac os yw eich gorbryderon yn canolbwyntio ar bryderon iechyd, efallai y byddwch yn gyfarwydd â rhai o'r canlynol: mae cur pen yn rhybudd o strôc; mae poen yn y frest yn golygu trawiad ar y galon; mae pinnau bach neu ddiffyg teimlad yn y croen yn arwydd o sglerosis ymledol; mae lwmp dan y croen yn ganser; mae dolur gwddw yn ddechrau pwl o'r ffliw fydd yn eich rhwystro rhag gorffen y gwaith sydd gennych ar y gweill, a bydd hynny'n golygu na fyddwch chi byth yn dal i fyny gyda chi'ch hun a bydd eich enw da'n cael ei bardduo am byth ...!

Gall trychinebu gynnwys geiriau a delweddau. Weithiau cyfres o luniau meddyliol cyflym sy'n achosi gofid yn hytrach na chyfres o feddyliau. Er bod y meddyliau a'r delweddau'n ddramatig, dim ond ennyd mae'r broses o drychinebu'n ei gymryd – ac mae'n beiriant pwerus i yrru gorbryder. Oes yna adegau a sefyllfaoedd lle rydych chi'n eich cael eich hun yn syrthio i'r patrwm hwn?

Meddylfryd popeth neu ddim byd

Dwi wedi chwalu pethau'n llwyr. Allai pethau ddim bod yn waeth.

Mae hyn yn golygu gweld popeth mewn termau absoliwt yn hytrach na phrofi ymatebion mwy rhesymol. Efallai y bydd rhywun yn dweud, 'Mi fydda i *bob amser* yn teimlo mor wael â hyn', yn hytrach nag ystyried, 'Dwi'n teimlo'n wael ar y funud ond fe allwn i deimlo'n well gyda help', neu '*Mae pawb* yn pigo arna i *drwy'r amser*', yn hytrach na, 'Weithiau dwi'n cael fy meirniadu ac weithiau dydy hynny ddim yn deg'. Canu cloch?

Ffurf gyffredin arall ar feddylfryd popeth neu ddim byd yw disgwyl perffeithrwydd ynoch chi eich hun: 'Os nad yw'n berffaith, dydy e ddim yn dderbyniol'; 'Dydy hyn ddim yn hollol iawn: dwi wedi methu'. Does dim un ohonon ni'n berffaith, yn bendant ddim drwy'r amser, ac os ydyn ni'n disgwyl hyn ohonom ein hunain mae yna siawns uchel y byddwn yn cael ein siomi – a gallai hyn achosi straen pellach.

Safonau afrealistig

Fe ddylwn i fod wedi gwneud hyn yn berffaith. Ddylwn i ddim bod wedi gwneud yr un camgymeriad.

Os ydych chi'n eich cael eich hun yn dweud 'dylwn' a 'rhaid' yn aml, mae'n debyg eich bod yn eich rhoi eich hun dan bwysau mawr. Weithiau byddwn yn gwneud hyn oherwydd bod athrawon neu rieni wedi gosod rheolau arnon ni, weithiau byddwn yn gwneud hyn oherwydd nad ydyn ni'n teimlo'n dda amdanom ein hunain ac rydyn ni'n ceisio gwneud iawn drwy berfformio'n dda yn y cyfan a wnawn ni. Er nad oes dim yn bod ar wneud ein gorau, mae bod â disgwyliadau afrealistig yn tueddu i achosi siom a lludded – does neb yn gallu plesio pawb drwy'r amser. Os ydw i'n credu: 'Ddylwn i ddim gwneud yr un camgymeriad', mae yna siawns y bydda i'n fwy nerfus (ac efallai'n llai galluog) na phe byddwn i'n ystyried y bydda i'n gwneud fy ngorau ac yn canmol fy hun am hynny. Os edrycha i yn ôl a meddwl: 'Fe ddylwn i fod wedi gwneud yn well, dylwn i fod wedi bod yn berffaith!' yna fe fydda i'n teimlo'n wael am fy mherfformiad a bydd fy hunanhyder yn dioddef. Bydd hyn yn ei gwneud hi'n fwy anodd i mi'r tro nesaf ac efallai na fydda i'n gwneud cystal. Ydych chi'n gweld enghraifft arall o gylch dieflig fan hyn?

2 Sylw dethol: edrych ar yr ochr dywyll

Gor-ddweud

Does dim byd yn newid! Mae popeth yn mynd o chwith i mi – bob amser.

Mae hyn yn disgrifio'r adegau hynny pan fyddwn ni'n chwyddo'r pethau negyddol neu bryderus yn ein bywydau. Felly, pe bai fy mhennaeth yn dweud 'mod i wedi anghofio gwneud rhywbeth, efallai y byddwn yn chwyddo ystyr hyn gan feddwl: 'Dwi'n dda i ddim', yn hytrach na dim ond derbyn 'mod i wedi anghofio un peth ymysg y llu o bethau roeddwn i wedi eu cofio. Enghraifft arall fyddai pe byddwn i'n clywed cyflwynydd radio'n dweud fod yna gysylltiad rhwng yfed alcohol a chael canser a 'mod i'n dod i'r casgliad ar unwaith: 'Dwi mewn perygl! Dwi'n yfed alcohol – mi fydda i'n cael canser!' Dwi'n anghofio bod y cyflwynydd wedi dweud lefelau canolig i uchel o alcohol a minnau ddim ond yn yfed ychydig, a dwi'n anghofio bod y cyflwynydd wedi dweud mai dim ond mewn rhai achosion mae hyn yn digwydd. Yn hytrach, dwi'n chwyddo'r risg personol ar unwaith ac mae hyn yn sbarduno ofn a phanig gwirioneddol. Ydych chi'n eich cael eich hun yn gwneud hyn?

Gorgyffredinoli

Yr un hen stori. Dwi'n gwneud smonach o bopeth ac mae pawb yn gwybod hynny.

Mae hyn yn debyg i or-ddweud ac mae'r ddau beth yn aml yn cyd-fynd â'i gilydd. Mae *gorgyffredinoli* yn golygu ein bod yn gwneud gormod o un digwyddiad. Er enghraifft, cerddodd Ruth i mewn i'r swyddfa ac anwybyddodd un o'i chyd-weithwyr hi –

roedd hi'n teimlo'n ofnadwy gan iddi ddod i'r casgliad ar unwaith nad oedd neb yn ei hoffi hi. Mewn gwirionedd, roedd gan ei chyd-weithiwr ei bryderon ei hun ac roedd ei feddwl ymhell – ond roedd Ruth wedi syrthio i'r fagl o dybio rhywbeth yn llawer rhy gyflym ac wedyn neidio i gasgliad brawychus. Nid hi yw'r unig un sy'n gwneud hyn – mae pob un ohonom yn ei wneud o bryd i'w gilydd, yn enwedig pan fyddwn ni'n bryderus neu dan straen. Enghraifft wahanol yw Steffan, oedd yn pryderu am gael ei ddiswyddo, ac felly roedd wedi mynd yn fwy nerfus yn y gwaith. Yn y cyflwr hwn, fe ddaeth yn arbennig o ymwybodol o'i gamgymeriadau – waeth pa mor fach oeddynt – ac roedd yn gwneud môr a mynydd o unrhyw gamgymeriadau y byddai'n eu gwneud. Felly gallai camgymeriad bach iawn sbarduno cyfres o feddyliau dramatig: 'Fydda i byth yn gallu cwblhau'r dasg yma nac unrhyw un arall [meddylfryd popeth neu ddim byd, gorgyffredinoli] a bydd y rheolwr yn fy ngweld i fel rhywun aneffeithiol [neidio i gasgliadau] a bydda i'n colli fy swydd [trychinebu].' Wrth gwrs, byddai hyn yn cynyddu straen y dyn druan ac yna byddai'n fwy tebygol fyth o feddwl mewn ffordd anghytbwys. Heb ddymuno bod yn rhy gatastroffig wrth ysgrifennu hyn – gallai'r sefyllfa waethygu oherwydd gallai'r straen cynyddol hefyd amharu ar ei berfformiad yn y gwaith gan gynyddu ei ofnau'n fwy fyth. Allwch chi weld sut mae cylchoedd dieflig, di-fudd yn gallu cronni oherwydd bod ein golwg ar bethau'n anghytbwys? Y newyddion da yw bod modd mynd i'r afael â meddwl anghytbwys a'i bod yn bosib torri cylchoedd dieflig – a byddwn yn trafod hynny'n nes ymlaen.

Anwybyddu'r agweddau cadarnhaol

Alla i ddim gwneud dim byd yn iawn.

Magl gyffredin arall yw hidlo ffeithiau a digwyddiadau da a chysurlon. Taswn i wedi fy nal yn y fagl hon, fyddwn i ddim yn sylwi ar ganmoliaeth nac yn cydnabod fy nghyflawniadau; fyddwn i ddim yn adnabod fy nghryfderau na'm ffawd dda; byddai ffrindiau'n fy nghlywed i'n anwybyddu geiriau caredig a byddwn i'n mynd adref yn meddwl 'mod i heb gyflawni dim. Mae'n ddull o feddwl sy'n sugno'r boddhad a'r pleser o fywyd. Dyma rai enghreifftiau eraill: y myfyriwr sy'n anwybyddu nifer o raddau da ac yn canolbwyntio ar un canlyniad gwael; y nyrs nad yw'n sylwi ar y llu o gleifion sy'n dweud 'Diolch' ac yn hel meddyliau am y ffaith bod un claf wedi beirniadu ei waith; y person ifanc sy'n anghofio pob gair caredig am sut mae'n edrych oherwydd ei bod hi'n anhapus gyda'i gwallt. Mae'r bobl yma'n anwybyddu'r cadarnhaol ac weithiau'n cyfuno hyn â gor-ddweud neu orgyffredinoli. Unwaith eto, gall cylchoedd dieflig ymddangos gan y bydd unrhyw un sy'n methu cydnabod cyflawniadau a chryfderau personol yn brin o hunanhyder ac felly'n ymdopi'n waeth â straen. A phan fyddwn ni dan straen rydyn ni'n fwy tebygol o syrthio i'r fagl o anwybyddu'r cadarnhaol.

Sganio

Does dim nad ydw i'n sylwi arno.

Mae sganio, neu chwilio am yr hyn rydyn ni'n ei ofni, hefyd yn gallu ysgogi gorbryder problemus, a hynny am ddau reswm.

Yn gyntaf, mae'n cynyddu'r tebygolrwydd o weld, o deimlo neu o glywed rhywbeth sy'n codi ofn. Gallai rhywun sydd ddim yn ofni pryfed cop gerdded i mewn i ystafell heb sylwi ar we pry cop, corneli llychlyd neu hyd yn oed bryfed cop. Fodd bynnag, mae rhywun sy'n ofni pryfed cop yn chwilio am berygl ac yn sylwi ar bob gwe pry cop, cornel neu greadur bach. Byddai ei lygaid barcud yn sylwi ar bob awgrym posib bod pry cop yn bresennol, a gallai hyn waethygu'r ofn. Yn yr un modd, mae rhywun sydd ddim yn poeni am ei iechyd fel arfer yn goddef gwynegon, poenau ac anghysuron bach heb roi rhyw lawer o sylw iddyn nhw, tra byddai'r person sydd ag ofnau ynghylch ei iechyd yn sylwi ar yr un teimladau corfforol yn union, yn hel meddyliau amdanyn nhw ac yn dechrau pryderu am salwch difrifol.

Yn ail, wrth sganio, mae hi'n llawer rhy hawdd teimlo ofn di-sail. Gallai camgymryd ffilwff ar y carped am bry cop neu grac yn y wal am we pry cop beri dychryn di-sail i rywun sydd â ffobia pryfed cop, tra gallai person ag ofnau iechyd ddychryn wrth gamddehongli chwydd digon diniwed a thybio mai canser ydyw. Yn y ddau achos, bydd y person pryderus yn mynd yn fwy ofnus.

Meddyliwch am hyn am funud – oes yna bethau rydych chi'n sganio amdanyn nhw? Wyneb anghyfeillgar efallai? Arwyddion o hylendid gwael? Synau od ar yr awyren?

3 Dibynnu ar reddf: bod â theimlad greddfol

Neidio i gasgliadau

Dyna ddiwedd fy swydd i. Mae fy rheolwr yn mynd i feddwl 'mod i'n dda i ddim.

Mae hyn yn digwydd pan na fyddwn ni'n pwyso a mesur ffeithiau cyn dod i gasgliad – rydyn ni'n ymateb i deimlad greddfol yn unig: 'Aeth hwnna'n wael iawn, roedd pawb yn meddwl 'mod i'n anobeithiol, fydd neb byth yn fy nghymryd i o ddifrif!' Gallwn neidio i gasgliadau am y gorffennol ('Aeth hwnna'n wael iawn') neu gallwn rag-weld y dyfodol ('Fydd neb yn fy nghymryd i o ddifrif'), ac mae math cyffredin iawn o neidio i gasgliadau yn cynnwys darllen meddyliau ('Roedd pawb yn meddwl 'mod i'n anobeithiol'). Os nad ydyn ni'n gallu cael sail i'n casgliadau, yna dydy hi ddim wir yn deg ein bod yn gadael iddyn nhw achosi pryder i ni – ond dyna sy'n tueddu i ddigwydd. Unwaith y daw un o'r meddyliau hyn i'n pennau rydyn ni'n teimlo'n ofnus neu'n isel o'i herwydd, ac wedyn mae ymdopi'n anoddach fyth. Weithiau rydyn ni'n teimlo'n nerfus neu'n ofnus a byddwn yn neidio i'r casgliad ein bod ni dan fygythiad, mae'n rhaid – 'Dwi'n ei deimlo, felly mae'n rhaid ei fod yn wir' (rhagor am hyn isod, dan resymu emosiynol). Pa mor aml ydych chi'n eich cael eich hun yn derbyn eich casgliad yn hytrach na holi eich hun oes sail ffeithiol iddo?

Rhesymu emosiynol

Dwi'n teimlo'n nerfus – mae'n rhaid 'mod i'n crynu ac mae pawb yn gallu gweld.

Dwi'n teimlo'n nerfus – mae'n rhaid 'mod i'n ofnus.

Dwi'n teimlo'n ofnus – mae'n rhaid 'mod i dan fygythiad.

Dwi'n teimlo fel twpsyn, felly mae'n rhaid 'mod i'n dwpsyn!

Dwi'n teimlo'n hunanymwybodol, felly mae'n rhaid bod pawb yn edrych arna i nawr.

Dyma'r fagl 'Dwi'n-ei-deimlo-felly-mae'n-rhaid-ei-fod-yn-wir', ac mae yna wahanol sbardunau: corfforol ('Dwi'n teimlo'n nerfus ...'); emosiynol ('Dwi'n teimlo'n ofnus ...'); gwybyddol ('Dwi'n teimlo fel twpsyn ...'). Edrychwch ar y cyntaf o'r rhain – teimlo'n grynedig neu'n nerfus. Fyddai pawb yn sylwi mewn gwirionedd? Ydy hi'n dilyn yn awtomatig mai ofn sydd wrth wraidd y teimladau hyn? Pan nad ydyn ni mewn sefyllfa heriol, mae'n bosib ystyried posibiliadau eraill – efallai 'mod i'n teimlo'n nerfus, ond does neb yn gallu gweld hynny; efallai 'mod i'n teimlo'n nerfus am fy 'mod i eisiau bwyd neu mod i wedi cael gormod o goffi neu 'mod i'n flin. Gallai pob un o'r pethau hyn wneud i mi deimlo braidd yn grynedig.

Beth am y casgliad bod teimlo'n ofnus yn gorfod golygu fod yna rywbeth i'w ofni? Wel, weithiau mae'r teimlad o ofn yn un di-sail – teimlad yw teimlad, nid ffaith. Mae'n debyg fod pob un ohonom wedi cael y profiad o fraw di-sail – teimlo'n ofnus pan nad oes angen gwneud hynny, canfod fod ein dychryn yn ddi-sail – ac mae'n bwysig cadw at y posibilrwydd hwnnw.

Yn olaf, mae'r meddwl neu'r ddelwedd sy'n symbylu pryder ac ofn: 'Dwi'n teimlo fel twpsyn' neu 'Dwi'n teimlo fod pawb yn edrych arna i'. Nid yw teimlo rhywbeth – hyd yn oed os ydyn ni'n ei deimlo'n eithaf cryf – yn ei wneud yn ffaith. Ar ryw bwynt yn eich bywyd mae'n ddigon tebyg eich bod wedi credu bod Siôn Corn yn bodoli, ond doedd hynny ddim yn golygu ei fod yn wir.

Y pwynt yma yw ein bod ni weithiau'n gallu camddehongli ein meddyliau a'n teimladau, ac mae angen i ni feddwl drwy'r opsiynau cyn dod i gasgliad a allai wneud ein gorbryder yn waeth. Er enghraifft, gallai athro deimlo fel twpsyn am bob math o resymau (efallai ei fod yn cael ei alw'n un yn aml gan riant creulon, efallai fod ei hunan-barch yn isel a'i fod yn rhy lawdrwm arno'i hun), ond y realiti yw ei fod yn berson cwbl fedrus sy'n gwneud camgymeriad dealladwy bob nawr ac yn y man. Y canllaw gorau y gallwch ei ddilyn yw adolygu'r dystiolaeth cyn dod i gasgliad yn seiliedig ar reddf.

4 Hunangeryddu: y beirniad mewnol

Hunanfeio a beirniadaeth

Does neb i'w feio ond fi fy hun. Fy mai i ydy'r cyfan.

Mae plentyn yn torri rhywbeth yn ddamweiniol. Mae'n ofidus ac yn ofni beth fydd ei fam yn ei ddweud. Mae ei frawd hŷn yn sefyll wrth ei ochr ac yn dweud: 'Edrych beth rwyt ti wedi'i wneud – roedd hynna mor dwp!' Sut mae'n teimlo? Yn well? Yn waeth? Yn llai ofnus? Yn fwy ofnus? Ydy e'n gallu meddwl yn rhesymol nawr neu ydy e'n llai abl i weithio allan beth i'w wneud? Mae'n debyg iawn ei fod yn teimlo'n wael ac yn eithaf analluog i ddelio â'r broblem oherwydd, ar y cyfan, mae cael stŵr yn tanseilio yn hytrach nag yn ysbrydoli. Mae'n sigo hyder yn hytrach na'i adeiladu.

Mae'n ei gwneud hi'n anoddach ymdopi. Mae hi mor hawdd llithro i fagl hunangeryddu a beirniadu ac fel arfer mae'n gwneud pethau'n waeth.

Os cewch eich hun yn gwneud hyn, ceisiwch gamu'n ôl am eiliad a holi'ch hun a fyddech chi mor llawdrwm ar ffrind da neu ar eich plentyn. Holwch eich hun beth fyddech chi'n ei ddweud wrthyn nhw pe baen nhw'n ofidus. Mae'n debyg y byddech chi'n fwy adeiladol ac yn dangos mwy o ddealltwriaeth a byddai hyn yn eu helpu nhw. Defnyddiwch yr un safonau gyda chi'ch hun.

Galw enwau

Dwi'n gymaint o dwpsyn!

Mae hi mor hawdd cario llais mewnol gwirioneddol anfaddeugar a llym o gwmpas. Ac fel y llais hunanfeio, mae'n tueddu i wneud pethau'n waeth. Dwi'n gwybod ein bod ni weithiau'n meddwl y bydd bod yn llym yn ein sbarduno ni – ac efallai ei fod yn gwneud hynny *weithiau* – ond mae ymchwil yn dangos i ni mai anogaeth sy'n gweithio orau ar y cyfan. Drwy'r llyfr hwn, mae'n debyg y byddwch yn sylwi ar thema o fod yn drugarog tuag atoch eich hun. Mae'n safbwynt cynyddol boblogaidd ym myd therapi ymddygiad gwybyddol (CBT: *cognitive behavioural therapy*) a hynny am reswm da – mae pobl yn gweld ei fod yn eu helpu i ddelio ag amrywiaeth eithaf eang o anawsterau. Dwi'n sylweddoli ei bod hi'n anodd iawn mabwysiadu'r agwedd hon os ydych chi wedi arfer bod yn llym tuag atoch eich hun, ond bydd yn eich helpu i ddod yn gryfach ac yn fwy gwydn yn y tymor hir.

Cymryd pethau'n bersonol

Fy mai i ydy hyn. Mae'n rhaid mai arna i mae'r bai.

Rai blynyddoedd yn ôl roeddwn i'n gweithio gyda menyw oedd yn tueddu i feio'i hun pan fyddai rhywbeth gwael yn digwydd, ond roedd hi'n dadlau fod hyn yn realistig ac mai arni hi *roedd* y bai go iawn – hynny yw, nes iddi ei chael ei hun yn teimlo'n euog mewn arhosfan bysiau yn y glaw am fod cyd-deithiwr yn cwyno ei fod yn teimlo'n oer ac yn anghysurus. Wrth iddi sefyll yno yn teimlo'n gyfrifol, fe sylweddolodd ei bod hi'n cymryd pethau'n bersonol, hyd yn oed i'r graddau o gymryd bai personol dros dywydd gwael. Wrth iddi feddwl mwy am y peth, fe welodd pa mor aml yr oedd hi'n gwneud hyn – mewn achlysur cymdeithasol byddai'n teimlo mai ei bai hi oedd unrhyw saib yn y sgwrsio neu os oedd rhywun yn ymddangos yn lletchwith; os oedd ei rheolwr yn anhapus byddai'n cymryd yn ganiataol ei fod yn siomedig yn ei gwaith; pe bai cyd-weithiwr yn feirniadol o'r adran yn gyffredinol byddai'n tybio mai ymosod arni hi'n bersonol yr oedd. Canu cloch? Yn ddiddorol, doedd hi ddim yn cymryd pethau'n bersonol os oedd cyd-weithiwr yn canmol yr adran neu os oedd ei rheolwr yn edrych yn hapus. Roedd yn safbwynt o fethu ennill – doedd hi ddim yn cael unrhyw bleser o ddigwyddiadau hapus a byddai hi bob amser yn cymryd pethau amhleserus yn bersonol. Roedd hyn yn effeithio ar ei hwyliau a'i hunanhyder ac roedd hi'n gynyddol bryderus. Yn union fel y gweddill ohonom, po fwyaf gorbryderus y byddai hi'n mynd, mwyaf anghytbwys fyddai ei meddwl, a byddai'n cael ei dal mewn cylch dieflig yn gyflym iawn.

5 Pryderu: cyrraedd unman yn gyflym – ac yn araf

Beth os bydd fy rheolwr yn dod i wybod am hyn? Beth os bydd yn rhoi'r sac i mi? Beth os ...?

Mae pryderu'n gyffredin iawn ymysg pobl orbryderus. Mae'n disgrifio dull penodol o feddwl sy'n gallu bod yn ddefnyddiol hyd at ryw bwynt. Dwi'n mynd i Sweden yfory a 'mhryder am anghofio fy mhasbort ac am fod yn sownd yno heb arian wnaeth fy symbylu i wneud yn siŵr fod y pasbort yn fy mag ac i neilltuo amser i fynd i'r banc i gael arian Sweden. Wrth i mi yrru, mae fy mhryder am gael damwain yn fy nghadw'n effro i beryglon ar y ffordd, a phan fydda i'n rhoi cyflwyniadau, fy mhryder y noson cynt sy'n fy symbylu i baratoi'n iawn. Felly pam ydyn ni'n pryderu am bryder os yw'n ein helpu ni gymaint? Wel, os byddwn ni'n pryderu gormod, mae'n tueddu i weithio yn ein herbyn ni; rydyn ni'n mynd yn llai abl i wneud penderfyniadau, i gynnal ffocws, i gynllunio ymlaen ac, yn bwysicaf oll, mae'n ein hatal rhag datrys problemau yn effeithiol. Hefyd, os yw'n parhau, mae'n gallu amharu ar ein cwsg, creu tensiwn a'n gadael yn teimlo wedi ymlâdd. Unwaith eto, fe welwn yr anfantais o gael gormod o bwdin.

Mae pryderu'n disgrifio ffordd o feddwl, nid emosiwn. Fy mhryderu [fy null meddwl] sy'n fy ngwneud yn orbryderus [fy emosiwn]. Efallai fod hyn yn swnio fel gwahaniaeth digon pitw, ond mae'n un pwysig oherwydd mae'n llawer haws newid ein ffordd o feddwl na newid ein hemosiynau'n uniongyrchol. Os gallwn ni stopio'r broses o bryderu, bydd y gorbryder yn gofalu amdano'i hun.

Mae pryderu'n cael ei nodweddu gan y cwestiwn 'Beth os ...?' Mae hyn yn gallu gwneud i ni rag-weld y dyfodol mewn ofn: Beth os bydd popeth yn mynd o chwith? Beth os colla i fy nhocyn? Beth os ydw i'n ddifrifol wael?

Weithiau, mae ffordd debyg o feddwl yn dechrau, sef *pendroni*. Yn hytrach nag edrych i'r dyfodol, mae hyn yn golygu edrych yn ôl i'r gorffennol ac mae modd ei adnabod ar sail gosodiad gwahanol, sef 'Taswn i ond ...' 'Taswn i ond wedi paratoi'n well ...'; 'Taswn i ond wedi dweud y peth iawn ar yr amser iawn ...'; 'Taswn i ond wedi bod yn fwy gofalus ...' Yn union fel pryder, gall hyn fod yn gymorth hyd at ryw bwynt. Cyn belled â 'mod i'n defnyddio fy mhendroni i ddatblygu ôl-ddoethineb, doethineb a fydd yn fy arwain, mae'n llesol – efallai y bydda i'n paratoi'n well y tro nesaf, yn dweud rhywbeth mwy amserol, yn fwy gofalus, ac yn y blaen. Ond os caf fy nal yn meddwl 'Taswn i ond ...', yna mi fydda i'n cael fy nigalonni ac fe fydd hi'n anoddach paratoi ac ymdopi.

Mae pryderu yn aml yn dod fel cyfres o feddyliau: 'Mae'r ddannodd arna i – dwi'n pryderu bod rhywbeth yn bod ... y bydd rhaid i mi gael llenwi'r dant ... O na, gallai hynny fod yn boenus iawn. Gallwn i hyd yn oed golli fy nant ... Beth fyddwn i'n ei wneud wedyn? Beth os yw'n ddrud iawn i gael dant yn ei le? Cyfres o bosibiliadau brawychus – does dim rhyfedd fod pryderu'n achosi cymaint o ofid pan mae'n cydio go iawn. Po fwyaf ansicr y byddwn ni, mwya'n y byd y byddwn ni'n tueddu i ddamcaniaethu a phryderu. Unwaith y byddwn yn gwybod beth fydd canlyniad rhywbeth, yn aml gallwn fynd ati i ddatrys y problemau, ond mae'n llawer anoddach delio â'r anhysbys.

Er mor amhleserus y gall pryderu fod, weithiau mae'n anodd gollwng gafael arno gan ein bod yn credu y gall fod yn ddefnyddiol. Er enghraifft, dydy hi ddim yn anghyffredin clywed rhywbeth tebyg i hyn: 'Os ydw i'n pryderu am rywbeth, o leiaf dwi wedi paratoi fy hun.' Nawr mae peth gwirionedd yn hyn gan y bydd rhywfaint o bryder yn cyfeirio fy sylw at bethau a ddylai fod o bwys i mi: 'Oes gen i ddigon o betrol yn y car?'; 'Beth os collwn ni ein cesys – oes gen i yswiriant gwyliau?' Mae hyn yn ddefnyddiol iawn cyn belled â bod fy mhryder cychwynnol yn fy sbarduno i weithredu a delio â phroblemau posib. Fodd bynnag, os mai cael fy nghloi mewn cyfres o bryderon fydda i, yna bydda i'n mynd yn llai a llai abl i ddelio ag anawsterau. Weithiau mae'r gred sy'n cynnal pryder yn debycach i ofergoel: 'Os bydda i'n pryderu amdano, efallai na fydd byth yn digwydd.' Mae hyn yn perthyn i'r categori o ddibynnu ar reddf, ac fel y gwelson ni yn yr adran flaenorol, mae'r dadleuon dros ddibynnu ar deimladau greddfol yn rhai gwan.

I rai, pryder yw'r rhan helaethaf o'u problem gorbryder, ac mae yna lyfr rhagorol o'r enw *Overcoming Worry* (gweler 'Darllen Pellach' am fanylion), a all eich helpu os yw eich problemau'n deillio o bryderu gormodol.

Dydy meddyliau anghytbwys ddim yn ddrwg i gyd

Dydw i ddim eisiau bod yn eithafol wrth sôn wrthych chi am feddyliau anghytbwys, felly rhaid i mi bwysleisio nad ydyn nhw i gyd yn ddrwg: cofiwch y gallan nhw fod yn bethau da i ni wrth ymdopi â pherygl. Yn yr enghraifft isod mae Tomos yn cael ei ddal yn gyflym mewn meddylfryd popeth neu ddim byd a meddylfryd trychinebus, ac mae hynny'n beth da.

Mae Tomos yn gyrru ar hyd ffordd dywyll ac yn gweld siâp dynol yn symud o flaen y car. Mae'n meddwl: 'Plentyn! Mi fydda i'n ei ladd!' ac mae'n brecio. Does dim gwrthdrawiad, neb wedi brifo, mae'n ymateb da. Os oes yna blentyn, yna mae bywyd wedi ei achub; os mai dim ond cysgod oedd yno, does dim niwed wedi'i wneud – gwell bod yn ddiogel nag edifar.

Nawr dewch i gwrdd ag Iwan, nad yw'n ildio i 'feddwl anghytbwys'. Mae'n gweld y siâp ac yn ystyried: 'Mmm, tybed ai plentyn sydd yna, neu gysgod, neu rywbeth arall efallai ...' Dydy e *ddim* yn defnyddio meddylfryd popeth neu ddim byd. Wedyn mae'n mynd ymlaen i feddwl: 'Os mai plentyn sydd yna, efallai 'mod i'n teithio'n ddigon cyflym i'w fwrw i lawr, neu efallai nad ydw i [*ddim yn* trychinebu]. O feddwl am y peth, dwi wedi bod mewn sefyllfaoedd tebyg o'r blaen a chysgod oedd yno bryd hynny [*ddim yn* gorgyffredinoli]. Ac wrth edrych yn ôl, dwi'n sylweddoli mai ychydig iawn o ddamweiniau dwi wedi eu cael [*ddim yn* anwybyddu'r cadarnhaol], felly ar sail tebygolrwydd fydda i ddim yn cael damwain heno [*ddim yn* neidio i gasgliadau]'. Os mai cysgod oedd y rhith mae hyn yn iawn, ond pe bai wedi bod yn blentyn, byddai'r plentyn hwnnw wedi cael ei fwrw i lawr erbyn hyn. Efallai y cofiwch chi o'r bennod flaenorol fod ein hymennydd wedi ei osod i feddwl 'gwell bod yn ddiogel nag edifar', felly rydyn ni i gyd yn fwy tebygol o fod ag ymateb Tomos ac yn ei hanfod does dim byd yn bod ar hynny.

Enghraifft arall o feddwl anghytbwys defnyddiol yw sganio pan allen ni fod mewn perygl gan fod hynny'n ei gwneud hi'n fwy tebygol y byddwn ni'n sylwi ar rywbeth niweidiol: mae'r milwr ofnus sy'n sganio am y gelyn wrth symud drwy faes y gad yn fwy tebygol o oroesi na'r milwr nad yw'n hidio'r un daten am gadw llygad am berygl; bydd y bachgen ysgol sy'n cadw llygad barcud ar y traffig cyn croesi'r ffordd yn fwy diogel na'r plentyn nad yw'n talu sylw.

Fodd bynnag, mae'n fater o gael y cydbwysedd yn iawn; ac er bod meddyliau anghytbwys yn gallu bod yn ddefnyddiol dan rai amgylchiadau, dydyn nhw ddim yn ddefnyddiol os ydyn ni'n edrych ar bethau yn y ffordd yma'n gyson neu os ydyn nhw'n cael eu sbarduno'n rhy hawdd. Yn ddiweddarach, byddaf yn gofyn i chi gadw cofnod neu ddyddiadur o'ch meddyliau, ac un o'r pethau y byddwch yn gallu ei weld yw pa mor anghytbwys yw eich meddwl a bydd hyn yn rhoi syniad i chi a yw'n gymesur ai peidio.

Er mor bwerus ydyn nhw, fodd bynnag, nid ein meddyliau yw unig ysgogwyr seicolegol cylchoedd dieflig. Weithiau gall ein hwyliau neu ein hymddygiad neu hyd yn oed bobl eraill ddwysáu'r broblem. Felly, gadewch i ni edrych ar y meysydd eraill yma – po fwyaf y gallwch chi ei ddeall am yr hyn sy'n achosi eich gorbryder, cryfaf oll fydd eich sefyllfa o ran rheoli eich ofnau.

Patrymau cynnal emosiynol: hwyliau

Mae ein hwyliau'n effeithio ar ein lefelau straen a gorbryder – bydd pawb wedi cael cyfnodau (pa mor fyr bynnag) pan oedd eu hwyliau'n dda ac roedden nhw'n teimlo y gallen nhw wynebu heriau – mae bod mewn hwyliau da yn gwneud hyn. Fodd bynnag, mae'n debyg bod llawer ohonon ni wedi mynd drwy gyfnodau gwael pan oedd pethau'n ymddangos yn gymaint mwy o her a'i bod hi'n rhy hawdd mynd yn orbryderus ac yn ofidus.

Yn anffodus, mae'r newid mewn hwyliau sydd weithiau'n gysylltiedig â straen yn gallu ein rhwystro rhag ymdopi â straen. Gall bod yn orbryderus drwy'r amser ein digalonni a gwneud i ni deimlo'n anobeithiol ac yn drist – sydd, wrth gwrs, yn ei gwneud hi'n anoddach ymdopi ac felly rydyn ni'n teimlo dan fwy a mwy o straen: cylch dieflig arall. Felly gallwch weld ei bod hi'n bwysig wynebu pryder, ofn a gorbryder problemus mor gynnar â phosib a churo'r cylchoedd.

Gall tymer flin, sy'n aml yn gysylltiedig â straen, hefyd yrru gorbryder oherwydd yn y stad emosiynol yma rydyn ni'n aml yn ei chael hi'n anodd canolbwyntio a meddwl y tu hwnt i ni'n hunain – felly rydyn ni'n tueddu i wneud camgymeriadau ac wedyn gall y pryder a'r hunanfeirniadu ddechrau: 'Beth os nad ydw i wedi gwneud hynna'n iawn?'; 'Gallwn i fynd i drwbwl am anghofio gwneud hynna'; 'Beth fydd hi'n ei feddwl ohona i? Pe bawn i ond wedi peidio â gadael i'r geiriau yna lithro allan'; 'Dwi mor ddiofal!' Mae'r math yma o feddyliau'n achosi rhwystrau wrth ddelio â gorbryderon ac mae'r cylch yn cau.

Cylchoedd cynnal ymddygiad: chwilio am gysur

Un esboniad cyffredin am broblemau ymddygiad yw'r ffaith ein bod yn chwilio am ryddhad pan fyddwn ni'n ofidus – mor syml â hynny. Dydy ceisio cael rhyddhad ddim bob amser yn beth gwael, ond weithiau mae'r hyn a wnawn yn gwneud pethau'n waeth.

Osgoi a dianc

Ymateb naturiol pan fyddwn ni'n credu ein bod mewn perygl yw rhedeg oddi wrtho, neu ei osgoi. Mae hyn yn rhoi cysur yn y tymor byr ac yn fuddiol os yw'n ein symud oddi wrth berygl go iawn, ond mae *osgoi* a *dianc* oddi wrth sefyllfaoedd nad ydyn nhw wir yn beryglus yn cynnal ein hofnau gan ei fod yn ein hatal rhag dysgu ein bod yn gallu ymdopi. Fydd plentyn sy'n ofni mynd i'r ysgol ac felly'n cael ei ddysgu gartref fyth yn dysgu y gall yr ysgol fod yn fan diogel; fydd dyn sy'n osgoi hedfan oherwydd ei fod yn rhag-weld na fydd yn gallu ymdopi â bod mewn man cyfyng fyth yn cael y cyfle i ddysgu sut i ymdopi; fydd menyw sy'n osgoi gyrru ar briffyrdd fyth yn canfod fod ganddi'r sgiliau gyrru angenrheidiol i ddelio â phriffyrdd ... Mae'n siŵr eich bod yn gweld beth sy'n digwydd.

Gall osgoi a dianc gymryd ffurfiau amlwg iawn neu rai mwy cynnil:

- **Osgoi a dianc amlwg**: mae'r rhain yn hawdd eu gweld – y person sydd byth yn mynd i mewn i ganolfan siopa sy'n codi ofn arno neu sy'n cerdded i mewn ac yn rhedeg yn syth allan.

- **Osgoi cynnil**: mae'n anoddach sylwi ar hwn, gan ei bod hi'n ymddangos fel petai'r person yn wynebu ei ofnau – ond dim ond drwy ddefnyddio 'rhywbeth bach i helpu' y mae'n gwneud hyn, ac mae hynny'n ei rwystro rhag dysgu sut i ymdopi o gwbl. Er enghraifft, mae Steff yn defnyddio canolfannau siopa ond dim ond yng nghwmni ffrind neu pan fydd wedi mynd â throli siopa fel cymorth corfforol neu ar ôl iddo gael gwydraid o rywbeth i roi 'dewrder potel gwrw' iddo. Felly, gallwch weld nad yw

Steff byth yn dysgu ei bod hi'n bosib iddo wynebu ei ofn heb gymorth, ac felly mae ei hyder yn parhau'n isel.

Symbylyddion ac alcohol

Ymddygiad cyffredin arall sy'n gallu gwaethygu'r teimladau o orbryder yw troi at alcohol a *symbylyddion* mewn ymateb i straen, yn enwedig y rhai sy'n cynnwys caffein. Bydd tanio sigarét, yfed cwpanaid o goffi neu de, neu fwyta bar o siocled am gysur yn annog rhyddhau adrenalin yn hytrach na'i leihau. Gall hyn wneud y symptomau straen yn waeth. Yn ei dro, gall hyn achosi mwy o anghysur a meddyliau pryderus – felly dydy hon ddim yn strategaeth dda o gwbl. Gall defnyddio alcohol hefyd fod yn wrthgynhyrchiol. Er ei fod yn sedatif yn y tymor byr, ac y bydd yn tueddu i'n tawelu, mae hefyd yn troi'n symbylydd wrth iddo gael ei fetaboleiddio. Felly, er y gallai'r effaith eich helpu i ymlacio i ddechrau, rhywbeth tymor byr yw hyn a gall defnyddio alcohol waethygu'r teimladau o straen. Efallai y byddwch eisoes wedi cael profiad o hyn ar y nosweithiau hynny pan ydych chi wedi ymlacio gyda diod neu ddwy, dim ond i ddeffro yn y nos a methu mynd yn ôl i gysgu.

Os bydd defnyddio bwyd, cyffuriau neu alcohol yn datblygu i fod yn strategaeth ymdopi yn y tymor hir, gall arwain at newidiadau corfforol (megis gordewdra, afiechyd, dibyniaeth). Mae'n hawdd gweld y gall y canlyniadau hyn wedyn waethygu lefelau straen a gorbryder. Yn aml, mae defnyddio'r sylweddau hyn hefyd yn ffurf gynnil ar osgoi. Os ydych chi'n osgoi yn y ffordd yma, yna dydych chi ddim yn dysgu wynebu eich ofnau a dydych chi ddim yn dysgu sut i ymateb i heriau sefyllfaoedd anodd. Fe welsoch chi Steff yn defnyddio alcohol fel 'rhywbeth bach i helpu', ac o ganlyniad wnaeth e ddim gorchfygu ei ofn o siopa mewn llefydd prysur.

Chwilio am gysur

Mae chwilio am gysur hefyd yn bwydo pryderon, ofnau a gorbryderon problemus. Mae'n naturiol iawn ceisio dod o hyd i gysur yng ngeiriau pobl eraill neu drwy chwilio am wybodaeth – ac mae cael cysur yn gymorth os ydyn ni'n ei ddefnyddio i feddwl am well ffyrdd o ddelio â'n pryderon. Serch hynny, dydy chwilio am gysur yn gyson ddim yn syniad cystal â hynny. Os nad ydych chi'n defnyddio cysur a chasglu gwybodaeth fel sail ar gyfer adolygu'r sefyllfa a chanfod ffyrdd newydd o ymdopi, dim ond dros dro y bydd y rhyddhad. Cyn bo hir bydd yn teimlo bod angen chwilio am gysur eto ac mae patrwm hynod ddi-fudd o geisio cael cysur yn datblygu. Fydd y tad pryderus sy'n mynd â'i ferch at y meddyg bob tro y bydd hi'n cael brech fyth yn dysgu gwahaniaethu rhwng beth sy'n beryglus a beth sy'n ddiniwed; fydd y wraig sy'n mynd i banig ac yn gofyn i'w gŵr drwy'r amser a ydy hi wir yn iawn fyth yn dysgu tawelu ei hun. Bydd y ddau berson yma, yn y pen draw, yn teimlo'n fwy ofnus nag sydd ei angen oherwydd nad ydyn nhw'n gallu cysuro'u hunain pan fydd pethau wir yn iawn.

Mae modd deall chwilio am gysur gan ei fod, yn y tymor byr iawn, yn rhoi rhyddhad heb unrhyw bwysau i ddelio â'r pryderon eich hun – mae'n ateb cyflym, ond yn ateb sy'n gadael person yn gynyddol ddibynnol ar gysur ac yn llai abl i wynebu heriau a mynd i'r afael â nhw. Mae'n siŵr eich bod yn gallu gweld sut mae hyn yn sefydlu cylch dieflig.

I wneud pethau'n waeth, gall ffrindiau, teulu a phobl broffesiynol flino ar rywun yn ceisio cysur ganddyn nhw, a gall hyn osod straen ar berthynas, a gall hyn wrth gwrs achosi mwy o straen. Cofiwch fod problemau parhaus straen a gorbryder yn gallu mynd y tu hwnt i'r unigolyn: gall fod mwy i'r peth na dim ond ni. Mae ein perthnasoedd neu ein hamgylchedd yn aml yn effeithio ar ein lefelau ofn a phryder, felly mae angen i ni edrych ar y maglau cynnal cymdeithasol y gallwn syrthio i mewn iddynt.

Cylchoedd cynnal cymdeithasol: amgylchiadau di-fudd

Mae straen a phroblemau sy'n gysylltiedig â gorbryder yn gallu cael eu sbarduno (neu eu cynnal) gan amgylchiadau neu gan bobl eraill. Dydy hyn ddim yn golygu nad oes dim y gallwn ni ei wneud am hyn am fod rhywbeth neu rywun arall yn gysylltiedig – mae yna lawer iawn y gallwn ni ei wneud i newid ein hamgylchiadau a'n perthynas ag eraill, ond yn gyntaf mae'n rhaid i ni ddeall y rhan y maen nhw'n ei chwarae.

Sefyllfaoedd sy'n achosi straen

Mae straen a phryderon i gyd yn gallu cael eu gwaethygu gan bob math o sefyllfaoedd. Dyma ambell un gyffredin:

- amgylchedd gwaith anodd (yn enwedig os yw'n fan lle rydych chi'n teimlo'n ddiflas neu'n cael eich bwlio neu'ch beirniadu)
- anawsterau parhaus yn y cartref – perthnasoedd anodd, pryderon am aelodau o'r teulu
- anawsterau cymdeithasol parhaus – bod yn unig neu ddim yn dod ymlaen gyda ffrindiau neu bryderu am ffrindiau
- diweithdra tymor hir
- pwysau ariannol
- problemau iechyd parhaus.

Oes rhai o'r rhain yn canu cloch gyda chi?

Mae'n gwbl ddealladwy y byddai'r math yma o sefyllfaoedd yn gwneud bywyd yn anodd, ac mae'n bwysig eu hadnabod – os oes yna resymau allanol wrth wraidd eich straen neu'ch gorbryder mae angen i chi eu cydnabod. Os na wnewch chi hyn, rydych chi mewn perygl:

- o feio eich hun 100 y cant am eich anawsterau – sy'n debygol o effeithio ar eich hunan-barch a gwneud pethau'n waeth
- o golli cyfleoedd ar gyfer rheoli eich gofid, a methu gweld beth allai fod o fewn eich gallu i'w newid.

Yn amlwg, gall newid sefyllfa anodd wella pethau, ond rydyn ni i gyd yn gwybod nad yw hynny bob amser yn bosib ac felly mae angen i ni adeiladu cyfres o sgiliau rheoli straen a gorbryder i helpu i ddelio â'r pwysau a'i gadw mor ysgafn â phosib. Yn ffodus, dyma fydd y llyfr yma'n ei ddangos i chi – pecyn o 'offer' i'w ddefnyddio pan fydd pethau'n mynd yn anodd.

Perthnasoedd sy'n achosi straen

Yn amlwg, gall straen cronig yn y gwaith a gartref barhau i ddwysáu gorbryderon, ond mae yna ffyrdd eraill y gall pobl, yn enwedig, hybu cylchoedd cynnal, ac mae angen i chi ystyried a yw eich perthynas â rhai pobl yn achosi straen i chi. Weithiau mae perthynas sy'n achosi straen yn amlwg iawn – byddai bod â phartner beirniadol neu un sy'n bwlio yn enghraifft o hynny. Ond weithiau mae achos straen yn gynnil iawn ac yn aml mae gan bobl allweddol gymhellion da, felly dydy hi byth yn croesi ein meddwl bod y berthynas yn un sy'n creu straen i ni. Y math hwn o berthynas, oherwydd nad ydyn ni'n sylwi arno, yw'r un sydd wir yn gallu tanseilio ein gallu i ymdopi.

Roedd gan Meilyr broblemau iechyd: roedd ei anawsterau a'i ddiffyg hyder yn cael eu cynnal oherwydd bod ei wraig ofalus bob amser yn ymateb i geisiadau ei gŵr am sicrwydd ynglŷn â'i iechyd. Byddai'n ei gysuro â geiriau cysurlon ac yn y tymor byr byddai'n teimlo'n well. Yn y tymor hirach daeth i ddibynnu arni hi'n ei gysuro a wnaeth e byth ddysgu sicrhau ei hun nad oedd sail i'w bryderon am ei iechyd.

Roedd agoraffobia ar Non – roedd arni ofn gadael ei chartref. Roedd hi'n teimlo'n ffodus fod ganddi ffrind caredig oedd yn dod â neges iddi bob ychydig ddyddiau. Golygai hyn ei bod hi'n gallu aros yn ei chartref; roedd hyn, yn ei dro, yn golygu na wnaeth hi erioed orchfygu ei hofn o fynd allan.

Yn yr enghreifftiau hyn, roedd y wraig a'r ffrind yn cyfrannu'n anymwybodol at gynnal y problemau. Roedd eu cymhellion yn hael, ond y canlyniadau'n ddi-fudd. Oes yna rywrai yn eich cylch ffrindiau neu'ch teulu sy'n eich helpu chi mewn ffordd sydd, mewn gwirionedd, yn tanseilio eich hyder?

Deall y cylchoedd

I grynhoi, unwaith y mae'r straen wedi cael ei sbarduno, mae'n gallu cael ei gynnal gan gylch sy'n datblygu oherwydd ffactorau corfforol, seicolegol, cymdeithasol neu ymddygiadol, neu gan gymysgedd o wahanol elfennau. Mae angen i chi fyfyrio ar bob un o'r meysydd hyn er mwyn dechrau deall beth sy'n cynnal eich problem *chi*. Eich sylfaen ar gyfer goresgyn eich gorbryder yw deall beth sy'n ei achosi a beth sy'n ei gynnal. Dyna pam rydyn ni'n treulio cymaint o amser yn trafod cylchoedd cynnal. Pan fyddwch yn gallu adnabod y cylchoedd sy'n cynnal eich pryderon, eich ofnau a'ch gorbryderon *chi*, gallwch feddwl am y ffordd *bersonol* orau i'w torri nhw. Mae Rhan Dau o'r llyfr hwn yn trafod ffyrdd ymarferol o wneud hyn, ond bydd gweddill Rhan Un yn canolbwyntio ar ddeall mwy am sut gall gwahanol fathau o broblemau ddatblygu.

Pam fi?

Efallai mai'r cwestiwn mwyaf cyffredin mae pobl yn ei ofyn yn fy nghlinig yw: 'Pam ydw i'n cael yr anawsterau hyn?' Mae'n siŵr eich bod chi wedi gofyn yr un cwestiwn yn union. Cysurwch eich hun y bydd yna resymau dealladwy pam wnaethoch chi ddatblygu eich anawsterau, ac y bydd gwybod hynny'n gallu cymryd peth o'r gofid allan o gael y broblem. Ond mae gwybod beth wnaeth chi'n fregus yn y lle cyntaf hefyd yn gallu helpu gyda'ch cynllunio tymor hir: os ydych chi'n ymwybodol o'ch gwendidau gallwch ddechrau diogelu'ch hun rhag straen. Mae hyn yn hanfodol os ydych yn mynd i reoli eich gorbryder yn y tymor hir, felly'r peth nesaf y mae angen i ni edrych arno yw ffynonellau posib eich anawsterau.

Crynodeb

- Mae pryderon, ofnau a gorbryderon problemus yn cael eu cynnal gan gylchoedd di-fudd

- Mae cylchoedd yn gallu cael eu gyrru gan y ffordd rydyn ni'n teimlo, y ffordd rydyn ni'n meddwl a'r ffordd rydyn ni'n ymddwyn a gan ein hamgylchedd

- Mae angen i chi wybod yn union sut bethau yw eich cylchoedd problemus chi – ac yna gallwch gynllunio i'w rheoli, er mwyn torri patrymau di-fudd

3

Pam fi?

Dwi wastad wedi bod yn un sy'n pryderu. Byddai Mam yn fy rhybuddio am beryglon germau a byddai'n rhaid i ni gael ein sgwrio bron iawn wrth fynd i'w chegin hi. Roedd Tad-cu bron cynddrwg gan y byddai'n proffwydo och a gwae ac yn ein dychryn ni. Nawr dwi'n union yr un fath â nhw! Dwi wastad yn ofni'r gwaethaf a dwi yr un mor bryderus â Mam am osgoi heintiau. Mae gen i waith sy'n achosi tipyn o straen, ac mae'n debyg nad yw hynny'n helpu. Dwi'n ymdopi drwy gyfyngu ar y pethau dwi'n eu gwneud gan fod cymaint yn fy mhryderu i. Mae'n golygu nad oes gen i lawer o fywyd cymdeithasol ac mae hyn yn aml yn fy ngwneud i'n drist.

Mae pryderon, ofnau a gorbryderon yn effeithio arnon ni i gyd yn wahanol: mae rhai ohonom yn sensitif iawn iddyn nhw, ac eraill yn ymddangos yn fwy gwydn. Bydd unrhyw un sy'n profi problemau sy'n gysylltiedig â gorbryder yn gofyn 'Pam fi?', ac mae hwn yn gwestiwn pwysig. Bydd yr ateb yn eich helpu i ddeall eich anawsterau yn well a bydd hyn yn eich rhoi mewn sefyllfa well pan ddaw hi'n fater o gymryd rheolaeth dros eich ofnau. Gall deall 'Pam fi?' roi problemau mewn persbectif a gall hefyd ddangos i chi lle mae angen gwneud newidiadau yn eich ffordd o fyw a'ch agweddau. Mae rhwystro a rheoli pryderon, ofnau a gorbryderon yn dibynnu'n rhannol ar ddeall y rhannau

o'ch bywyd a allai eich gwneud yn agored i broblemau o'r fath
–eich 'ffactorau risg'.

Yn gyffredinol, gellir cysylltu ffactorau risg ar gyfer problemau
sy'n gysylltiedig â gorbryder gyda'r canlynol:

- Math o bersonoliaeth, genynnau a theulu
- Amgylchedd, straen bywyd a chefnogaeth gymdeithasol
- Agwedd seicolegol a dull ymdopi

Math o bersonoliaeth, genynnau a theulu

Dwi wastad wedi bod yn un am bryderu.

Mae rhai pobl yn ymddangos fel pe bai ganddyn nhw gymeriad
neu bersonoliaeth sy'n fwy agored i bryder neu orbryder, ac
er bod arwyddocâd y math o bersonoliaeth sydd gennych yn
dal i fod braidd yn ddadleuol, byddai llawer o ymchwilwyr yn
cytuno bod rhai nodweddion fel petaent yn gysylltiedig â thuedd
i fod yn orbryderus. Ddechrau'r 1960au nododd cardiolegwyr
bersonoliaeth 'Math A' a oedd yn ymddangos yn gysylltiedig â
phwysedd gwaed uwch a rhai problemau cysylltiedig â straen.
Roedd gan unigolion 'Math A' lefelau cymhelliad eithaf uchel, â
thuedd i anwybyddu symptomau straen. Tua'r un pryd, cafodd
y term 'niwrotig' ei ddefnyddio i ddisgrifio'r rhai yr oedd eu
hymateb i straen yn cael ei sbarduno'n hawdd ond oedd â lefelau
adfer araf. Roedd y grŵp yma o bobl yn agored i ddatblygu
gorbryderon.

Fodd bynnag, dydy bod â math penodol o bersonoliaeth ddim
yn golygu eich bod wedi eich condemnio i fod yn orbryderus.
Un canfyddiad gobeithiol yw bod unigolion 'Math A' yn gallu
newid eu hymddygiad a'u hagwedd, ac yn gallu elwa o hyn drwy
fod yn dawelach. Maen nhw'n gallu dysgu sut i leihau lefelau

eu cymhelliad a chynyddu eu hymwybyddiaeth o straen a'u gallu i ymlacio. Wedyn maen nhw'n lleihau eu straen ac unrhyw broblemau iechyd cysylltiedig.

Efallai fod hanes cadarnhaol therapi ymddygiad gwybyddol (CBT) wrth drin problemau gorbryder yn fwy gobeithiol fyth – mae astudiaeth ar ôl astudiaeth wedi dangos bod CBT yn gallu helpu pobl orbryderus i ddysgu rheoli eu gorbryder. Felly, hyd yn oed os ydych chi'r math o berson sydd wastad yn pryderu, gallwch edrych ymlaen at allu newid eich ffordd o edrych ar bethau a'r ffordd rydych chi'n teimlo.

Mae ein genynnau hefyd wedi bod dan amheuaeth am achosi problemau gorbryder. Gwyddom fod ein genynnau'n 'gwreiddio' ofnau cynnar sy'n bodoli i'n cadw'n ddiogel. Mae pob un ohonom yn cael ei eni gyda rhai ffobiâu: rywbryd yn ystod ein plentyndod bydd pob un ohonon ni wedi ofni dieithriaid, uchder, pethau tebyg i nadroedd, pethau newydd, pryfetach, a chael ein gwahanu oddi wrth bobl neu bethau. O safbwynt esblygiad mae hyn yn wych, oherwydd bydd y plentyn bach sy'n cilio rhag dieithryn neu oddi wrth glogwyn, neu sy'n crio am gymorth wrth i neidr neu darantwla symud tuag ato, yn tynnu sylw oedolyn ac felly'n goroesi. Ymhen amser, gyda chefnogaeth oedolion, bydd plant yn dysgu peidio ag ymateb i'r sbardunau hyn. Fodd bynnag, bydd rhai ohonom yn cario rhai o'r ofnau hyn nes byddwn yn oedolion, a dyna pam nad ydy hi bob amser yn bosib adnabod y sbardun ar gyfer ffobia – efallai na fu sbardun erioed, dim ond absenoldeb dad-ddysgu ofn. Mae hyn i gyd yn awgrymu bod ofnau'n gallu cael eu codio yn ein genynnau, ac mae posibilrwydd bod ofnau'n gallu cael eu trosglwyddo mewn teuluoedd.

Yn wir, mae astudiaethau wedi dangos bod anhwylderau

gorbryder yn gallu rhedeg mewn teuluoedd, er ei bod hi'n anodd gwybod ai dylanwad genynnol pur yw hyn neu ganlyniad aelodau'r teulu yn gweld ymddygiad y naill a'r llall ac yn sylwi ar rybuddion ei gilydd.

> *Byddai Mam bob amser yn fy rhybuddio am beryglon germau a byddai'n rhaid i ni gael ein sgwrio bron iawn wrth fynd i'w chegin hi. Roedd Tad-cu bron cynddrwg gan y byddai'n proffwydo och a gwae ac yn ein dychryn ni.*

Mae mam ofnus yn gallu cyfleu ei gorbryderon am iechyd yn hawdd i'w merch ifanc; gall rhybuddion cyson tad gorbryderus fod cŵn yn gallu brathu wneud i'w fab ofni cŵn – felly dydy hyn ddim bob amser yn ymwneud â 'gwreiddio'. Unwaith eto, mae hyn yn newyddion da, oherwydd, er y gallai tueddiadau cryf fodoli o fewn teuluoedd, mae'n bosib goresgyn ofnau neu duedd i bryderu – hyd yn oed ofnau a phryderon hirdymor. Pe byddech chi wedi tyfu i fyny mewn teulu sy'n siarad Ffrangeg ac wedi dysgu cyfathrebu yn Ffrangeg yn unig, byddech chi'n dal i ddisgwyl gallu dysgu iaith arall pe byddai raid – ac yn yr un modd, gallwch ddysgu ymateb newydd i bethau a sefyllfaoedd rydych chi'n eu hofni.

Amgylchedd, straen bywyd a chefnogaeth gymdeithasol

> *Mae gen i waith sy'n achosi tipyn o straen ac mae'n debyg nad yw hynny'n helpu.*

Ers y 1970au rydyn ni'n gwybod y gall ein hamgylchedd siapio ein cyflyrau emosiynol – mae trawma, straen ac anawsterau perthynas i gyd yn chwarae eu rhan wrth sbarduno gorbryderon ac iselder hefyd. Tra mae 'digwyddiadau sy'n ymwneud â cholled' (megis diwedd perthynas neu golli swydd) yn tueddu i fod yn gysylltiedig â dechrau iselder, a gobaith wrth i'r iselder wella, mae 'digwyddiadau sy'n peri bygythiad' (megis diagnosis o salwch neu arholiad ar y gorwel) yn gysylltiedig â dechrau anhwylderau gorbryder, ac mae digwyddiadau sy'n ymwneud â hybu diogelwch yn gysylltiedig ag adfer ein hunain neu wella o'r rhain. Er enghraifft, byddai gan fyfyriwr lefelau straen uwch cyn arholiad ac yn ystod arholiad (bygythiad), ond byddai ei lefelau straen yn gostwng ar ôl iddi glywed ei bod wedi pasio'r arholiadau (diogelwch); neu byddai lefel gorbryder mam yn uchel wrth aros am ganlyniadau pelydr-X ei phlentyn (bygythiad), ond byddai hyn yn lleihau ar ôl clywed mai dim ond toriad bach oedd gan ei phlentyn (diogelwch).

Gall digwyddiadau arwyddocaol fod yn rhai sy'n digwydd unwaith yn unig (megis damweiniau, colli swydd) neu'n straen cyson (megis salwch corfforol tymor hir, problemau ariannol neu ofni colli swydd), ac nid oes raid i ddigwyddiad fod yn amhleserus er mwyn achosi straen: mae addasu i unrhyw newid yn achosi straen. Mae hyn yn golygu bod digwyddiadau hapus fel priodasau, symud tŷ neu enedigaeth plentyn yn gallu peri'r un faint o straen â digwyddiadau trist fel anaf personol a cholli swydd. Felly pe baech chi'n amcangyfrif eich risg personol o broblemau cysylltiedig â straen, byddai angen i chi ystyried digwyddiadau cadarnhaol a negyddol fel ei gilydd. Byddai angen i chi hefyd gadw mewn cof bod effaith achosion straen mewn bywyd yn gronnus – po fwyaf fydd gennych chi, mwyaf tebygol fyddwch chi o deimlo dan straen ac yn orbryderus. Yn anffodus, mae digwyddiadau bywyd yn aml yn digwydd mewn clwstwr (mae priodi'n debyg o fod wedi'i gysylltu â symud tŷ, colli gwaith ag argyfwng ariannol, er enghraifft) ac mae hyn yn golygu bod yn fwy agored i broblemau.

Mae hyd yn oed digwyddiadau bywyd yn y gorffennol yn cyfrif. Mae profiadau plentyndod o berygl ac ansicrwydd yn tueddu i wneud inni oramcangyfrif perygl a thanamcangyfrif ein gallu i ymdopi. Mae fel petai bygythiad yn ein blynyddoedd cynnar wedi ein rhoi ar ein gwyliadwriaeth. Mae astudiaethau o ddatblygiad yr ymennydd yn dangos fod y 'rhwydweithiau ofn' yn fwy datblygedig mewn plant dan straen a thrawma nag ydynt mewn plant eraill, a bod y plant hyn yn tueddu i dyfu i fyny i fod yn oedolion sy'n fwy sensitif i fygythiadau. Mae eu gorffennol dan fygythiad wedi eu gwneud yn fwy effeithlon wrth ymateb i'r hyn sy'n ymddangos yn berygl – o safbwynt esblygiad mae hwn yn ddatblygiad dealladwy, ond fel rydyn ni wedi'i weld eisoes, mae modd cael gormod o bwdin. Weithiau mae'r sensitifrwydd yma wedi'i orddatblygu ac mae'n achosi problemau. Felly, os cawsoch chi blentyndod heriol, gallech chi nawr fod yn fwy agored i fod dan straen – ond cofiwch nad yw hyn yn golygu y bydd hynny'n wir am weddill eich oes: gallwch gymryd rheolaeth dros eich gorbryderon.

Cyn i ni adael digwyddiadau bywyd ac achosion straen bywyd, mae'n werth nodi y bydd rhywun sydd wedi teimlo straen yn blentyn yn debyg o fod yn sensitif iawn i straen tebyg fel oedolyn. Er enghraifft, byddai dyn oedd wedi bod yn rhan o ddamwain car ddifrifol yn fachgen yn ymateb yn gryfach i fod yn dyst i ddamwain car nag y byddai person oedd heb gael profiad o ddamwain car; byddai plentyn gafodd ei frathu gan gi yn fwy amheus o gŵn fel oedolyn; gallai merch oedd wedi tyfu i fyny mewn teulu oedd wedi dioddef salwch difrifol fod yn fwy sensitif i bryderon am ei hiechyd fel oedolyn. Yn aml mae yna batrymau i'n hofnau a'n gorbryderon.

Mae'n ddefnyddiol deall effaith digwyddiadau bywyd a straen ar eich anawsterau eich hun gan y gall hyn eich helpu i weld pethau yn eu gwir oleuni:

- Cafodd Jonathon bwl o banig ar ôl priodas ei ferch – ond doedd e ddim yn 'colli arni' fel roedd yn ofni; roedd y pwl yn hollol ddealladwy, o ystyried yr holl straen oedd ynghlwm wrth baratoi ar gyfer priodas a 'cholli' merch.
- Cafodd Mared ei tharo gan bryder eithafol pan ddywedwyd wrth ei gŵr ei bod hi'n bosib fod angina ysgafn arno. Roedd y gorymateb ymddangosiadol yn gwneud synnwyr, o ystyried bod ei mam a'i thad wedi marw o broblemau gyda'r galon pan oedd hi'n ifanc.

Canfu'r un ymchwilwyr ag a fu'n edrych ar effaith digwyddiadau sy'n achosi straen hefyd yr hyn a gafodd ei alw ganddyn nhw'n 'ffactor amddiffyn', sef cefnogaeth gymdeithasol. Mae'n glir iawn – po fwyaf o ffrindiau sydd gennym ni, yn enwedig ffrindiau y gallwn ymddiried ynddyn nhw, lleiaf oll y cawn ein heffeithio gan straen bywyd. Yn syml, mae pa mor agored rydyn ni i broblemau emosiynol yn lleihau gyda lefelau cynyddol o gefnogaeth gymdeithasol. Mae hyn yn newyddion da oherwydd gall llawer ohonom wneud pethau i wella ein cysylltiadau cymdeithasol.

Gall cefnogaeth gymdeithasol fod ar sawl ffurf: perthynas glòs a llawn ymddiriedaeth, cyfeillgarwch llai dwys neu rwydwaith eang o gysylltiadau cefnogol megis cyd-weithwyr, mamau eraill yn y cylch chwarae, ac ati. Mae'r rhain i gyd yn helpu i'n diogelu rhag straen, ond rydyn wedi ein gwarchod orau os oes gennym ni berthynas â rhywun neu rywrai rydyn ni'n ymddiried ynddyn nhw. Mae siarad wir yn helpu. Mwya'n byd o gefnogaeth gymdeithasol gawn ni, mwya'n byd rydyn ni wedi ein gwarchod. Felly, mae'n arbennig o bwysig troi at ffrindiau pan fyddwn ni'n wynebu digwyddiadau mawr bywyd ac argyfyngau bywyd. Yn ddelfrydol, byddai gan bob un ohonon ni gyfuniad o gyfeillion agos a rhai heb fod mor agos, er nad yw hyn bob amser yn bosib. Ond cofiwch fod cael dim ond un ffrind y gallwch ymddiried ynddo yn helpu i'ch gwarchod yn wyneb straen.

Wrth gwrs, gall bod yn weithgar yn gymdeithasol neu ddim ond cynnal cyfeillgarwch fod yn her enfawr i rywun sy'n orbryderus, yn enwedig os yw swildod ac ofnau cymdeithasol yn rhan o'r broblem. Serch hynny, os ydych chi wedi eich ynysu'n gymdeithasol, mae'n werth dechrau ystyried sut y gallech chi wella eich cefnogaeth gymdeithasol. Mae yna strategaethau yn y llyfr hwn i'ch helpu chi os ydych chi'n swil neu'n bryderus yn gymdeithasol – ar ôl i chi ddysgu'r rhain, byddwch chi'n llawer mwy hyderus am wynebu'r her, ac mae'r ymchwil yn dweud wrthyn ni ei bod yn werth gwneud hyn.

Agwedd seicolegol a dull ymdopi

Dwi wastad yn ofni'r gwaethaf ... Dwi'n ymdopi drwy gyfyngu ar y pethau dwi'n eu gwneud ... Mae hyn yn aml yn fy ngwneud i'n isel.

Mae'r categori olaf yn y drindod 'Pam fi?' yn ymwneud â'r ffordd rydyn ni'n tueddu i ymdopi â straen a heriau. Yn gynharach, fe welson ni sut mae meddyliau anghytbwys, megis trychinebu, neidio i gasgliadau ac anwybyddu'r cadarnhaol, yn cyfrannu at bryder, ofn a gorbryder. Ond mae yna ffyrdd eraill y gall ein meddylfryd effeithio ar ein safbwynt ac mae'n werth bod yn ymwybodol o'r rheini hefyd.

Am dros ddeng mlynedd ar hugain bellach, mae ymchwil wedi dangos fod ein hwyliau ar y pryd yn lliwio'r ffordd rydyn ni'n gweld sefyllfaoedd ac yn hidlo ein hatgofion. Os ydw i mewn hwyliau da, hyderus, yna byddaf yn tueddu i weld 'y gwydr yn hanner llawn' a bod yn optimistig am ymateb i her. Ar ben hyn, pan fydda i'n meddwl am fy mhrofiadau yn y gorffennol, mi fydda i'n tueddu i gofio'r digwyddiadau hapus a bydd gogwydd cadarnhaol i'm hatgofion. Popeth yn iawn, ond os bydda i'n teimlo'n isel neu'n orbryderus, yna mae'r 'gwydr' yn ymddangos yn 'hanner gwag' ac mae fy atgofion wedi eu gwyro tuag at y rhai anhapus neu frawychus. Felly, mi fydda i'n teimlo'n anobeithiol, ond hefyd bydd hi'n ymddangos fe pe bai pethau wastad fel hyn i mi. Mae ymchwil yn cefnogi hyn ac mae'n debygol y byddwch wedi profi hyn eich hun – mae'n normal. Fodd bynnag, er bod hyn yn normal, os bydd unrhyw un ohonom mewn hwyliau isel am gyfnod hir, gall yr agwedd negyddol hon gymryd gafael go iawn a hybu'r meddyliau anghytbwys y buon ni'n siarad amdanyn nhw ar dudalennau 30–49. Nid eich dychryn yw pwrpas eich cyflwyno i'r ffactor seicolegol penodol hwn ond eich helpu chi i ddeall pam mae'n gallu bod mor anodd cael gwared ar y meddylfryd negyddol. Dydych chi ddim yn bod yn wan neu'n wirion os ydych chi'n cael trafferth gyda hyn, felly peidiwch â bod yn fwy llawdrwm arnoch chi eich hun nag sydd ei angen. Unwaith eto, y newyddion da yw y gallwn ddefnyddio strategaethau rheoli gorbryder i dorri allan o'r patrwm hwn – ond mae'n rhaid sylweddoli fod hyn yn waith caled.

Yn ôl at ymchwil wahanol a chalonogol: dangoswyd bod gan y rhan fwyaf o bobl yn gyffredinol strategaethau ymdopi da ar gyfer rheoli problemau seicolegol. Mae'n ymddangos fod gennym ni 'syniad' go dda ynghylch sut i ymdopi. Felly, mae'n siŵr y byddwch wedi datblygu rhai ffyrdd da iawn o ymdopi eich hun a nawr gallwch adeiladu arnyn nhw a'u mireinio. Dyma'r dulliau ymdopi mwyaf cyffredin:

- ceisio cadw'n brysur a dulliau tynnu sylw eraill
- wynebu'r pryder a cheisio datrys problemau.

Y dulliau lleiaf poblogaidd yw defnyddio cyffuriau ac alcohol – sy'n newyddion da.

Mae gweithgaredd, pethau sy'n tynnu ein sylw, wynebu ofnau a datrys problemau i gyd yn helpu, er bod yr ystrydeb bod modd cael gormod o bwdin yn berthnasol unwaith eto. O gael gormod o bethau'n tynnu ein sylw, gallwn syrthio i'r fagl o osgoi; os wynebwn ni'r ofn yn rhy egnïol heb baratoi'n iawn, gallwn ganfod ein hunain heb ein harfogi'n ddigonol i ymdopi. Wrth gwrs, mae gorddefnyddio cyffuriau neu alcohol (neu fwyta er mwyn cael cysur) nid yn unig yn troi'n gyfrwng osgoi ond mae camddefnyddio sylweddau yn achosi ei risgiau ei hun i'n hiechyd corfforol.

Felly, mae angen i chi adolygu eich dull ymdopi a gweld lle mae'n gweithio yn eich erbyn chi yn hytrach nag o'ch plaid. Efallai y gwelwch chi eich bod yn gwneud pethau sy'n iawn yn y bôn ond eich bod yn dibynnu gormod arnyn nhw neu'n eu defnyddio heb gynllunio'n ddigonol. Mae hyn yn beth da gan ei fod yn golygu bod gennych chi sylfaen ar gyfer ymdopi, rhywbeth sy'n dod yn naturiol y gallwch adeiladu arno a'i addasu i'w wneud yn fwy effeithiol. Yn gyffredinol, mae mwy o obaith i ni ddysgu sgiliau newydd os byddwn yn adeiladu ar yr hyn sy'n apelio atom a'r hyn rydyn ni'n ei wneud yn dda. Yn bersonol, dydy chwaraeon ddim yn apelio ata i a dydw i ddim yn dda am eu gwneud nhw

– dwi'n pryderu am adael fy nhîm i lawr (ydw, dwi'n gwybod y dylwn i geisio goresgyn hynny!). Fedra i ddim dal pêl i achub fy mywyd, dwi'n casáu cofio rheolau a dwi ddim yn gystadleuol wrth natur. Felly, pan gyrhaeddais gyfnod yn fy mywyd pan nad oedd modd i mi osgoi ymarfer corff bellach, roedd yn rhaid imi feddwl beth ddylwn i ei wneud. Fe wnes i roi cynnig ar chwarae sboncen ond roeddwn i'n treulio'r rhan fwyaf o'r amser yn codi'r bêl ac yn gwneud fy mhartner yn rhwystredig. Fe wnes i roi cynnig ar ddawnsio modern, ond roedd gorfod cofio symudiadau a phatrymau yn ormod i mi; fe wnes i roi cynnig ar ddringo creigiau, ond roedd fy niffyg ymwybyddiaeth llwyr o'r gofod o'm cwmpas yn gwneud hynny'n beth peryglus iawn. Felly, doeddwn i ddim yn dysgu sgiliau newydd ac roedd yn rhaid i mi ailfeddwl am y sefyllfa o safbwynt beth dwi'n gallu ei wneud yn dda a beth dwi'n tueddu i'w wneud yn naturiol. Mae'n well gen i wneud ymarfer corff pan dwi'n dewis ei wneud a pheidio â chael fy nghlymu i gampfa – dwi wrth fy modd yn cerdded a dwi'n ymateb yn dda i dderbyn gwobr – felly fe ddechreuais i loncian (yn ysgafn) a chadw fy hun i fynd drwy wneud yn siŵr bod gwobr ar ddiwedd y daith – papur dydd Sul, coffi arbennig, DVD da. Dwi'n rhoi'r ffidil yn y to o bryd i'w gilydd, ond ugain mlynedd ar ôl dechrau dwi'n dal i wneud y math yma o ymarfer corff gan ei fod yn cyd-fynd â'r hyn dwi'n hoffi ei wneud yn ogystal â'm gallu. Nawr mae'n rhan o'm ffordd o fyw. Y rheswm dros ddweud hyn yw y bydd yn rhaid i chi hefyd, mewn ffordd debyg, wneud eich dull o reoli gorbryder yn bersonol i chi er mwyn iddo ddod yn rhan o'ch ffordd o fyw.

Wrth weithio drwy'r llyfr hwn cewch bob math o syniadau am sut i gyfyngu ar y strategaethau ymdopi rydych chi'n eu gorddefnyddio ac ychwanegu rhai eraill defnyddiol i'ch *repertoire*, strategaethau fydd yn apelio atoch chi.

Crynhoi

Mae bod yn agored i broblemau sy'n gysylltiedig â gorbryder yn tueddu i fod yn ganlyniad i gyfuniad o bethau yn hytrach nag un ffactor unigol. Er enghraifft:

- Roedd pryderu a gwirio yn rhedeg yn nheulu Teleri ac fe ddatblygodd anhwylder obsesiynol pan oedd hi dan straen eithafol a heb ffrind gorau i ymddiried ynddi. Dan amgylchiadau eraill efallai na fyddai Teleri wedi dioddef o'r broblem yma, ond yn anffodus digwyddodd sawl peth yr un pryd a chyfrannodd ei bioleg a'i hamgylchedd at ei hanawsterau.
- Cafodd Gerwyn ddamwain car weddol ddinod, ac er mawr syndod i'w gariad, fe ddatblygodd ffobia gyrru. Doedd hi ddim yn sylweddoli ei fod dan straen enfawr yn trefnu ei forgais cyntaf, a'i fod hefyd wedi treulio'i blentyndod yn gwrando ar rybuddion eithafol ei fam am beryglon gyrru. Roedd y cyfuniad o'r hanes hwn, straen cyson a thrawma'r ddamwain yn ddigon i danseilio ei hyder ac achosi ffobia.

Efallai eich bod yn gallu ateb y cwestiwn 'Pam fi?' erbyn hyn. Mae'n werth meddwl amdano gan y bydd yr ateb yn eich helpu i ganfod persbectif a fydd yn gwneud eich anawsterau'n ddealladwy. Os byddwch chi'n gallu deall eich anawsterau, yna bydd hi'n haws bod yn llai hunanfeirniadol a chael teimlad o beth sydd angen ei newid er mwyn goresgyn yr anawsterau hynny. Mae Ffigur 5 yn dangos rhai o'r ffactorau i'w hystyried, a gallwch ddarllen straeon Frank a Jan er mwyn eich helpu i gael syniad. Os oes gennych chi un neu ddau o anawsterau, gallwch wneud yr ymarferiad hwn ar gyfer pob un ohonyn nhw, fel mae Jan yn ei wneud yn yr enghraifft isod.

Ceisiwch ddeall sut y cododd y broblem yn y lle cyntaf drwy edrych ar eich ffactorau risg personol a'ch ffactorau risg cymdeithasol/amgylcheddol. Yna ystyriwch pam nad yw eich problemau'n diflannu drwy edrych ar eich dull ymdopi a'r pwysau cyson. Fe welwch sut y dechreuodd eich anawsterau presennol a dod i ddeall pam mae hi mor anodd cael gwared arnyn nhw.

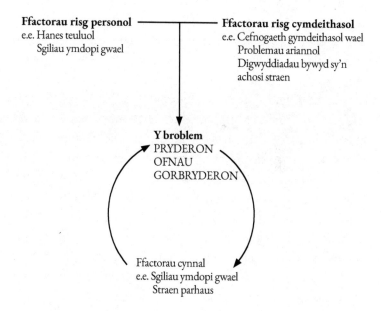

Ffactorau risg personol
e.e. Hanes teuluol
　　Sgiliau ymdopi gwael

Ffactorau risg cymdeithasol
e.e. Cefnogaeth gymdeithasol wael
　　Problemau ariannol
　　Digwyddiadau bywyd sy'n
　　achosi straen

Y broblem
PRYDERON
OFNAU
GORBRYDERON

Ffactorau cynnal
e.e. Sgiliau ymdopi gwael
　　Straen parhaus

Ffigur 5: Asesu eich problem

Stori Frank

Roedd Frank yn ystyried ei hun yn 'foi dibynadwy', dyn di-lol. Roedd eraill yn troi ato am gymorth ymarferol. Roedd yn ymfalchïo ei fod yn debyg i'w dad a'i dad-cu, fyddai'n arfer dweud: 'Paid ag ypsetio, dalia ati!' Nawr roedd yn teimlo'n ofnadwy a doedd e ddim yn gwybod beth i'w wneud; roedd yn meddwl ei fod yn gwneud cam ag ef ei hun a phob un o'i gwmpas. Ers iddo ymddeol, roedd wedi teimlo braidd yn 'wag' ac fe sylweddolodd fod gwaith wedi llenwi tipyn o fwlch yn ei fywyd ers i'r plant adael cartref, ac roedd yn colli ei gyd-weithwyr. Sylweddolodd hefyd nad oedd ef a'i wraig, Diane, yn dod ymlaen cystal ag yr oedd wedi gobeithio ac yntau gartref mwy; roedd ganddi hi ei threfn yn y cartref ac roedd e fel petai yn y ffordd. Yna fe gafodd fraw ynghylch ei iechyd. Roedd ei feddyg teulu wedi cymryd y peth o ddifrif ac wedi gwneud yn siŵr fod Frank yn cael profion helaeth; yn ffodus roedd popeth yn iawn – ond nid ym meddwl Frank. Fe gafodd sioc o sylweddoli y gallai fod canser arno; yn hytrach nag ystyried ei hun fel person 'iach', dechreuodd weld ei hun fel person 'bregus' a chwilio am arwyddion o salwch, chwilio'i groen am fannau geni a lympiau, a chofnodi ei arferion mynd i'r toiled, gan feddwl tybed oedd cur pen yn arwydd o diwmor ar yr ymennydd. Dechreuodd bryderu cymaint am ei iechyd nes ei fod yn cael ei hun yn mynd i banig – rhywbeth nad oedd Frank erioed wedi'i wneud o'r blaen. Fe drodd at ei wraig, fyddai bob amser yn ei gysuro nad oedd ganddo ddim i bryderu yn ei gylch, a byddai'n teimlo'n iawn am sbel, ond wedyn byddai'r pryderon yn ailgodi eu pennau. Fe ddaeth pwynt pan benderfynodd Frank edrych ar ei sefyllfa a cheisio deall beth oedd yn digwydd. Fe nododd y canlynol:

Ffactorau risg personol:

- cefndir teuluol o beidio â mynegi pryderon ac felly o beidio â dysgu sut i ddelio â nhw
- y ffaith ei fod yn chwe deg pump oed ac y gallai fod yn fwy agored i gael clefydau difrifol.

Ffactorau risg cymdeithasol/amgylcheddol:

- addasu i'w ymddeoliad – colli pwrpas a'r tensiynau gyda'i wraig
- colli ei gyfeillion a'i gyd-weithwyr yn y gwaith yn sydyn.

Ffactorau cynnal:

- straen parhaus rhwng Frank a Diane
- cysuron Diane am ei iechyd
- ei agwedd lym tuag ato'i hun a'i deimlad o'i siomi ei hun (ac eraill)
- diffyg pwrpas a chyswllt cymdeithasol parhaus
- ymdopi â gwirio a cheisio cysur yn hytrach na thawelu a sicrhau ei hun
- amser ar ei ddwylo i bryderu – dim pethau pleserus i dynnu ei sylw.

Ar ôl i Frank dreulio amser yn camu'n ôl ac yn adolygu pethau, roedd yn gallu cymryd golwg newydd ar y sefyllfa – un oedd yn dangos trugaredd a dealltwriaeth.

'Dwi'n gallu gweld pam 'mod i'n teimlo mor ofnadwy, dwi wedi bod drwy eithaf tipyn. Roedd ymddeol yn fwy o straen nag yr oeddwn i wedi'i ddisgwyl: doeddwn i ddim yn disgwyl colli pobl cymaint na theimlo cymaint ar goll heb swyddogaeth fel oedd gen i yn y gwaith. Roeddwn i hefyd yn meddwl y byddai Diane a fi'n gwneud llawer o bethau gyda'n gilydd a doeddwn i ddim wedi ystyried ei bod hi wedi sefydlu ei ffordd o fyw ei hun. Mae'n drueni nad oedden ni wedi siarad am y peth ymlaen llaw, ond do'n i erioed wedi bod yn un am siarad. Fy ffordd i oedd anwybyddu problemau a dal ati, doed a ddelo. Mae hi mor eironig 'mod i'n methu anwybyddu fy mhryderon nawr! Dwi'n gallu deall pam y byddwn i'n pryderu cymaint am fy iechyd o ystyried fy oedran, ond dwi'n credu fod y cyfan wedi mynd dros ben llestri am fy mod i'n delio â chymaint o bethau. Dwi'n addasu i ymddeoliad, mae Diane a fi'n dal i gecru a dwi'n troi ati hi lawer gormod am gysur, a dydy hynny ddim yn fy helpu i yn y tymor hir.'

Aeth Frank un cam ymhellach drwy ystyried beth fyddai'n ei wneud yn wahanol nawr: 'Dwi'n mynd i feddwl a siarad am broblemau o hyn ymlaen er mwyn i mi allu paratoi fy hun a dysgu sut i ymdopi'n well, ond dwi'n mynd i gadw pethau'n rhesymol. Dim rhagor o ddibynnu ar Diane i 'nghysuro i; mae angen i mi wneud hynny fy hun ac mae angen i mi gael bywyd newydd ar ôl ymddeol, fel nad ydw i'n hel meddyliau cymaint, er mwyn imi gael mwy o gwmni a pheidio â bod dan draed Diane drwy'r amser. Dwi'n mynd i wneud ychydig o bethau dwi wastad wedi bod eisiau eu gwneud: dysgu siarad Eidaleg ac ymuno â dosbarth *jazz*. Efallai y gwna i hyd yn oed ddechrau mynd am dro bob dydd fel fy mod yn gofalu amdanaf fy hun yn gorfforol ac yn feddyliol.'

Stori Jan

Roedd gan Jan bryderon oedd yn ymestyn yn ôl i'w phlentyndod; roedd hi'n anodd iddi ddweud pryd yn union ddechreuon nhw. Fel plentyn, roedd hi wastad wedi bod yn swil, yn union fel ei mam, ac roedd hi wastad wedi bod yn ofnus ac yn hunanymwybodol iawn. Yn yr ysgol fe geisiodd sicrhau nad oedd neb yn sylwi arni hi fel nad oedd hi byth yn gorfod siarad yn y dosbarth, a fyddai hi byth yn gwirfoddoli i gymryd rhan mewn cynyrchiadau ysgol nac ymuno â chlybiau. Weithiau byddai plant eraill yn tynnu ei choes am hyn ond chafodd hi erioed ei bwlio, diolch i'r drefn. Byddai ei thad yn chwerthin am ei phen ac yn tynnu ei choes. Roedd hyn yn gwneud iddi deimlo'n dwp am fod mor ofnus am bethau, ond mae hi'n credu mai dim ond ceisio helpu roedd e, ceisio'i gwneud yn gryfach. Unwaith fe drawodd hi'n ysgafn ar ei hysgwydd a phan drodd hi i edrych arno roedd yn gwisgo masg clown, ac fe waeddodd 'Bw!' Cafodd bwl gwael o sterics a datblygodd ofn mawr o glowniaid. Roedd ei mam, fodd bynnag, yn amddiffynnol: os oedd Jan yn nerfus am fynd i rywle, byddai ei mam yn mynd hefyd; pe byddai Jan yn ofni gwneud rhywbeth, byddai ei mam yn ceisio'i wneud ar ei rhan; os oedd yna lun o glown yn y papur newydd neu mewn cylchgrawn, byddai ei mam yn cael gwared arno mor dawel â phosib gan obeithio nad oedd Jan wedi ei weld.

Nawr fel oedolyn roedd hi'n byw bywyd tawel iawn, yn osgoi amrywiaeth eang o bethau oedd yn ei dychryn hi ac yn dal i droi at ei mam am gefnogaeth. Byddai'n gwrthod gwahoddiadau cymdeithasol, ac yn mynd i weld y meddyg a'r deintydd gyda'i mam; roedd hi'n cadw proffil isel yn y gwaith fel nad oedd neb yn sylwi arni hi (ac roedd ei chyfleoedd i ddatblygu ei gyrfa felly'n gyfyngedig), a byddai'n bendant yn osgoi mynd i unman lle gallai hi weld wyneb clown. Roedd hi'n teimlo'n unig ac wedi'i chyfyngu, ond roedd y posibilrwydd o gael pobl yn chwerthin ar ei phen neu o orfod ymdopi â'r ddelwedd o glown yn rhy ddychrynllyd. Felly, fe dderbyniodd ei thynged mewn bywyd

– nes i gyd-weithiwr fynnu gwneud ffrindiau â hi a'i helpu i weld sut roedd ei hanawsterau wedi digwydd. Gyda'i gilydd fe wnaethon nhw nodi dwy brif broblem:

1. *Gorbryderon cymdeithasol*

Ffactorau risg personol:

- mam swil, a thad oedd yn tynnu ei choes ac yn creu embaras iddi
- bywyd o osgoi sefyllfaoedd cymdeithasol heriol.

Ffactorau risg cymdeithasol/amgylcheddol:

- mam oedd mor gefnogol nes bod Jan erioed wedi wynebu ei hofnau
- ychydig iawn o ffrindiau a gweithgareddau i adeiladu ei hyder.

Ffactorau cynnal:

- cefnogaeth ormodol gan ei mam
- osgoi sefyllfaoedd cymdeithasol fel ei hunig strategaeth ymdopi
- dim bywyd cymdeithasol: unigrwydd, oedd wedi erydu ei hyder.

2. *Ffobia clowniaid*

Ffactorau risg personol:

- tad wnaeth ei dychryn gyda masg clown
- dull ymdopi drwy osgoi: bywyd o osgoi unrhyw fan lle gallai hi weld clown.

Ffactorau risg cymdeithasol/amgylcheddol:

- mam oedd mor gefnogol nes bod Jan erioed wedi wynebu ei hofnau.

Ffactorau cynnal:

- cefnogaeth ormodol gan fam
- osgoi clowniaid fel ei hunig strategaeth ymdopi.

Bu'r ymarferiad hwn yn agoriad llygad i Jan: roedd hi'n gallu gweld nad oedd hi wedi cael ei geni'n ofnus; roedd pethau eraill wedi chwarae rhan wrth greu ei gorbryderon, a'r prif reswm dros ei hofnau presennol oedd osgoi. 'Efallai fod gen i rywfaint o duedd enetig gan fod Mam yn berson nerfus ond daeth y ffobia clowniaid yn ddiweddarach – ches i ddim fy ngeni gyda hwnnw, dim ond ei ddatblygu am fod Dad wedi rhoi cymaint o fraw i mi. Dwi'n gallu gweld erbyn hyn nad ydy oes o osgoi'r pethau sy'n fy nychryn i ddim ond wedi gwneud y problemau'n waeth dros y blynyddoedd ac mae wedi fy ngadael i'n teimlo'n fregus ac yn unig.' Gyda chymorth ei ffrind, dechreuodd Jan gynllunio: 'Er y bydd hi'n anodd, mae'n rhaid i mi ddweud wrth Mam am beidio â fy helpu i gymaint. Mae'n bryd i mi sefyll ar fy nhraed fy hun ac wynebu'r pethau hyn – ond nid yn null Dad, nid mor gyflym nes fy mod i'n dychryn fy hun.'

Mae pawb yn profi pryder, ofn a gorbryder yn wahanol ac mae'n bwysig iawn eich bod yn myfyrio ar hyn ac yn deall beth yw eu hystyr i chi'n bersonol. Llwyddodd Frank a Jan i ddatblygu dealltwriaeth bersonol o'u problemau drwy wneud yr ymarferiad hwn – man cychwyn pwysig ar gyfer goresgyn anawsterau. Yn y ddau achos yma, ar ôl deall 'Pam fi?' llwyddwyd i reoli'r problemau.

Os byddwch yn mynd i chwilio am gymorth gyda phroblemau sy'n gysylltiedig â straen, efallai y bydd eich anawsterau'n cael eu labelu neu'n cael diagnosis gan weithwyr proffesiynol. Dyma sut mae problemau emosiynol neu seicolegol yn cael eu dosbarthu, ac mae diagnosis (labeli) yn aml yn galluogi pobl broffesiynol i ddatblygu syniadau am y ffordd orau o helpu. Fodd bynnag, dim ond rhan o'r ddealltwriaeth sydd ei hangen arnoch i oresgyn gorbryder yw diagnosis, ac ni fydd problem pawb yn cyfateb i ddiagnosis, felly peidiwch â dim ond hanner gwneud yr ymarferiad wnaeth Frank a Jan. Gall diagnosis eich helpu i ddweud 'Dyma beth sy'n bod arna i', ond fydd e ddim yn ateb y cwestiwn 'Pam fi?'

Yn yr adran nesaf byddwn yn edrych ar y mathau mwyaf cyffredin o ddiagnosis, fel eich bod yn gwybod beth yw eu hystyr os bydd meddyg neu rywun proffesiynol arall yn eu defnyddio nhw.

Crynodeb

- Mae pob un ohonom eisiau gwybod 'Pam fi?' ac mae'n gwestiwn da iawn i'w ofyn am ei fod yn rhoi esboniad i ni a hefyd yn dangos i ni beth yw ein gwendidau

- Bydd gan bob un ohonom ein gwendidau gwahanol; does dim un rheswm unigol pam mae pobl yn datblygu gorbryder a phroblemau straen

- Y prif ffactorau sy'n siapio ein gwendidau yw: ein cymeriad a'n hanes teuluol, straen yn ymwneud â'n hamgylchedd a'n dull ymdopi personol ni

- Gall gwybod mwy am ein gwendidau ein helpu i werthfawrogi sut mae mynd ati i amddiffyn ein hunain rhag straen yn y dyfodol

4

Ofnau a gorbryderon: y labeli

Yn amlwg, mae'r profiad o ofn a gorbryder yn gallu bod yn rhywbeth unigol iawn, ond mae gweithwyr proffesiynol wedi sylweddoli bod rhai ofnau a gorbryderon yn rhannu nodweddion, ac mae hyn wedi ei gwneud hi'n bosib i'w dosbarthu gan ddefnyddio labeli penodol. Efallai y byddwch eisoes wedi dod ar draws rhai o'r rhain: ffobiâu, anhwylder panig, gorbryder cymdeithasol, anhwylder gorbryder cyffredinol (GAD: *generalized anxiety disorder*), anhwylder gorfodaeth obsesiynol (OCD: *obsessive-compulsive disorder*), anhwylder straen wedi trawma (PTSD: *post-traumatic stress*) a chwythu plwc (*burn-out*).

Ffobiâu

Mae ofnau'n gyffredin, ond maen nhw'n troi'n 'ffobia' pan fyddan nhw y tu hwnt i reswm, pan fyddan nhw'n amhriodol o ddwys. Maen nhw hefyd yn dod yn broblem pan fyddan nhw'n arwain at osgoi pethau, sy'n difetha ansawdd ein bywyd. Fe welsoch chi hyn yn achos Jan: roedd ei hofnau'n ei rhwystro rhag cael bywyd cymdeithasol ac yn ei chyfyngu'n fawr. Er nad oedd arni ofn clowniaid yn wreiddiol, roedd ei hymennydd wedi cysylltu clowniaid â theimladau o ofn ac roedd hi wedi dysgu bod ag ofn. Dros amser fe aeth pethau o ddrwg i waeth. Mewn gwirionedd, roedd ei hofn wedi mynd mor eithafol nes bod lluniau clowniaid a hyd yn oed y gair ei hun yn achosi gofid iddi. Felly, byddai'n osgoi rhan benodol o'r dref am fod bwyty yno'n defnyddio clown i hysbysebu bwyd plant a byddai'n croesi'r ffordd i osgoi posteri rhag ofn bod un yn hyrwyddo syrcas, a fyddai hi byth yn mynd ar gyfyl adrannau plant mewn siopau mawr – fyddai hi ddim hyd yn oed yn mentro i'r llawr hwnnw. Dydy Jan ddim yn anghyffredin; mae llawer o bobl yn gweld bod hyd a lled eu ffobia'n ehangu dros amser ac mae hynny, fel y gallwch ddychmygu, yn cyfyngu fwyfwy ar eu bywydau.

Serch hynny, dydy pob ofn dwys ddim yn amhriodol – mae rhai'n iach dros ben: mae ofn cael eich llosgi gan dân, ofn cŵn sy'n edrych yn beryglus, ac ati, yn eithaf hanfodol ar gyfer goroesi. Hefyd, mae rhai ofnau dwys nad ydyn nhw'n amharu ar ansawdd ein bywydau, a does dim rhaid i ni boeni amdanyn nhw. Er enghraifft, efallai na fydd ffobia ynghylch dringo yn broblem o gwbl i berson nad oes rhaid iddo ddringo ysgol – ond byddai'r un ofn yn broblem enfawr ar gyfer peintiwr tai.

Un cwestiwn cyffredin yw: 'Pam nad yw'r ofnau yma'n diflannu?' Wel, mae rhai'n gwneud hynny. Rydych chi eisoes yn gwybod eich bod yn cael eich geni â nifer o ffobiâu sy'n achub bywyd. Felly, fel plentyn bach byddwch wedi ofni dieithriaid, nadroedd ac uchder, er enghraifft. Bydd llawer ohonom yn dad-ddysgu'r ofn wrth i'n rhieni a'n gofalwyr ein cysuro a meithrin ein hyder. Bydd rhai ohonoch yn dal i fod â rhai ffobiâu gan na fyddwch chi erioed wedi dad-ddysgu'r ofnau cynhenid yma – felly, os na fedrwch chi gofio pryd y dechreuodd eich ofn o bryfed cop neu nadroedd neu uchder, efallai fod hynny oherwydd bod yr ofn wedi bod yno erioed. Mae ffobiâu cynhenid a rhai sy'n cael eu dysgu (fel ofn Jan o glowniaid) yn aml yn gostegu dros amser os byddwn yn dechrau wynebu'r ofn eto (dringo'n ôl ar gefn y ceffyl, fel petai). Mae tuedd i ffobiâu parhaus fod yn gysylltiedig ag osgoi (dim syndod yn hynny), fel arfer wrth i ni oramcangyfrif risg a thanamcangyfrif ein gallu i ymdopi, fel y soniwyd eisoes. Roedd Jan yn goramcangyfrif y risg iddi ei hun: credai y byddai'n 'mynd yn rhacs ac yn destun gwawd' pe byddai'n wynebu clown – felly does dim rhyfedd ei bod yn eu hosgoi. Yn ddiweddarach fe ddysgodd y gallai wynebu clown ac aros yn eithaf tawel; dyna oedd diwedd ei hosgoi a diwedd ei ffobia. Roedd osgoi wedi ei hatal rhag profi realiti ei hofn ac wedi ei hatal hefyd rhag datblygu'r sgiliau ymdopi fyddai'n rhoi peth hyder iddi.

Yn gynharach fe fuon ni'n trafod meddyliau anghytbwys sy'n gyffredin pan fyddwn ni'n orbryderus, ac mae un math penodol – sganio – yn gyffredin iawn gyda'r ffobiâu yma. Os ydych chi'n ofni rhywbeth, mae'n ddealladwy y byddwch chi'n cadw llygad barcud amdano. Ond os ydych chi'n gwneud hyn ormod ac mae'n troi'n arfer sy'n rhaid i chi ei wneud, fe all eich gwneud chi'n fwy pryderus. Gallwch wneud camgymeriadau a chael eich dychryn gan rywbeth sy'n gwbl wahanol i'r hyn rydych chi'n ei ofni – camgymryd darn o fflwff am bry cop, camgymryd sŵn trydanol diniwed am sŵn gwenyn meirch, er enghraifft. Gallwch weld y patrymau hyn yn Ffigur 6 gyferbyn.

Er nad ydyn ni wedi trafod strategaethau ymdopi eto – mae'r rhain yn cael eu trafod yn Rhan Tri – mae'n debyg y byddwch yn gallu gweld o'r diagram y byddai ffyrdd ar gael i dorri'r patrwm hwn. Er enghraifft, byddai wynebu'r ofn a magu hyder yn helpu, a byddai peidio â sganio yn lleihau'r sbardunau ar gyfer teimlo ofn. Bydd Rhan Tri yn eich cyflwyno i'r sgiliau sydd eu hangen arnoch i wneud hyn.

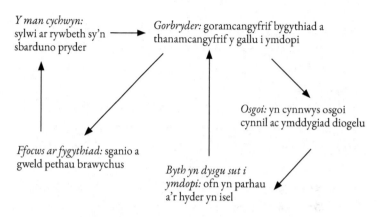

Ffigur 6: Sut mae ffobiâu yn cael eu cynnal

Mae ffobiâu yn gallu cymryd sawl ffurf, ond dyma ddau gategori cyffredin:

- ffobia penodol: ofni gwrthrychau neu amgylchiadau penodol
- agoraffobia: ofni bod i ffwrdd o le diogel.

Isod mae nifer o ddisgrifiadau o brofiad pobl o wahanol ffobiâu. Wrth i chi eu darllen, ystyriwch a ydyn nhw'n disgrifio eich anawsterau chi. Erbyn hyn mae'n debyg eich bod yn eithaf da am adnabod patrymau cynnal, felly meddyliwch a ydych chi'n gallu darganfod yn union beth sy'n cynnal eich ffobia chi.

Ffobiâu penodol

Ffobia cathod

Hwyrach ei fod yn swnio'n wirion, ac mae fy nheulu'n sicr yn credu ei fod yn wirion, ond dwi'n mynd yn 'ddarnau' pan fydda i'n gweld cath – hyd yn oed os mai dim ond llun o gath yw e. Mae'n gwneud i'n stumog i droi ac i 'nghalon rasio a dwi'n meddwl, 'Mae'n rhaid i mi ddianc, fedra i ddim ymdopi â hyn!' Ac wedyn dwi'n rhedeg.

Dwi wedi bod fel hyn ers 'mod i'n dair neu bedair oed pan welais i ddwy gath yn ymladd. Roedden nhw'n waed i gyd ac fe drodd un ohonyn nhw ac edrych arna i. Ges i'r fath ofn. Dwi'n ofalus iawn i beidio â mynd i unman lle gallwn i weld cath. Dwi ddim yn ymweld â neb heb ofyn i ddechrau a oes ganddyn nhw neu eu cymdogion gath. Dwi ddim yn edrych ar gardiau mewn siopau – ydych chi'n sylweddoli faint o gardiau cyfarch sydd â llun o gath? Dwi'n falch 'mod i'n ddyn ac mai cychod neu drenau sydd fel arfer ar fy nghardiau pen-blwydd i! Er 'mod i'n tynnu coes ychydig nawr, dydy'r peth ddim yn ddoniol. Os bydda i'n gweld cath, neu os dwi'n meddwl 'mod i wedi gweld cath, mae e wir yn effeithio ar fy mywyd bob dydd a dwi'n cael fy nghyfyngu o ran be dwi'n gallu ei wneud a lle dwi'n gallu mynd. Mae'n gwaethygu yn hytrach na gwella wrth i amser fynd heibio.

Ffobia chwydu

Mae fy ngŵr i wedi hen laru ar orfod dal tacsi adre o bartïon a chlybiau lleol am nad ydw i'n gallu wynebu cerdded i lawr ein stryd fawr. Mae yna gymaint o lefydd lle mae pobl yn gallu meddwi a thaflu i fyny, fedra i ddim mentro. Os bydd fy ngŵr yn benderfynol ein bod ni'n cerdded adref, dwi'n gwneud iddo gerdded drwy'r strydoedd cefn er mwyn peidio â dod ar draws rhywun yn chwydu. Hefyd, wna i ddim mynd i weld neb sy'n sâl a dydw i ddim yn mynd i'r gwaith os oes yna fyg stumog o

gwmpas. Os bydda i'n clywed fod rhywun dwi'n ei nabod
yn sâl, dwi'n poeni am y peth am ddyddiau.

Dydw i erioed wedi bod yn gysurus o gwmpas chwydu,
ond dim ond ers ychydig flynyddoedd dwi wedi bod ag
ofn chwydu, ers i mi ddeffro ar ôl anaesthetig a chlywed y
ddynes yn y gwely nesa ata i yn yr ysbyty yn chwydu drwy'r
nos. Roedd yn erchyll. Fe ddechreuais i deimlo fel chwydu a
dechrau gwag-gyfogi mor galed nes 'mod i'n argyhoeddedig
'mod i'n mynd i farw. Roedd yn un o nosweithiau gwaethaf
fy mywyd ac fe orfodais staff yr ysbyty i ddod o hyd i ystafell
fach i mi lle gallwn fod ar fy mhen fy hun am weddill fy
arhosiad. Mae meddwl am y cyfnod hwnnw yn dal i wneud
i mi deimlo panig a dwi'n gallu teimlo'r cyfog yn codi drosta
i. Mi fyddai'n well gen i beidio â hyd yn oed meddwl am y
peth ac yn bendant dydw i byth eisiau mynd i ysbyty eto.

Mae ffobiâu penodol yn golygu ofni gwrthrychau neu
sefyllfaoedd penodol a'r rhain, mae'n debyg, yw'r hawsaf i'w
disgrifio a'u deall: ofn gwenyn meirch, ofn uchder, ofn llygod, ac
ati. Weithiau maen nhw'n cael eu galw'n 'ffobiâu syml' ond dydy
hynny ddim yn golygu nad ydyn nhw'n achosi trafferth – mae
'ffobiâu syml' yn gallu achosi problemau mawr – edrychwch ar
yr enghreifftiau uchod. Maen nhw'n cael eu galw'n 'syml' am
eu bod nhw wedi eu cyfyngu i wrthrych neu sefyllfa y gellir ei
diffinio. Yn hanesyddol, maen nhw wedi cael eu dosbarthu yn ôl
enw gwrthrych yr ofn, ac mae hyn wedi rhoi rhai labeli diddorol
i ni, er enghraifft:

- apiffobia (ofn gwenyn)
- arachnoffobia (ofn pryfed cop)
- brontoffobia (ofn taranau)

- emetoffobia (ofn chwyd)
- haematoffobia (ofn gwaed)
- hydroffobia (ofn dŵr)
- ophidoffobia (ofn nadroedd)
- ornithoffobia (ofn adar)
- swffobia (ofn anifeiliaid).

Peidiwch â phryderu gormod am ddod o hyd i'r enw iawn am eich ffobia chi – mae'r labeli'n llawer llai pwysig na'ch gallu chi i ddeall *eich ofn chi* yn y ffordd y gwnaeth Frank a Jan.

Mae rhai ffobiâu penodol yn gyffredin iawn: mae'r rhan fwyaf o bobl yn nerfus o gwmpas gwenyn meirch neu nadroedd ac yn cilio rhag chwyd, felly gallwch ddeall rhywfaint o'r osgoi hwn. Mae hyn, wrth gwrs, yn cael ei chwyddo mewn ffobia. Mae rhai ofnau'n fwy prin: mae yna bobl sydd ag ofn botymau neu ddannedd gosod neu ffa pob, ac mae'n anoddach uniaethu â'r rhain, ond fe fydd yna esboniad pam maen nhw'n digwydd, yn union fel y mae esboniad am ofn Jan o glowniaid. Beth bynnag yw ffynhonnell yr ofn, y realiti yw bod ymateb pwerus o orbryder yn cael ei sbarduno a dyma beth sy'n rhaid i chi ei ddeall, ac yn benodol mae angen i chi ddarganfod beth sy'n cynnal yr ofn.

Mae'n werth sôn nad yw pob ofn yn achosi llif o adrenalin i'n paratoi ni i ymladd neu ffoi – mae ffobiâu gwaed a phigiadau'n tueddu i wneud i bobl deimlo'n wan ac yn benysgafn. Mae hyn oherwydd bod ein cyrff yn ymateb yn wahanol pan fyddwn ni'n gweld gwaed (neu'n rhag-weld y bydd yna waed). Yn y sefyllfa yma mae ein pwysedd gwaed ni'n gostwng (yn hytrach na chynyddu) ac mae hyn yn achosi penysgafnder. Dim ond dyfalu allwn ni pam mae hyn yn digwydd, ond un ddamcaniaeth boblogaidd yw ei fod yn gwneud synnwyr o safbwynt esblygiad:

pe byddai ein hynafiaid yn gweld gwaed, roedd hynny'n debygol o olygu eu bod nhw neu aelodau o'u llwyth wedi cael eu hanafu. Byddai unrhyw un â phwysedd gwaed isel yn colli llai o waed pe bai'n cael ei anafu, ac felly byddai gostyngiad yn y pwysedd gwaed yn fanteisiol.

Agoraffobia

Dydw i ddim wedi bod allan o'r tŷ ers chwe mis – ddim ers i mi gael y pwl yna yn yr archfarchnad a minnau'n meddwl 'mod i'n mynd i farw. Fe es i weld fy meddyg i ddechrau, ond roeddwn i mewn cyflwr ofnadwy erbyn i mi gyrraedd a bu bron i mi gwympo, felly dwi nawr yn trefnu i gael fy ngweld gartref. Dwi'n teimlo'n ddiogel fan hyn a dydw i ddim yn cael y teimladau ofnadwy yna, ond dydw i ddim hyd yn oed yn ymlacio'n llwyr gartref os ydw i'n gwybod fod rhywun dieithr yn dod i 'ngweld. Dwi'n aml yn cael diod i 'nhawelu i os bydd y bachgen sy'n dosbarthu'r papurau newydd yn galw i gasglu'r arian neu os yw dyn y nwy'n dod i ddarllen y mesurydd. Ond weithiau, dwi'n gwrthod ateb y drws.

Roeddwn i wastad braidd yn nerfus am fynd allan, ac yn raddol roeddwn i'n mynd i lai a llai o lefydd ar fy mhen fy hun, ac fe ddechreuais i ddibynnu mwy a mwy ar wydraid neu ddau o win i roi rhyw ddewrder ffug i mi. Flwyddyn yn ôl roeddwn i'n gallu mynd i siop y gornel a rownd y bloc i weld fy chwaer ond erbyn hyn dydw i ddim yn gallu gwneud hynny – hyd yn oed gyda'r gwin. Mae dim ond siarad am hyn yn gwneud i mi deimlo'n grynedig a byr fy ngwynt. Dwi'n ceisio peidio meddwl am y

teimladau ofnadwy dwi'n eu cael; mae meddwl amdanyn
nhw'n gwneud i mi deimlo bron cynddrwg â mynd allan.
Weithiau dwi'n meddwl tybed ydw i'n mynd yn wallgo.
Mae fy chwaer yn dda iawn, serch hynny – mae hi'n siopa
i mi ac yn dod i 'ngweld i bron bob dydd.

Mae llawer o bobl yn meddwl: 'Agoraffobia – ofn mannau agored'. Mewn gwirionedd, mae'n llawer mwy cymhleth a chynnil na hynny: mae agoraffobia'n golygu ofn gadael man diogel. Gall hyn fod yn gartref neu gar neu feddygfa, neu gyfuniad o fannau diogel. Mae'r ofn fel arfer yn adlewyrchu'r disgwyliad y bydd rhywbeth ofnadwy'n digwydd i rywun yn bersonol: 'Gallwn i lewygu!'; 'Gallwn i fynd ar goll!'; 'Gallwn i fynd yn sâl a fydd yna neb i'n helpu i!'; 'Gallwn i golli rheolaeth!'; 'Bydd pobl yn edrych arna i ac yn meddwl 'mod i'n dwp'. Mae'r frawddeg olaf yma'n adlewyrchu rhyw orbryder cymdeithasol (y byddwn yn ei drafod yn ddiweddarach) ac mae'n ein hatgoffa, er bod gweithwyr proffesiynol wedi llunio categorïau diagnostig, fod y symptomau'n aml yn gorgyffwrdd a bod hyn yn normal. Weithiau, ond yn llai cyffredin, mae agoraffobia'n canolbwyntio ar ofn y bydd rhywbeth yn digwydd i rai rydych chi'n eu caru – 'Gallai fy mabi fynd yn sâl a fyddwn i ddim yn gallu cyrraedd y ffôn!' – neu i'r lle diogel: 'Gallai rhywun dorri i mewn i'r tŷ neu gallai'r tŷ fynd ar dân tra dwi allan!' Weithiau mae'r ofn yn eithaf niwlog: 'Dwi jest yn cael y teimlad y bydd rhywbeth gwael yn digwydd ac na fydda i'n gallu ymdopi.'

Pam nad yw'r ofnau yma'n diflannu? Mae glynu wrth 'fan diogel' yn ffurf ar osgoi ac mae hyn yn golygu nad yw'r person ag agoraffobia yn dysgu sut i ymdopi. Felly, yn y ddwy enghraifft uchod, fe welwch y broblem yn gwaethygu dros amser. Fe welwch hefyd fod alcohol yn cael ei ddefnyddio fel ffordd gynnil o osgoi yn y ddwy enghraifft – 'dewrder potel gwrw'.

Yn gyffredin iawn, mae agoraffobia'n cael ei gysylltu â phroblemau eraill sy'n ymwneud â gorbryder:

- gorbryder cymdeithasol: roedd hyn yn wir am Jan yn yr enghraifft gyntaf. Fe geisiodd hi aros gartref neu mewn 'lle diogel' er mwyn osgoi cael pobl yn sylwi arni hi am ei bod hi mor swil
- trawma: yn dilyn trawma, mae rhai pobl yn cael atgofion poenus neu frawychus iawn. Gallai rhywun sydd wedi goroesi trawma gyfyngu ei hun i 'lefydd diogel' i osgoi sbarduno'r atgofion yma
- pyliau o banig: gallai'r agoraffobia fod wedi ei sbarduno gan bwl o banig yn y lle cyntaf. Mae hyn yn senario cyffredin, a gall gael ei gynnal gan yr ofn o gael pwl o banig yn gyhoeddus. Dyma'r anhwylder gorbryder sy'n cael ei gysylltu fwyaf ag agoraffobia, felly gadewch i ni edrych ar byliau o banig ac anhwylder panig nesaf.

Os oes gen i ffobia, beth ddylwn i ei wneud? Sut galla i dorri'r cylch?

Drwy ddefnyddio'r canllawiau yn y llyfr hwn, gallwch geisio torri'r cylchoedd drwy lunio eich 'cynllun triniaeth' eich hun, cynllun wedi'i deilwra i ddiwallu'ch anghenion chi. Unwaith y byddwch yn gyfarwydd â'r gwahanol strategaethau, gallai eich cynllun edrych yn debyg i hyn (er y bydd cynllun pawb ychydig yn wahanol):

1. Nodwch eich meddyliau a'ch delweddau di-fudd am y peth rydych chi'n ei ofni – bydd hyn yn eich helpu i sylweddoli pam mae eich ofn yn ddealladwy. (Pennod 7)

2. Cofnodwch eich adnoddau, yn enwedig y bobl a allai eich cefnogi chi.

3. Dysgwch sut i reoli symptomau corfforol gorbryder, os yw'r rhain yn eich dal chi'n ôl. Bydd hyn yn dechrau adeiladu eich hyder er mwyn i chi allu ymgymryd â rhywbeth heriol. (Penodau 8 a 9)

4. Dysgwch sut i ddiffodd meddyliau dychrynllyd gan y gall hyn hefyd roi hyder i chi eich bod chi'n gallu ymdopi. (Pennod 10)

5. Dysgwch ailfeddwl a chwestiynu eich meddyliau a'ch delweddau brawychus er mwyn gweld pa mor realistig ydyn nhw. Pan fyddwch chi'n gallu adolygu, neu hyd yn oed wrthod, meddyliau dychrynllyd sydd mewn

gwirionedd yn rhai sydd wedi eu gorliwio, byddwch mewn sefyllfa dda i wynebu eich ofn. (Pennod 11)

6. Dysgwch sut i stopio sganio a chadw llygad barcud am y peth rydych chi'n ei ofni, gan mai dim ond gwaethygu eich gorbryder y bydd hyn.

7. Ar ôl i chi fagu peth hyder i herio eich ofnau yn feddyliol, gwnewch gynllun *graddedig* i wynebu eich ofn. Mae wynebu eich ofnau yn allweddol, ond amserwch hynny'n ofalus drwy ymestyn eich hun heb roi eich hun dan ormod o straen. (Pennod 12)

8. Cymerwch y cam o roi'r gorau i ymddygiad diogelu di-fudd – ond eto, gwnewch hynny'n ofalus. Efallai y bydd ymddygiad diogelu yn eich helpu yn y tymor byr, ond yn y tymor hir bydd hyn yn eich dal yn ôl ac yn cadw eich ffobiâu yn fyw.

9. Daliwch ati i wynebu eich ofnau nes eich bod yn adennill eich hyder. Bydd ailadrodd yn hwb i'ch hyder ac i'ch gwydnwch.

10. Yn olaf, gwnewch gynlluniau ar gyfer parhau â'ch cynnydd. (Pennod 16)

Anhwylder panig

Efallai y byddwch wedi clywed y term 'pwl o banig' – mae'n disgrifio profiad dwys iawn ac un sy'n annifyr dros ben os nad yn gwbl ddychrynllyd i'r rhan fwyaf o bobl. Yn nodweddiadol, mae rhywun sy'n cael pwl yn sylwi ar symptomau emosiynol a rhai corfforol:

- emosiynol: teimladau o ofn, pryder neu fod trychineb ar ddigwydd
- corfforol: anhawster anadlu, poenau yn y frest, anhawster i weld yn glir, pendro.

Wna i fyth anghofio'r tro cyntaf i mi gael pwl o banig – roeddwn i'n credu 'mod i'n marw! Roeddwn i'n gweithio ar brosiect anodd ac roeddwn i wedi yfed llawer o goffi du a fawr ddim byd arall y diwrnod hwnnw. Erbyn gyda'r nos, roeddwn i'n rhedeg yn hwyr ac yn gwybod y byddai'n rhaid i mi ruthro er mwyn cyrraedd tŷ fy ffrind Anna mewn pryd. Wrth gwrs, roedd y traffig yn ofnadwy ac yng nghefn y tacsi roeddwn i'n gallu teimlo fy hun yn mynd dan fwy a mwy o bwysau, ac yna fe es i'n benysgafn a phrin oeddwn i'n gallu anadlu. Rywsut fe dalais y gyrrwr, ond yn fflat Anna roeddwn i fel pe bawn i wedi colli rheolaeth yn llwyr. Roeddwn i'n chwysu, yn methu anadlu, roedd gen i boenau yn fy mrest ac roedd fy ngolwg i'n bŵl. Doeddwn i ddim yn gallu clywed beth roedd Anna'n ei ddweud am fod sŵn yn fy nghlustiau, ond roedd hi wedi galw meddyg gan fod y ddwy ohonon ni'n credu 'mod i'n cael trawiad ar y galon. Dywedodd y meddyg 'mod i wedi cael pwl o banig, wedi ei achosi gan straen y dydd yn ôl pob tebyg. Dylai hyn fod wedi tawelu fy meddwl – ac fe wnaeth am ddiwrnod neu ddau – ond wedyn fe ges i bwl arall ac unwaith eto, doeddwn i ddim yn gallu rheoli'r sefyllfa. Er 'mod i'n dweud wrthyf fy hun: 'Lowri, callia, ferch! Nid trawiadau ydy'r rhain a dydyn nhw ddim yn gallu dy niweidio di!', erbyn hyn mae gen i gymaint o ofn y profiad nes 'mod i'n pryderu drwy'r amser 'mod i'n mynd i gael un arall a dwi'n osgoi llefydd lle dwi wedi cael rhai yn y gorffennol.

Fel y gallwch ddychmygu, gall panig fod yn hynod ddychrynllyd ac mae'n digwydd yn sydyn iawn; dyna pam mae'n cael ei alw'n 'bwl'. Yn y cyflwr hwn, byddwn yn aml yn anadlu'n gyflym iawn, neu'n goranadlu – efallai y cofiwch chi mai anadlu'n gyflym iawn yw un o'r ffyrdd y mae'r corff yn eu defnyddio i baratoi ar gyfer ymladd neu ffoi, a hynny er mwyn i ni gael cyflenwad da o ocsigen. Yn anffodus, os byddwch chi'n gor-wneud hyn, mae'n cynhyrchu symptomau corfforol mwy gofidus fyth, fel:

- pendro
- y croen yn cosi
- poen(au) yn y cyhyrau
- canu yn y clustiau
- ymdeimlad nad yw pethau'n real – dadwireddu (*de-realization*).

Gall pwl o banig ddigwydd mor sydyn nes bod llawer o bobl yn dweud eu bod yn 'dod o nunlle' fel petai; fodd bynnag, fe fydd yna sbardun ond gall fod yn anodd ei ganfod. Mewn gwirionedd, fe all fod amrywiaeth eang o sbardunau, ond mae'n debyg mai'r rhai mwyaf cyffredin yw:

- wynebu her a theimlo eich bod yn methu ymdopi (er enghraifft, mynd allan ar eich pen eich hun neu wynebu masg clown)
- profi anghysur neu boen a thybio bod hyn yn ddifrifol – trawiad ar y galon efallai, neu strôc.

Os yw rhywun yn profi pyliau o banig dro ar ôl tro, yna dywedwn fod 'anhwylder panig' ar y person hwnnw. Gall hyn ddigwydd ar ei ben ei hun neu gyda phroblemau gorbryder eraill megis agoraffobia (gweler uchod).

Pam nad yw'r panig yn diflannu ohono'i hun? Wel, mae ein hen elyn *osgoi* yn chwarae ei ran; er enghraifft, uchod gallwch weld nad yw Lowri bellach yn mynd i lefydd lle mae'n credu y bydd hi'n cael pwl, felly dydy hi byth yn meithrin ei sgiliau o reoli panig na'r hyder y bydd hi'n gallu ymdopi. Felly, mae ei lefelau gorbryder yn parhau'n uchel, ac mae hyn wedyn yn cynyddu ei risg o gael pwl o banig. Mae panig hefyd yn aml yn cael ei hybu gan fath arbennig o feddwl anghytbwys, sef tuedd i 'drychinebu' neu neidio i gasgliadau dychrynllyd: 'Fedra i ddim ymdopi!'; 'Dwi'n marw!' Mae hyn yn cynyddu gorbryderon, gall panig afael ac mae'r holl symptomau corfforol hynny'n hybu'r pwl o banig os byddwn ni'n eu camddehongli fel rhai peryglus. Wedyn, mae cylch dieflig iawn yn cael ei sefydlu – a dim ond gwneud pethau'n waeth y bydd osgoi, fel y gwelwch chi hefyd yn Ffigur 7.

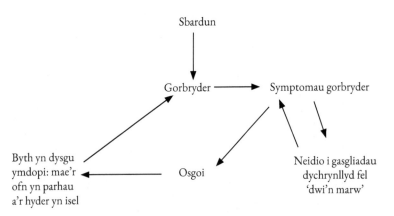

Ffigur 7: Sut mae panig yn cael ei gynnal.

Os ydych chi am wybod mwy am reoli panig, mae yna lyfr rhagorol yn y gyfres hon o'r enw *Overcoming Panic and Agoraphobia*, a fydd yn eich helpu i ddysgu hyd yn oed mwy am y broblem benodol hon a sut i fynd i'r afael â hi.

Os oes gen i anhwylder panig, beth ddylwn i ei wneud? Sut galla i dorri'r cylch?

Drwy ddefnyddio'r canllawiau yn y llyfr hwn, gallwch geisio torri'r cylchoedd drwy lunio eich 'cynllun triniaeth' eich hun, cynllun wedi'i deilwra i ddiwallu'ch anghenion chi. Unwaith y byddwch yn gyfarwydd â'r gwahanol strategaethau, gallai eich cynllun edrych yn debyg i hyn (er y bydd cynllun pawb ychydig yn wahanol):

1. Nodwch beth sy'n mynd drwy'ch meddwl pan fyddwch chi'n cael pwl o banig – y meddyliau neu'r delweddau sy'n gwneud synnwyr o'ch panig. (Pennod 7)

2. Cofnodwch eich adnoddau, yn enwedig y bobl a allai eich cefnogi chi.

3. Dysgwch sut i reoli symptomau corfforol panig, yn enwedig sut i anadlu yn ystod y pwl. Os byddwch chi'n gallu dysgu sut i frwydro yn erbyn goranadlu, efallai y byddwch yn dechrau magu hyder, ac os gallwch chi hefyd leddfu tensiynau corfforol panig byddwch yn teimlo bod gennych lawer mwy o reolaeth. (Penodau 8 a 9)

4. Dysgwch dechnegau 'diffodd' neu dechnegau a fydd yn tynnu'ch sylw oddi wrth feddyliau a delweddau dychrynllyd – bydd hyn yn helpu i atal y panig rhag gwaethygu, yn enwedig os gallwch chi atal meddyliau a delweddau trychinebu. (Pennod 10)

5. Hefyd dysgwch sut i adolygu a chwestiynu'r meddyliau a'r delweddau problemus i weld a ydyn nhw'n wir. Fel hyn byddwch yn datblygu safbwyntiau tawelach i'w dwyn i gof pan fyddwch yn teimlo pwl o banig yn dechrau, neu hyd yn oed yn ystod pwl o banig. Byddwch yn gallu eich tawelu'ch hun. (Pennod 11)

6. Ceisiwch beidio â sganio'ch corff am arwyddion o banig a cheisiwch roi'r gorau i unrhyw ymddygiad diogelu di-fudd arall cyn gynted â phosib (gallwch wneud hyn mewn ffordd raddedig). Bydd y rhain yn eich dal chi'n ôl yn y tymor hir.

7. Unwaith y byddwch chi'n fwy hyderus, gwnewch bethau neu roi eich hun mewn sefyllfaoedd rydych chi'n ofni y gallent arwain at bwl o banig er mwyn rhoi hwb i'ch hyder – ond gwnewch hyn yn ofalus. (Pennod 12)

8. Daliwch ati i reoli eich teimladau o banig a rhoi eich hun mewn sefyllfaoedd heriol nes eich bod yn adennill eich hyder. Bydd ailadrodd yn hwb i'ch hyder ac i'ch gwydnwch.

9. Yn olaf, gwnewch gynlluniau ar gyfer parhau â'ch cynnydd. (Pennod 16)

Gorbryder cymdeithasol (Ffobia cymdeithasol)

Ar ei fwyaf ysgafn, rhyw swildod yn unig yw gorbryder cymdeithasol, ond wrth iddo wneud rhywun yn fwy a mwy analluog, mae'n troi i fod yr hyn a alwn yn ffobia cymdeithasol. Gall fod yn 'gyffredinol' sy'n golygu ein bod yn mynd yn hynod orbryderus mewn sawl sefyllfa lle gall fod pobl o gwmpas y lle, neu gall fod yn 'benodol', gan ddigwydd mewn un sefyllfa arbennig yn unig – siarad cyhoeddus neu fwyta allan, er enghraifft.

Po fwya'n y byd o bobl fydd yno, gwaetha'n y byd yw'r profiad. Ers i mi anghofio fy ngeiriau mewn drama ysgol gan wneud i bawb chwerthin, rydw i wedi bod ag ofn siarad yn gyhoeddus. Dwi'n gwybod ei fod yn swnio'n dwp – merch ysgol wyth mlwydd oed oeddwn i bryd hynny a dwi'n athrawes erbyn hyn – ond dwi'n dal i deimlo mor nerfus ag roeddwn i fel plentyn. Mae fy nwylo'n mynd yn oer ac yn damp a dwi'n teimlo fy ngwddw'n tynhau, ac yn aml fe fydd fy meddwl yn mynd yn wag neu'n llenwi â phryderon. Dwi'n pryderu 'mod i'n gwneud ffŵl o'n hunan neu y bydd y gynulleidfa'n meddwl 'mod i'n dwp. Dwi'n ymdopi drwy ddysgu grwpiau bach yn hytrach na dosbarth mawr pan fedra i; a dwi'n gwybod na ddylwn i, ond weithiau dwi'n gorfod cymryd tawelydd er mwyn gallu ymdopi â nosweithiau rhieni. Yn anffodus, mae'n gwbl amhosib i mi gyflwyno papurau academaidd ac mae 'ngyrfa i'n dioddef, sy'n fy ngwneud i'n nerfus iawn. Dwi'n iawn mewn partïon gan 'mod i'n gallu ymdoddi yn y dorf – ond wna i ddim chwarae gemau parti gan 'mod i'n teimlo mor fregus ac ofnus os dwi'n cael fy ngwylio.

Ar un adeg roeddwn i'n eithaf allblyg ac yn meddwl 'mod i'n hyderus. Newidiodd hynny i gyd pan oeddwn i'n feichiog am y tro cyntaf. Fe wnes i ennill llawer o bwysau – llawer mwy nag y dylwn i fod wedi'i wneud – ond doedd dim ots gen i achos roeddwn i mor hapus am y babi ac roeddwn i'n meddwl y byddai'r pwysau'n diflannu ar ôl yr enedigaeth. Yn rhannol am fy mod i mor enfawr, doedden ni ddim yn cymdeithasu rhyw lawer tua diwedd fy meichiogrwydd – doedd gen i mo'r egni na'r awydd i fynd allan. Fe aethon ni i briodas deuluol a dwi'n cofio'i chael hi'n eithaf anodd cymysgu a sgwrsio, ond fe benderfynais fod hynny am fy mod i wedi blino.

Ar ôl geni fy merch, roeddwn i dros fy mhwysau, ychydig yn isel ac yn hynod flinedig. Doeddwn i ddim bellach yn hyderus ynof fy hun ac fe ges i amser amhleserus dros ben ym medydd y babi. Roeddwn i eisoes yn teimlo'n hunanymwybodol ac wedyn fe glywais rywun yn dweud: 'Beth sydd wedi digwydd i Beca, roedd hi'n arfer bod mor fywiog a deniadol?' Fe chwalodd hynny unrhyw hyder oedd gen i ar ôl a wnes i ddim mynd allan am wythnosau. Roeddwn i mor anhapus nad oeddwn i'n gallu colli'r pwysau ac roedd hynny'n gwneud i mi deimlo'n waeth am gwrdd â phobl eraill. Nawr mae fy merch fach yn bump oed, dwi'n dal dros fy mhwysau a dwi'n dal i fethu wynebu mynd i unman lle mae yna bobl oni bai 'mod i wedi cael dewrder ffug drwy gael diod neu os bydd fy ffrind gorau'n dod gyda fi. Dwi'n gorfodi fy hun i fynychu digwyddiadau ysgol fy merch ond dwi'n arswydo wrth feddwl am fynd a dwi'n eistedd yn y cefn a dwi ddim yn cymysgu gyda neb. Pan fedra i, dwi'n perswadio fy ngŵr i fynd yn fy lle.

Os oes gennych chi ffobia cymdeithasol, efallai eich bod yn 'berson dweud ffortiwn' ac yn 'ddarllenydd meddyliau', bob amser yn rhag-weld y gwaethaf ac yn tybio nad oes gan eraill fawr o feddwl ohonoch chi (dyma fi'n darllen meddyliau nawr, wrth gwrs!). Roedd y broblem hon gan Beca; roedd hi'n eithaf siŵr y byddai pobl, pe baen nhw'n sylwi arni hi, yn meddwl ei bod yn od a mwy na thebyg ei bod hi'n dwp ac y bydden nhw'n chwerthin y tu ôl i'w chefn. Roedd hyn yn gwneud iddi deimlo'n wirioneddol ansicr ac ofnus.

Os oes gennych chi ffobia cymdeithasol, efallai y sylwch eich bod yn mynd yn hynod hunanymwybodol, ac efallai'n ei chael hi'n anodd peidio â ffocysu arnoch eich hun. Efallai eich bod yn orymwybodol o'r ffordd rydych chi'n teimlo a sut rydych chi'n ymddwyn: bod yn y cyflwr hwn sy'n golygu bod pobl yn aml yn 'teimlo' eu bod nhw'n cochi neu'n crynu, sydd, wrth gwrs, yn gwneud popeth yn waeth. Mae tybio bod rhywbeth yn wir oherwydd eich bod yn ei deimlo yn gyffredin iawn mewn gorbryder cymdeithasol. Roedd Beca'n *teimlo* fod pobl yn edrych arni hi ac felly roedd hi'n credu hynny, ac roedd hyn yn ei gwneud yn fwy hunanymwybodol fyth. Roedd hi'n *teimlo* ei bod hi'n cochi ac felly roedd hi'n credu ei bod yn mynd yn fflamgoch, ac eto roedd hyn yn gwneud pethau'n waeth. Nodwedd gyffredin arall yw bod yn hunanfeirniadol: byddai Beca'n ei chael ei hun yn dweud pethau fel 'Paid â bod mor dwp!' neu 'Rwyt ti'n gymaint o dwpsen!' a byddai hyn yn ei gwneud hi'n fwy hunanymwybodol a nerfus.

Pam nad yw'r gorbryder cymdeithasol yn diflannu ohono'i hun? Erbyn hyn rydych chi'n gwybod mai osgoi fydd un o'r prif resymau, heb amheuaeth. Yn union fel Beca, mae pobl â gorbryder cymdeithasol yn ceisio gofalu amdanynt eu hunain drwy beidio â mynd i sefyllfaoedd lle bydden nhw'n teimlo'u bod o dan y chwyddwydr. Mae hyn yn sigo'u hunanhyder ac yn ei gwneud hi'n fwy a mwy anodd iddynt wynebu heriau cymdeithasol. Wedyn mae yna hunanfeirniadu, darllen meddyliau a neidio i gasgliadau sydd bob amser yn negyddol, a'r dybiaeth fod rhywbeth yn wir ar y sail ein bod yn teimlo hynny yn unig. Yn olaf, mae'r hunanymwybyddiaeth ddwys, yr hunanffocws y mae gorbryder cymdeithasol yn ei achosi, yn golygu ei bod hi'n wirioneddol anodd 'camu yn ôl' a chanfod safbwynt tawelach. Byddai'r holl ymatebion seicolegol hyn yn gwneud unrhyw berson gorbryderus yn fwy nerfus ac ansicr yn gymdeithasol.

Os ydych chi'n dechrau sylweddoli bod gennych chi orbryder cymdeithasol a'ch bod yn brwydro i dorri'r cylchoedd dieflig y mae hi mor hawdd cael eich dal ynddyn nhw, yna efallai y bydd darllen *Overcoming Social Anxiety and Shyness* yn helpu. Eto, mae manylion y llyfr yn yr adran Darllen Pellach ar ddiwedd y llyfr hwn.

Os oes gen i ffobia cymdeithasol, beth ddylwn i ei wneud? Sut galla i dorri'r cylch?

Drwy ddefnyddio'r canllawiau yn y llyfr hwn, gallwch geisio torri'r cylchoedd drwy lunio eich 'cynllun triniaeth' eich hun, cynllun wedi'i deilwra i ddiwallu'ch anghenion chi. Unwaith y byddwch yn gyfarwydd â'r gwahanol strategaethau, gallai eich cynllun edrych yn debyg i hyn (er y bydd cynllun pawb ychydig yn wahanol):

1. Ewch ati i ddeall eich ofnau cymdeithasol drwy ddal beth sy'n mynd drwy'ch meddwl pan ydych chi'n gymdeithasol orbryderus. Weithiau bydd hyn yn digwydd wrth i chi rag-weld beth sydd ar ddod ac weithiau bydd yn digwydd yn ystod digwyddiad gorbryderus. Ceisiwch ddal y ddwy set o feddyliau a delweddau. (Pennod 7)

2. Cofnodwch eich adnoddau, yn enwedig y bobl a allai eich cefnogi chi.

3. Mae bod yn boenus o *hunan*ymwybodol yn nodwedd glasurol o orbryder cymdeithasol ac mae hynny'n gwneud pethau'n waeth. Felly, ceisiwch ailffocysu eich sylw oddi wrthych eich hun er mwyn bod yn llai ymwybodol o'ch hunan a pha mor anghysurus rydych chi'n teimlo. (Pennod 10)

4. Dysgwch dawelu eich hun yn gorfforol – bydd hyn yn eich helpu i deimlo mwy o reolaeth dros y symptomau corfforol a allai eich pryderu a chreu embaras i chi. (Penodau 8 a 9)

5. Adolygwch eich meddyliau a'ch delweddau dychrynllyd i weld a oes modd i chi ddatblygu safbwyntiau llai dychrynllyd. Ceisiwch weld a oes modd i chi ddod o hyd i ddewisiadau amgen, cysurlon i gymryd lle eich meddyliau cymdeithasol gorbryderus. (Pennod 11)

6. Byddwch yn drugarog tuag atoch eich hun a pheidiwch â thybio bod yn rhaid i rywbeth fod yn wir dim ond am eich bod yn ei deimlo neu'n ei feddwl; efallai eich bod yn eithaf siŵr eich bod yn cochi neu'n crynu a bod pobl yn gallu gweld hyn – ond yn amlach na pheidio dydy'r ymatebion hyn ddim yn amlwg.

7. Dysgwch fod yn bendant, gan y bydd hyn yn hwb i'ch hyder cymdeithasol. (Pennod 14)

8. Unwaith y byddwch yn gallu tawelu eich meddwl a'ch corff byddwch yn teimlo'n fwy hyderus, a bydd yn amser i chi ymgymryd â thasgau cymdeithasol cynyddol anodd, gan roi amserlen realistig i chi eich hun. (Pennod 12)

9. Daliwch ati i wynebu eich ofnau nes eich bod yn adennill eich hyder. Bydd ailadrodd yn hwb i'ch hyder ac i'ch gwydnwch.

10. Yn olaf, gwnewch gynlluniau ar gyfer parhau â'ch cynnydd. (Pennod 16)

Hypocondriasis

Mae gorbryder am iechyd, neu hypocondriasis, a rhoi ei enw ffurfiol iddo, yn disgrifio'n benodol orbryder am fod â salwch neu am ddatblygu salwch, ac mae'n aml yn cael ei gysylltu â sensitifrwydd ychwanegol i deimladau corfforol normal a thuedd i drychinebu. Er bod poeni am ein hiechyd yn beth da, mae gorbryder iechyd yn mynd gam yn rhy bell.

Dwi bob amser wedi bod yn ymwybodol o'm hiechyd, ond doeddwn i ddim wir yn pryderu tan tua blwyddyn yn ôl pan glywais i stori ofnadwy am fam ifanc fu farw'n sydyn oherwydd lewcemia, gan adael tri o blant bach. Mae gen i dri o blant, felly roedd y stori'n wir wedi taro tant, a'r diwrnod hwnnw fe ddechreuais i archwilio fy hun am chwyddiadau a chleisiau. Cyn bo hir roeddwn i'n archwilio fy nghorff cyfan deirgwaith y dydd ac yn galw i weld fy meddyg bob ychydig ddyddiau. Byddai'n dweud wrtha i nad oedd dim i bryderu yn ei gylch a'i bod hi'n debygol 'mod i wedi achosi clais bach drwy brocio fy nghorff cymaint. Byddwn i'n teimlo'n weddol am sbel ond roedd fy amheuon wastad yn dod yn ôl a'r ofnau'n dwysáu.

Nawr, dwi hefyd yn cael fy ngŵr i archwilio fy nghorff bob bore a nos er mwyn i mi allu teimlo'n hyderus nad ydw i wedi colli dim byd. Mae bellach yn dechrau blino ar hyn ac rydyn ni'n ffraeo'n aml, ac mae hyn yn fy ngwneud i'n waeth. Yn ddiweddar dywedodd fy meddyg wrtha i nad yw eisiau gorfod fy ngweld i bron bob dydd yn y feddygfa a dwi'n ei chael hi mor anodd i beidio mynd – weithiau dwi'n esgus bod un o'r plant yn sâl ac yn defnyddio hynny fel esgus i gael apwyntiad. Beth sy'n rhyfedd yw po fwyaf dwi'n archwilio fy nghorff, mwyaf pryderus dwi'n mynd, ond fel y gwela i bethau, fedrwch chi byth fod yn siŵr, na fedrwch?

Pam nad yw'r gorbryder iechyd yn diflannu ohono'i hun? Mae pryderon iechyd yn cael eu cynnal mewn sawl ffordd:

- Maen nhw'n gallu bod mor gryf nes eu bod yn gwrthod ymateb i gysur. Fel y gwelson ni mewn adran flaenorol, os nad yw cysur yn lleddfu ein pryderon yn y tymor hir, byddwn yn mynd i chwilio amdano eto: mae hyn yn nodweddiadol o bobl sydd â gorbryderon iechyd; maen nhw'n troi o hyd ac o hyd at eu meddygon, eu ffrindiau a'u teulu, ac at y rhyngrwyd. Felly dydyn nhw byth yn dysgu sut i gysuro'u hunain a meithrin hyder i reoli eu pryderon iechyd.

- Weithiau mae ofergoel yn cynnal y problemau; er enghraifft, 'Os bydda i'n meddwl am y salwch, wna i mo'i ddal.' Mae hyn yn gallu bod yn gysur yn y tymor byr ac felly mae'r hel meddyliau'n parhau.

- Mae gorbryder iechyd hefyd yn cael ei gynnal drwy edrych byth a hefyd am arwyddion salwch drwy 'sganio' ac archwilio. Mae pob un ohonom yn teimlo anghysur corfforol o bryd i'w gilydd a dydy pob chwydd a newid lliw croen achlysurol ddim yn beryglus. Felly, os byddwn ni'n mynd i chwilio a theimlo am boenau a lympiau neu newidiadau yn ansawdd y croen, rydyn ni'n siŵr o'u ffeindio nhw, a'r tebygolrwydd yw eu bod nhw'n gwbl normal. Ond os ydych chi'n dioddef o orbryder iechyd, bydd dod o hyd i'r rhain yn eich dychryn. Os ewch chi ymlaen i bigo a rhwbio chwyddiadau neu smotiau, byddan nhw'n mynd yn waeth a hyd yn oed yn fwy brawychus.

- Mae osgoi sefyllfaoedd sy'n sbarduno pryderon iechyd (darllen colofnau iechyd mewn cylchgronau neu ddweud y gair 'Canser', er enghraifft) hefyd yn cynnal y broblem am y rheswm sydd bellach yn gyfarwydd, sef bod osgoi yn ein hatal rhag dysgu sut i ymdopi a meithrin hyder – osgoi yw ffrind gorau gorbryder.

Os oes gen i orbryder iechyd, beth ddylwn i ei wneud? Sut galla i dorri'r cylch?

Drwy ddefnyddio'r canllawiau yn y llyfr hwn, gallwch geisio torri'r cylchoedd drwy lunio eich 'cynllun triniaeth' eich hun, cynllun wedi'i deilwra i ddiwallu'ch anghenion chi. Unwaith y byddwch yn gyfarwydd â'r gwahanol strategaethau, gallai eich cynllun edrych yn debyg i hyn (er y bydd cynllun pawb ychydig yn wahanol):

1. Nodwch beth sy'n mynd drwy'ch meddwl pan fyddwch yn gorbryderu am eich iechyd – y meddyliau neu'r delweddau sy'n gwneud eich ofnau'n ddealladwy. Yn enwedig, edrychwch am feddylfryd trychinebus neu gatastroffig ac ofergoelus. (Pennod 7)

2. Cofnodwch eich adnoddau, yn enwedig y bobl a allai eich cefnogi chi, ond – ac mae hyn yn *wirioneddol* bwysig – dysgwch sut i gysuro eich hun yn hytrach na throi at bobl eraill.

3. Dysgwch sut i gysuro eich hun a datblygu golwg llai dychrynllyd ar fywyd drwy gymryd pwyll ac adolygu eich meddyliau gorbryderus a'r delweddau di-fudd sy'n rhedeg drwy eich meddwl. (Pennod 11)

4. Dysgwch sut i fyw ag ansicrwydd pryderon iechyd; bydd hyn yn haws os gallwch chi dawelu eich hun yn gorfforol (Penodau 8 a 9) ac os gallwch roi eich pryderon o'r neilltu. (Pennod 10)

5. Ceisiwch leihau faint o sganio ac archwilio rydych chi'n ei wneud gan y byddwch bron bob amser yn dod o hyd i rywbeth i'ch pryderu os byddwch yn chwilio am arwyddion o afiechyd byth a hefyd. Eto, bydd Penodau 8, 9 a 10 yn helpu.

6. Nawr rydych chi mewn sefyllfa i wynebu sefyllfaoedd anodd a meithrin hyder. Gallai sefyllfaoedd fel hyn gynnwys ymatal rhag chwilio am gysur neu gallent gynnwys darllen erthygl am iechyd rydych chi wedi bod yn ei hosgoi. Mae'n gwbl hanfodol eich bod chi'n wynebu eich ofnau ond rhaid i chi amseru hyn er mwyn peidio â gorymestyn eich hun. (Pennod 12)

7. Daliwch ati i wynebu eich ofnau nes eich bod yn adennill eich hyder. Bydd ailadrodd yn hwb i'ch hyder ac i'ch gwydnwch.

8. Yn olaf, gwnewch gynlluniau ar gyfer parhau â'ch cynnydd. (Pennod 16)

Anhwylder gorbryder cyffredinol

Os oes anhwylder gorbryder cyffredinol arnoch chi (GAD: *generalized anxiety disorder*), fe fyddwch yn un sy'n gyfarwydd â phryderu. Mae mwy i'r anhwylder hwn na phryderu, ond mae pryder yn nodwedd gyffredin iawn ac yn aml mae'n eich gwneud yn hynod flinedig. GAD yw'r label sy'n cael ei ddefnyddio i ddisgrifio teimladau cyson o orbryder, pryderon parhaus a meddyliau mynych am 'Beth os ...?' Dydy hi ddim yn anarferol clywed dioddefwyr yn dweud: 'Dydw i byth fel pe bawn i'n gallu bod yn rhydd o bryderu' neu 'Dydw i byth yn gallu ymlacio, mae rhywbeth wastad yn fy mhoeni i. Dwi wastad ar bigau'r drain.' Mae hyn yn flinedig, yn gorfforol ac yn feddyliol.

Dwi bob amser yn pryderu a dwi byth yn ymlacio erbyn hyn. Prin mae yna unrhyw eiliad pan ydw i heb boenau a thensiynau, ac mae fy meddwl bron bob amser yn canolbwyntio ar bryderon. Dwi'n gallu pryderu am unrhyw beth, mewn unrhyw le – ac mae hynny'n golygu nad ydw i byth yn gwybod pryd dwi'n mynd i gael pwl o orbryder; mae fel petai dim modd dianc. Mae'n fy ngwneud i mor flinedig a blin, a dydw i ddim wedi gallu cysgu na gweithio'n iawn a dydw i ddim wedi teimlo'n dda ers misoedd. Dwi ddim yn bwyta'n iawn chwaith – ac mae hynny'n fy mhryderu hefyd.

Mae fel petai wedi sleifio drosta i yn ystod y flwyddyn neu ddwy ddiwethaf. Mae pobl eraill wastad wedi dweud 'mod i ar bigau'r drain ac yn llawn pryder, ond doedd hyn ddim yn arfer bod yn broblem – roedd hi'n ymddangos fod gen i fwy o egni nerfus na'r rhan fwyaf o bobl a byddwn yn defnyddio hwn er mantais i mi fy hun, neu dwi wedi teimlo 'mod i'n gallu cadw fy mhryderon mewn persbectif. Os rhywbeth, fe ddylwn i fod wedi ymlacio mwy nawr, gyda'r plant wedi gadael cartref, ein sefyllfa ariannol yn well a fy ngŵr a minnau â mwy o amser i'w dreulio gyda'n gilydd. Yn hytrach, dwi ar bigau'r drain fwy nag arfer;

efallai nad oes gen i ddigon i gadw fy meddwl yn brysur –
dwi ddim yn gwybod.

Es i weld fy meddyg a dywedodd wrtha i y dylwn i
ymuno â dosbarth ioga a dysgu ymlacio – fe driais i hynny
ond roeddwn i'n ei chael hi'n amhosib ymlacio ac yn y pen
draw roeddwn i'n mynd yn fwy a mwy pigog! Nawr dwi'n
ceisio ymdopi drwy gadw'n brysur yn y siop, ond dydy hyn
ddim yn hawdd gan fy mod i mor flinedig nes 'mod i'n
methu canolbwyntio, felly dwi'n gwneud camgymeriadau
gwirion sy'n achosi straen ac yn fy ngwylltio'n fwy fyth.
Dwi'n teimlo mor anobeithiol ac yn methu dychmygu pryd
y bydd hyn yn dod i ben.

Os oes GAD gennych chi, mae'n debyg y byddwch chi'n
pryderu am yr un pethau â phawb arall – iechyd, arian, gwaith
ac ati – ond byddwch chi'n pryderu mwy a bydd eich pryder yn
cael ei sbarduno'n hawdd. Os nad ydych chi eisoes wedi edrych
arni, mae'n werth mynd yn ôl at yr adran flaenorol ar Bryder
(tudalennau 3–24), a fydd yn eich helpu i ddeall pam mae'n
ddull meddwl mor ddi-fudd a hefyd pam mae'n gallu cael gafael
mor gadarn arnoch chi. Weithiau ei afael mwyaf pwerus yw'r
pryder sydd gan bobl am bryderu.

Yn gyffredinol credir mai'r hyn sydd y tu ôl i GAD yw
camddehongli neu oramcangyfrif pob math o sefyllfaoedd fel
rhai sy'n fygythiol. Mae'r enghraifft uchod yn dangos sut gall
rhywun 'bryderu am unrhyw beth'. Mae hefyd yn dangos sut gall
GAD sleifio dros bobl ac effeithio ar sawl agwedd ar eu bywydau:
cwsg, archwaeth bwyd, gweithgaredd cymdeithasol ac ati.

Os ydych chi am fynd i'r afael â'ch GAD, mae angen i chi
ddechrau drwy wneud dau beth:

1. Ceisiwch ddatrys eich gorbryderon unigol. Yn yr enghraifft, roedd gan y ddioddefwraig yma orbryderon penodol am ei hiechyd a'i pherfformiad yn y gwaith. Ond nes iddi eu dadansoddi, wnaeth hi ddim sylweddoli fod ganddi bryderon mor benodol. Roedd ei gorbryderon yn ymddangos yn amwys ac roedd hynny'n eu gwneud yn anoddach i ddelio â nhw.

2. Os yw eich ofnau'n dod i'ch meddwl ar ffurf cwestiynau 'Beth os ...?', yna mae angen i chi fod yn ddewr a cheisio ateb y cwestiwn – enwch yr ofn. Yna byddwch chi'n gwybod beth rydych chi'n gweithio ag ef.

Unwaith y byddwch wedi gwneud hyn bydd eich ofnau'n gliriach, a dyna'r cam cyntaf angenrheidiol ar gyfer eu rheoli.

Pam nad yw GAD yn diflannu ohono'i hun? Mae llawer iawn o ymchwil wedi ei gynnal i geisio deall GAD a beth sy'n ei yrru, ac mae nifer o ddamcaniaethau gwahanol. Os ydych chi'n meddwl fod GAD arnoch chi, edrychwch i weld a ydych chi'n gallu uniaethu â rhai o'r syniadau hyn.

- **Mae'n saffach peidio ag enwi'r ofn.** Un farn yw bod pryderu 'Beth os ...?' ychydig yn llai poenus nag enwi'r ofn. Er enghraifft, gallai pryderu 'Beth os ydw i'n sâl?' fod yn llai gofidus nag 'Efallai fod canser arna i ac os yw e wedi datblygu, fe allwn i farw'. Felly, mae tuedd i lynu wrth bryderu, ond os nad ydych chi'n enwi'r ofn fedrwch chi ddim dechrau ei wynebu a bydd y pryderon yn parhau.

- **Mae pryder yn gwneud i mi bryderu.** Gall ystyr y pryderu ei gynnal ymhellach – er enghraifft, os ydw i'n credu y bydd pryderu yn fy ngwneud i'n wallgof, yna mae gen i ragor i bryderu amdano; ar y llaw arall, os ydw i'n credu bod pryderu yn gymorth ac y bydd yn fy rhwystro rhag cael fy synnu gan rywbeth, fe fydda i'n parhau i bryderu. Y naill ffordd neu'r llall, bydd y pryder yn gwneud i mi bryderu.

- **Fedra i ddim dioddef ansicrwydd.** Barn arall yw bod pobl â GAD yn teimlo bod ansicrwydd yn annioddefol; mae wir yn achosi iddyn nhw deimlo ar bigau'r drain. Felly maen nhw'n dal i bryderu am bethau, gan obeithio y byddan nhw'n dod o hyd i ryw ateb neu wybodaeth fydd yn gwneud y gwahaniaeth. Mae hyn yn gwbl wahanol i allu dweud 'Fe all ddigwydd, fe all beidio â digwydd. Does dim pwynt pryderu', ac yna gadael i'r pryder fynd.

- **Fedra i ddim datrys fy mhroblemau oherwydd y pryder.** Mae ymchwil wedi dangos fod y broses o bryderu yn rhwystro datrys problemau. Mae pryderu'n gwneud i ni droi a throi mewn cylchoedd, felly mae'n ein rhwystro rhag asesu sefyllfa a mynd i'r afael â'n hanawsterau. Prin fod angen dweud hyn, ond os nad ydyn ni'n datrys ein problemau byddan nhw'n aros yno i ni bryderu amdanyn nhw.

Os oes gen i GAD beth ddylwn i ei wneud? Sut galla i dorri'r cylch?

Drwy ddefnyddio'r canllawiau yn y llyfr hwn, gallwch geisio torri'r cylchoedd drwy lunio eich 'cynllun triniaeth' eich hun, cynllun wedi'i deilwra i ddiwallu'ch anghenion chi. Unwaith y byddwch yn gyfarwydd â'r gwahanol strategaethau, gallai eich cynllun edrych yn debyg i hyn (er y bydd cynllun pawb ychydig yn wahanol):

1. Ceisiwch ddarganfod beth sydd wrth wraidd eich pryderon: enwch eich ofnau, y meddyliau neu'r delweddau sy'n gwneud eich pryderon yn ddealladwy. Yn enwedig, sylwch a oes gennych chi gredoau di-fudd am eich pryderu a allai fod yn cadw'r pryder yn fyw. (Pennod 7)

2. Cofnodwch eich adnoddau, yn enwedig y bobl a allai eich cefnogi chi.

3. Bydd modd adolygu ac ailwerthuso rhai o'ch pryderon ac efallai y byddwch yn gallu tynnu'r 'colyn' allan ohonyn nhw fel hyn. (Pennod 11)

4. Efallai na fydd pob pryder yn ymateb cystal i hunansiarad ac felly gall rhywbeth sy'n tynnu'ch sylw oddi arnyn nhw eich helpu i roi'r gorau i'ch pryderon a symud ymlaen. (Pennod 10)

5. Mae'n aml yn fuddiol gallu tawelu eich hun yn gorfforol gan fod hyn yn tueddu i dawelu'r meddwl hefyd. Mae hefyd yn ei gwneud hi'n haws i reoli'r anghysuron corfforol sy'n mynd law yn llaw â GAD – a dangoswyd bod ymlacio, yn benodol, yn strategaeth wironeddol ddefnyddiol ar gyfer dioddefwyr GAD. (Penodau 8 a 9)

6. Dysgwch sut i ddatrys problemau fel eich bod yn gallu defnyddio hyn i weithio eich ffordd drwy broblemau

yn hytrach na chael eich dal mewn cylchoedd dieflig o bryderu. (Pennod 13)

7. Unwaith y bydd y sgiliau ymdopi yma yn eich 'pecyn cymorth' gallwch ddechrau wynebu eich ofnau'n fwy uniongyrchol fel eich bod yn gallu meithrin eich hyder yn effeithiol. Gall hyn olygu wynebu her ryngbersonol anodd (defnyddiwch Bennod 14 ar Bendantrwydd i helpu) neu wynebu eich ofnau am deithio, neu am wneud penderfyniadau. Gyda GAD, mae'r rhestr bron yn ddiddiwedd ond pa ofnau bynnag y byddwch yn penderfynu mynd i'r afael â nhw, gwnewch hyn mewn modd sydd wedi'i raddio a'i gynllunio. (Pennod 12)

8. Daliwch ati i wynebu eich ofnau nes byddwch wedi ailsefydlu eich hyder. Bydd ailadrodd yn hwb i'ch hyder ac i'ch gwydnwch.

9. Yn olaf, gwnewch gynlluniau ar gyfer parhau â'ch cynnydd. (Pennod 16)

Anhwylder gorfodaeth obsesiynol

Mae pobl sydd ag anhwylder gorfodaeth obsesiynol (OCD) yn teimlo ysfa gref i wneud pethau penodol neu oedi'n ormodol gyda lluniau meddyliol neu feddyliau penodol mewn ymdrech i fod yn dawel eu meddwl, i deimlo'n ddiogel ac yn aml iawn i ysgafnhau ymdeimlad o gyfrifoldeb (un o gredoau cyffredin OCD yw 'Os bydd rhywbeth drwg yn digwydd, fy mai i yw e'). Mae gwerslyfrau'n galw'r mathau hyn o ymddygiad yn ymddygiadau 'niwtraleiddio' gan eu bod nhw'n niwtraleiddio'r ofn – o leiaf am gyfnod. Mae OCD yn effeithio ar bobl wahanol mewn ffyrdd gwahanol – er enghraifft, roedd Daniel yn teimlo ysfa i olchi ei ddwylo drosodd a throsodd (rhag ofn ei fod yn cario germau) ac i wneud yn siŵr drosodd a throsodd fod y switsys wedi eu diffodd (rhag ofn tân). Roedd Hanna, ar y llaw arall, yn brwydro ag ysfa i ddod â delwedd i'w meddwl o'i theulu yn ddiogel ac yn iach ac i ailadrodd ymadroddion penodol a chysurlon am ei bod yn ofni y byddai niwed yn dod i'w rhan fel arall. Yr ymddygiadau niwtraleiddio hyn yw eu hymdrechion gorau i ymdopi, ond yn y pen draw ffurf ar osgoi ydyn nhw gan fod niwtraleiddio yn golygu peidio byth ag wynebu'r ofn. Bydd hyn, fel rydych chi'n gwybod bellach, yn rhwystro Daniel a Hanna rhag dysgu y bydd popeth yn iawn ac nad yw'r defodau hyn yn angenrheidiol o gwbl.

Mae hwn yn batrwm nodweddiadol mewn OCD. Fel arfer mae'n dechrau gyda pherson yn credu bod rhyw sefyllfa'n fygythiol (y *goramcangyfrif bygythiad* yr edrychon ni arno'n gynharach), ac mae hyn yn sbarduno meddyliau pryderus neu ddelwedd bryderus. Nesaf, daw ysfa i wneud rhywbeth er mwyn teimlo'n ddiogel. Mae Daniel yn teimlo ysfa i wirio a gwneud yn siŵr o bethau a Hanna yn teimlo ysfa i feddwl meddyliau 'da'. Yn y tymor byr byddan nhw'n teimlo rhyddhad, ond bydd y pryderon yn dod yn ôl gan nad yw Daniel na Hanna wedi dysgu delio â'u hofnau go iawn.

Fel gyda phob ymateb sy'n cael ei yrru gan orbryder, gall ymateb i feddwl neu ddelwedd bryderus (yn hytrach na'i anwybyddu) fod yn ymateb sy'n helpu cyn belled â'i fod yn gymesur â realiti. Pe byddech chi'n gadael y tŷ ac yn meddwl: 'Wnes i ddiffodd y tân nwy? Byddai'n beryglus ei adael ymlaen drwy'r dydd ...', efallai y byddech yn mynd yn ôl i wneud yn siŵr. Mae hyn yn ymateb normal a buddiol. Pe byddai menyw'n darllen erthygl am ganser gwddf y groth a hynny'n sbarduno'r meddwl pryderus, 'Gallwn i fod mewn perygl hefyd ...', efallai y byddai'n cael ei sbarduno i fynd i gael archwiliad iechyd. Pe byddai tad (oedd bron wedi gyrru i mewn i rywun oedd heb oleuadau ar ei feic) yn cael delwedd amhleserus o'i blant ei hun yn cael eu hanafu, efallai y byddai hynny'n ei sbarduno i wneud yn siŵr fod goleuadau eu beics yn gweithio. Mae pob un o'r ymatebion hyn yn ddefnyddiol a fydden nhw ddim yn broblem oni bai fod ysfa i ddychwelyd sawl gwaith i wirio'r tân, neu i wneud nifer o apwyntiadau gyda'r meddyg, neu pe na byddai'r delweddau dychrynllyd yn diflannu, fyddai wedyn yn arwain at oramddiffyn y plant.

OCD a phryderon iechyd: Nansi

Mae'n debyg fod gen i ddwy broblem yn ymwneud â gorfodaeth: dwi'n pryderu y gallwn i gael fy halogi gan germau, felly dwi'n ymolchi'n aml er mwyn osgoi hyn. Dwi hefyd yn pryderu am iechyd fy nheulu, felly dwi wedi rhoi'r gorau i ddarllen y papurau neu wylio rhaglenni teledu a allai sbarduno fy mhryderon. Os bydda i'n dechrau pryderu, mae fy meddwl yn llenwi gyda'r delweddau mwyaf ofnadwy o farwolaeth ac mae'n rhaid i mi feddwl am bawb dwi'n eu caru (bob amser yn yr un drefn) gan ddweud: 'Ti'n iawn. Ti'n iawn.' Os na fydda i'n gwneud hyn, neu os dwi'n ei wneud yn y drefn anghywir, dydw i ddim yn gallu cael gwared ar y pryderon ac wedyn mae'r delweddau'n aros yn fy meddwl a dwi'n teimlo mor bryderus nes 'mod i'n methu dioddef y peth. Dwi'n gwybod

*fod hyn yn swnio'n rhyfedd iawn, a byddwn i'n meddwl
ei fod yn rhyfedd taswn i ddim yn gwybod pa mor hawdd
yw cael eich dal yn y pryderon hyn, na fyddan nhw ond
yn diflannu os bydda i'n golchi fy nwylo neu'n mynd drwy
fy nefod 'Ti'n iawn'. Dydw i ddim wir yn gallu cofio adeg
pan nad oeddwn i'n meddwl fel hyn, er bod cyfnodau wedi
bod yn fy mywyd pan nad yw wedi bod yn broblem fawr,
a chyfnodau pan mae wedi cymryd drosodd yn llwyr. Yr
unig ffordd dwi'n gwybod sut i ymdopi â hyn yw ceisio osgoi
sefyllfaoedd sy'n gwneud i mi deimlo wedi fy halogi neu'n
gwneud i mi bryderu am farwolaeth. Dyna pam 'mod i'n
osgoi gwylio rhaglenni teledu am faterion iechyd a dydw i
ddim chwaith yn darllen erthyglau am hyn mewn papurau
newydd. Os bydd rhywun yn dechrau siarad am salwch,
dwi'n aml yn gwneud esgus i gerdded i ffwrdd, ac os nad
ydw i'n gallu gwneud hyn, yna mae'n rhaid i mi fynd i
ymolchi neu fynd drwy fy nefod cyn gynted ag y gallaf.
Weithiau dydw i ddim yn gallu mynd i wneud hyn a
dwi'n teimlo wedi dychryn yn llwyr am oriau.*

OCD *a phryderon am ddiogelwch:* Jac

*Doeddwn i erioed wedi pryderu rhyw lawer nes i mi ddod
yn aelod o dîm chwaraeon proffesiynol. Roedd ennill a
gwneud popeth yn iawn mor bwysig gan fod cymaint yn
dibynnu ar hynny. Dwi'n meddwl ein bod ni i gyd wedi
mynd braidd yn ofergoelus am bethau. Bydden ni'n mynd
ag eitemau 'lwcus' i gemau ac roedd gennym ni 'ddefod
lwcus' cyn pob gêm. Mae'n debyg ein bod yn gwybod nad
oedd gennym ni fawr o reolaeth dros beth fyddai'r tîm arall*

yn ei wneud ac felly bydden ni'n defnyddio'r pethau syml yma i geisio teimlo'n fwy hyderus. Dwi'n gallu cofio 'mod i wedi mynd braidd yn obsesiynol am wirio – rhywbeth roeddwn i'n gallu ei reoli – a byddwn i'n gwirio, yn ailwirio ac yn gwirio fy offer eto fyth. Wedyn fe ddechreuais i wirio mwy o bethau gartref – goleuadau, drysau ac ati. Ar ôl i mi adael y tîm, yn raddol fe wnes i roi'r gorau i lawer o'r gwirio obsesiynol ac er bod fy ngwraig wastad yn cyfeirio at y sylw roeddwn i'n ei roi i ddiogelwch, dydw i erioed wedi cael problem gyda hynny. Ond newidiodd pethau tua chwe mis yn ôl.

Tua'r adeg honno fe osodais ddyddiad ar gyfer ymddeol ac roeddwn i'n cynllunio i wneud pob math o newidiadau yn fy mywyd. Gan wybod mai dim ond blwyddyn arall oedd gen i gyda'r cwmni, yn sydyn fe roddodd fy rheolwr ddyrchafiad i mi i swydd oedd â llawer mwy o gyfrifoldeb – yn enwedig cyfrifoldeb ariannol. Dywedodd ei fod eisiau i mi gael gadael gyda bonws da a chydnabyddiaeth o 'ngallu. Gweithred hyfryd ond un a achosodd straen i mi. Byddwn yn pryderu mwy a mwy am ddiogelwch y swyddfa. Byddwn i'n teithio adref yn meddwl tybed oeddwn i wedi cloi'r swyddfa, cloi'r seff, gosod y larwm ac ati. Cyn hir roeddwn i'n gallu gweld darlun yn fy meddwl o rywun yn torri i mewn i'r seff oherwydd fy esgeulustod i, ac yna byddwn yn gweld fy hun yn cael fy nghywilyddio o flaen y dyn a oedd wedi ymddiried y cyfrifoldeb ychwanegol yma i mi. Erbyn hyn roeddwn i mor bryderus nes y byddwn i'n mynd yn ôl i'r swyddfa dro ar ôl tro i wirio'r seff, i wirio fy swyddfa ac i wirio'r larwm. Gallwn wneud hyn gymaint ag ugain gwaith a dechreuais

gyrraedd adref yn hwyrach ac yn hwyrach ac yn fwy a
mwy gofidus. Mae fy ngwraig yn dweud nad yw hi'n gallu
dioddef llawer mwy o hyn.

Mae'r ofnau mwyaf cyffredin yn tueddu i ymwneud â halogi eich hun neu eraill (fel yn achos Nansi) a diogelwch (sef pryder Jac). Fodd bynnag, mae rhai pobl sydd ag OCD yn pryderu am ddangos ymddygiad amhriodol a allai achosi embaras iddyn nhw – rhegi mewn man cyhoeddus neu fod yn anghwrtais wrth rywun mewn awdurdod, er enghraifft. Er mwyn lleihau'r siawns bod hyn yn digwydd, maen nhw'n cynnal defodau neu'n ymddwyn mewn dull arbennig – mae'n ffordd o geisio amddiffyn eu hunain. Mae OCD bob amser yn ymwneud ag amddiffyn eich hun neu bobl eraill.

Ofn cyffredin arall mewn OCD yw peidio â bod yn ddigon trefnus, â phopeth wedi ei drefnu yn y ffordd iawn. Yr ofn yw y bydd hyn yn dod ag anlwc:

Dwi'n gwybod fod hyn yn afresymol ond os nad ydw i wedi
trefnu popeth yn ôl maint, dwi'n teimlo'n anghysurus iawn.
Dwi jest yn teimlo y bydd rhywbeth gwael yn digwydd.
Dydw i ddim yn gwybod pam a fedra i ddim esbonio be
dwi'n ei ofni, dwi jest yn teimlo'n fwy diogel os ydw i wedi
trefnu pethau'n iawn.

Wrth gwrs weithiau, drwy siawns llwyr, mae'r ymddygiad 'ofergoelus' yma'n gysylltiedig â lwc dda neu fod rhywbeth gwael ddim yn digwydd. Pan fydd hynny'n digwydd, mae'n cryfhau'r ofergoel. Sgoriodd Jon ei gôl orau pan oedd yn gwisgo cit penodol ac ar ôl hynny byddai'n gwisgo'i 'drôns lwcus' ar gyfer pob gêm. O hynny ymlaen byddai'n priodoli sgorio gôl i'w drôns, ac nid i'w sgiliau, a byddai'n mynd yn gynyddol bryderus os na fyddai'n gallu eu gwisgo nhw. Byddai Swyn bob amser yn gosod y clustogau a'r esgidiau yn drefnus cyn casglu ei dwy ferch o'r ysgol; dywedai y byddai hynny'n sicrhau y byddai'r plant yn ddiogel. Dywedodd ei ffrind wrthi nad oedd angen gwneud hyn gan fod y plant bob amser yn ddiogel yn yr ysgol. Atebodd Swyn fod y ffaith eu bod nhw'n ddiogel yn cadarnhau ei hofergoel, a doedd hi ddim am feiddio rhoi'r gorau iddi.

Mae pobl ag OCD yn tueddu i deimlo'n anghysurus am eu hymddygiad gan ei bod hi'n gyffredin iddyn nhw gredu nad yw wir yn angenrheidiol: 'Dwi'n gwybod ei fod yn afresymol ond ...', ac eto mae'r ysfa'n un gref. Mae OCD yn aml yn cael ei gysylltu â theimladau o embaras – ac eto mae teimlad o ofn a chyfrifoldeb yn dal i gynnal yr ysfa i wirio, i lanhau ac i gynnal defodau. Mae'r gwrthdaro yma'n aml yn gwneud OCD hyd yn oed yn fwy poenus i'r dioddefwr ac, yn anffodus, gall yr embaras ei gwneud hi'n wirioneddol anodd gofyn am help. Mae nifer o lyfrau hunangymorth ar OCD a fydd yn rhoi gwell dealltwriaeth i chi o'r anhwylder ac o ffyrdd o'i reoli. Mae rhai argymhellion i'w gweld yn yr adran Darllen Pellach ar ddiwedd y llyfr hwn.

Pam nad yw OCD yn diflannu ohono'i hun? Fel y gwelson ni yn yr enghreifftiau, mae osgoi yn chwarae ei ran gyda hyn. Mae ceisio ymdopi drwy osgoi yn tanseilio hyder ac yn tueddu i waethygu pethau.

- Mae chwilio am gysur hefyd yn rheswm cyffredin dros sefydlu neu wreiddio'r broblem – fe edrychon ni ar geisio sicrhau cysur yn gynharach, ac efallai y byddwch yn cofio ei fod, fel osgoi, yn rhoi peth cysur yn y tymor byr, ond mae'n ein rhwystro rhag meithrin digon o hyder i ddelio â'r pryderon drosom ein hunain.

- Ffordd gyffredin arall o ymdopi yw drwy *wneud ein gorau glas* i beidio â meddwl am ddelwedd neu feddwl dychrynllyd. Y broblem y tro hwn yw: os byddwn ni'n ceisio peidio â meddwl am rywbeth, bydd yn dod i'r meddwl. Rhowch gynnig arni – ceisiwch beidio â meddwl am falŵns coch, gwagiwch eich meddwl o falŵns coch, cadwch nhw allan o'ch meddwl. Mae'n debygol iawn eich bod chi wedi meddwl am falŵns coch. Os felly, gallwch werthfawrogi nad yw'r strategaeth o geisio peidio â meddwl am rywbeth wir yn gweithio.

Os bydda i'n gweld fod OCD arna i, beth ddylwn i ei wneud? Sut galla i dorri'r cylch?

Drwy ddefnyddio'r canllawiau yn y llyfr hwn, gallwch geisio torri'r cylchoedd drwy lunio eich 'cynllun triniaeth' eich hun, cynllun wedi'i deilwra i ddiwallu'ch anghenion chi. Unwaith y byddwch yn gyfarwydd â'r gwahanol strategaethau, gallai eich cynllun edrych yn debyg i hyn (er y bydd cynllun pawb ychydig yn wahanol):

1. Nodwch beth sy'n mynd drwy eich meddwl pan fyddwch yn dechrau gorbryderu am bethau. Gall hyn fod yn rhywbeth dychrynllyd iawn ond mae angen i chi wybod pa feddyliau neu luniau sy'n gwneud eich ofnau a'ch ymddygiad yn ddealladwy. Yn benodol, chwiliwch am feddyliau trychinebus ac

ofergoelus ac am ddelweddau byw a dychrynllyd ac am feddyliau ynghylch cyfrifoldeb. Cofnodwch bob ysfa a'ch ymddygiad hefyd. (Pennod 7)

2. Cofnodwch eich adnoddau, yn enwedig y bobl a allai eich cefnogi chi, ond – ac mae hyn yn *wirioneddol* bwysig – dysgwch sut i gysuro eich hun yn hytrach na throi at bobl eraill.

3. Edrychwch ar eich meddyliau – ceisiwch ddysgu sut i gysuro'ch hun drwy bwyso a mesur yn union pa mor realistig yw eich ofnau. Ydych chi'n goramcangyfrif bygythiad ac yn tanamcangyfrif eich gallu i ymdopi? Mae hyn yn gyffredin mewn OCD. (Pennod 11)

4. Yn ogystal â defnyddio hunansiarad i helpu i liniaru eich ofnau, gall pethau sy'n tynnu eich sylw eich helpu i dderbyn ansicrwydd ac i ollwng gafael ar eich meddyliau a'ch pryderon obsesiynol. Gall eich helpu i gerdded i ffwrdd. (Pennod 10)

5. Rhywbeth sy'n gwbl hanfodol i oresgyn OCD yw wynebu eich ofnau yn hytrach nag ildio i osgoi. Eich her fwyaf bob amser fydd ceisio peidio ag ildio i'r ysfa – ond mae angen i chi wneud yn siŵr eich bod yn profi gyntaf a oes sail i'ch ofnau ai peidio: profwyd drosodd a throsodd mai dyma'r ffordd fwyaf effeithiol o dorri cylchoedd OCD. Mae angen i chi gynllunio hyn yn ofalus. (Pennod 12)

6. Er mwyn eich helpu i wrthsefyll gorfod gwirio neu lanhau neu feddwl mewn ffordd ofergoelus neu

chwilio am gysur, efallai y bydd angen i chi ddefnyddio sgiliau tynnu sylw a hunansiarad realistig. Ond byddwch hefyd yn ei chael hi'n haws gwrthsefyll yr anghysur corfforol sy'n gallu dod gyda phob ysfa os gallwch chi dawelu eich hun yn gorfforol yn ogystal. (Penodau 8 a 9)

7. Daliwch ati i herio eich hun – drwy wrthsefyll pob ysfa ond hefyd drwy wneud pethau neu fynd i lefydd sy'n debygol o sbarduno eich ysfa – nes eich bod yn ailsefydlu eich hyder. Bydd ailadrodd yn hwb i'ch hyder ac i'ch gwydnwch.

8. Yn olaf, gwnewch gynlluniau ar gyfer parhau â'ch cynnydd. (Pennod 16)

Anhwylder straen wedi trawma

Mae anhwylder straen wedi trawma, neu PTSD, yn ymateb straen sydd weithiau'n dilyn digwyddiad trawmatig megis damwain car, ymosodiad neu fod yn dyst i drychineb mawr. Mae cael cyfnod o anhawster yn dilyn trawma yn beth eithaf normal ac mae'n arferol i chi gael eich plagio gan atgofion a thristwch am gyfnod. Mae'n debyg fod yna reswm da dros ail-fyw profiadau dychrynllyd, ac un ddamcaniaeth boblogaidd yw ei fod yn rhoi cyfle i ni ddysgu o'n camgymeriadau neu sefyllfaoedd oedd yn fater o gael a chael. Bu'r ddamwain car y soniais amdani'n gynharach yn ailchwarae yn fy meddwl am gyfnod, a bob tro fyddai hynny'n digwydd, roedd yn rhoi cyfle i mi ystyried beth y gallwn i fod wedi'i wneud i'w hosgoi a beth wnes i'n dda ac a'm cadwodd i a 'mhlentyn yn ddiogel. Golygai hyn fy mod i wedi gallu dal i ddysgu o'r profiad heb orfod mynd drwyddo eto. Yn y rhan fwyaf o achosion mae'r atgofion byw hyn yn pylu dros amser (weithiau dros ddyddiau ond yn aml dros wythnosau neu hyd yn oed fisoedd), ond gyda PTSD dydy pethau ddim yn mynd yn haws. Yna, mae gofid yr atgofion yn effeithio ar ymddygiad ac mae dioddefwyr PTSD yn osgoi beth bynnag allai sbarduno'r atgofion: llefydd, pobl, darllen papurau newydd, ac ati. Gallwch weld fod bywyd yn mynd yn gyfyngedig ac mae ofn yn magu gwreiddiau.

Roedd yr astudiaethau cyntaf ar PTSD yn cynnwys milwyr oedd i gyd yn dangos patrymau tebyg o ymatebion straen eithafol ar ôl brwydrau. Y prif nodweddion oedd symptomau clasurol o orbryder ond ag atgofion neu freuddwydion byw a mynych am y trawma hefyd. Mae'r atgofion hynod fyw hyn yn nodweddiadol iawn o PTSD ac mae'r rhai eithriadol o fyw yn cael eu galw'n 'ôl-fflachiadau', gan eu bod fel petaent yn mynd â'r dioddefwr yn ôl i eiliad y trawma. A dydy'r atgof ddim bob amser yn weledol yn unig: mae rhai pobl yn cael ôl-fflachiadau o arogleuon neu deimladau corfforol neu seiniau. Yr hyn sydd ganddyn nhw'n gyffredin yw bod ôl-fflachiadau'n adfywio'r ofn bob tro y maen nhw'n digwydd, gan gadw'r broblem yn fyw. Yn aml bydd dioddefwyr yn ofni'r ôl-fflachiadau gan eu bod yn credu eu bod yn mynd yn wallgof neu fod pob ôl-fflachiad yn eu hatgoffa na fyddan nhw byth yn gwella. Ond mae'r rhan fwyaf o bobl yn gwella o PTSD ac yn dysgu sut i reoli ôl-fflachiadau ac atgofion gwael.

Yn ôl at y milwyr – mewn rhai achosion roedden nhw'n llawer mwy 'emosiynol' na chynt; er enghraifft, roedden nhw'n mynd yn ofnus neu'n ddagreuol yn haws. Weithiau, y gwrthwyneb oedd yr ymateb wedi trawma a bydden nhw'n teimlo'n ddiffrwyth yn emosiynol; hynny yw, fydden nhw'n teimlo fawr ddim emosiwn neu'n canfod fod eu hemosiynau wedi pylu neu farw. Mae'n debyg mai ofn yw'r emosiwn mwyaf cyffredin sy'n cael ei deimlo gan rywun â PTSD, ond weithiau y prif deimlad yw galar neu ffieidd-dod neu ddicter – pob un yn bwerus iawn ac yn achosi gofid ac osgoi. Y neges yw bod yna gryn dipyn o amrywiaeth o ymatebion emosiynol yn gysylltiedig â PTSD – nid ofn yn unig – ac weithiau mae'r canlyniad emosiynol yn un o deimlo'n wag yn hytrach na theimlo'n fwy emosiynol.

Ers yr astudiaethau cynnar mae wedi dod yn amlwg y gall PTSD ddigwydd i unrhyw un, nid dim ond i filwyr.

Yn dilyn y ddamwain car, fe ddechreuais i gael breuddwydion amdani. Roeddwn i'n disgwyl iddyn nhw ddiflannu o fewn ychydig ddyddiau, ond roedden nhw'n dal i ddigwydd ac mor fyw fel y byddwn i'n deffro'n credu 'mod i wir newydd fod yn y ddamwain. Dwi'n gwybod, ar ôl siarad â phobl eraill, fod hwn yn ymateb cyffredin, ond fe barodd fy mreuddwydion dychrynllyd am wythnosau lawer, gan effeithio ar fy nghwsg ac ar fy ngallu i weithio drannoeth. Yn y pen draw, fe roddodd y meddyg dabledi cysgu i mi er mwyn fy helpu i ymdopi â hyn.

Er nad oedd y breuddwydion yn fy mhoeni cymaint wedyn, doeddwn i ddim yn gallu mynd yn ôl i'r gyffordd lle digwyddodd y ddamwain, nac ailafael yn y llyw. Credwn y byddwn i'n goresgyn fy ofn o yrru ac o'r gyffordd honno yn fuan, ond fe ffeindiais i fod hyn yn gwaethygu yn hytrach na gwella ac fe ddes i'n ddibynnol iawn ar fy ngwraig i wneud y gyrru ac i gynllunio teithiau oedd yn osgoi'r gyffordd honno. Os oedden ni'n mynd yn agos at leoliad y ddamwain, byddwn i'n dechrau cael atgofion byw dros ben – rhyw fath o ôl-fflachiad o'r olygfa wreiddiol. Roedd hyn yn fy ypsetio i cymaint fel y dysgodd fy ngwraig ddefnyddio ffyrdd gwahanol yn fuan iawn, a bellach rydyn ni'n cadw atyn nhw. Mae hi wedi dangos cymaint o gydymdeimlad ac wedi mynd allan o'i ffordd i helpu. Er bod chwe mis wedi pasio bellach ers y ddamwain, dydw i'n dal ddim yn teimlo'n hyderus y bydda i'n gallu gyrru eto ac mae'r cyfyngu hwn ar fy rhyddid yn effeithio ar fy ngwaith.

Pam nad yw'r PTSD yn diflannu ohono'i hun?

- Mae'r atgofion trawmatig yn chwarae rhan fawr yn hyn. Mae ein hymennydd fel arfer yn delio ag atgofion trawmatig drwy eu 'hailchwarae' am gyfnod, ond yn raddol maen nhw'n mynd yn llai dwys ac mae'r atgofion yn teimlo'n debycach i atgofion amhleserus yn hytrach nag ailddangosiad byw o'r trawma yn y meddwl. Fodd bynnag, gall yr ôl-fflachiadau fod mor bwerus a 'real' nes eu bod yn gallu ailgychwyn y gofid unwaith eto.
- Mae ofni'r atgofion (neu'r hyn y gallai'r ôl-fflachiadau ei awgrymu o safbwynt mynd yn wallgof, er enghraifft) yn ddealladwy, ond gall bod mewn cyflwr o orbryder ac ofn dwysach wneud i ni fod yn fwy agored i gael atgofion dychrynllyd.
- Mae osgoi gwneud pethau neu fynd i lefydd sy'n aildanio atgofion (fel y gwelsom yn yr enghraifft uchod) hefyd yn ddealladwy, ond, fel rydych chi'n gwybod yn iawn, mae osgoi yn ein hatal rhag adennill hyder.

- Mae llawer o bobl sy'n goroesi trawma yn cyfyngu ar eu bywydau yn sgil colli hyder, ond bydd cyfyngu ar weithgareddau cymdeithasol a chorfforol yn ein gwneud yn fwy mewnblyg ac ofnus.

Os oes gen i PTSD, beth ddylwn i ei wneud? Sut galla i dorri'r cylch?

Drwy ddefnyddio'r canllawiau yn y llyfr hwn, gallwch geisio torri'r cylchoedd drwy lunio eich 'cynllun triniaeth' eich hun, cynllun wedi'i deilwra i ddiwallu'ch anghenion chi. Unwaith y byddwch yn gyfarwydd â'r gwahanol strategaethau, gallai eich cynllun edrych yn debyg i hyn (er y bydd cynllun pawb ychydig yn wahanol):

1. Ceisiwch ddeall beth sy'n mynd drwy'ch meddwl ac felly beth sy'n esbonio eich PTSD. Mae hyn yn debyg o fod yn gyfuniad o atgofion byw a phryderu eich bod yn fregus a'ch bod mewn perygl. (Pennod 7)

2. Cofnodwch eich adnoddau, yn enwedig y bobl a allai eich cefnogi chi

3. Atgoffwch eich hun fod atgofion pwerus yn normal yn dilyn trawma: mae'r ymennydd wedi ei drefnu i ailchwarae atgofion trawmatig. Bydd deall hyn ynddo'i hun yn gallu ysgafnhau'r straen a gwneud yr atgofion yn llai dwys.

4. Pan fyddwch chi'n gyfarwydd â'r mathau o feddyliau a delweddau sy'n sbarduno eich ofnau, defnyddiwch hunansiarad adeiladol a chysurlon i'ch atgoffa eich

hun eich bod yn ddiogel a bod y perygl drosodd nawr. Hefyd ceisiwch ddatblygu delweddau cysurlon ohonoch yn ymdopi a bod yn ddiogel. (Pennod 11)

5. Defnyddiwch bethau i dynnu'ch sylw i feithrin eich hyder er mwyn cael gwared ar feddyliau a delweddau ymwthiol a digroeso, os oes angen. (Pennod 10)

6. A defnyddiwch ymlacio ac anadlu wedi'i reoli i roi'r hyder i chi y gallwch ymdawelu a chysuro eich hun pan fyddwch yn dechrau teimlo dan straen. (Penodau 8 a 9)

7. Nawr gallwch 'ailfeddiannu' eich bywyd yn raddol, gan ddechrau gwneud hobïau a gweithgareddau eto, ond pwyll piau hi fel na fyddwch yn cael eich gorlethu. (Pennod 12)

8. Ewch ati hefyd *yn raddol* i wynebu'r sefyllfaoedd sydd wedi bod yn anodd i chi oherwydd eu bod yn sbarduno atgofion ac ofnau, a defnyddiwch hunansiarad a delweddau cysurlon i leihau eich tensiwn meddyliol. Cynlluniwch hyn yn ofalus ac ewch ati'n raddol ac yn realistig. (Pennod 12)

9. Daliwch ati i wynebu eich ofnau nes eich bod yn adennill eich hyder. Bydd ailadrodd yn hwb i'ch hyder ac i'ch gwydnwch.

10. Yn olaf, gwnewch gynlluniau ar gyfer parhau â'ch cynnydd. (Pennod 16)

Gair am 'chwythu plwc'

Mae chwythu plwc (*burn-out*) yn derm eithaf annelwig sydd wedi bod o gwmpas ers blynyddoedd lawer ac yn cael ei ddefnyddio i ddisgrifio math arall o broblem gorbryder neu straen sy'n wahanol i'r rhai rydyn ni wedi siarad amdanyn nhw hyd yn hyn. Mae chwythu plwc yn ymateb i'r straen cyson rydyn ni'n tueddu i beidio â sylwi arno nes ein bod yn sylweddoli – neu fod rhywun agos aton ni'n sylweddoli – nad ydyn ni'n ymdopi. Mae'n sleifio drosom heb yn wybod i ni. Efallai mai'r hyn sy'n ei achosi yw rhywbeth y gallech ei ystyried yn straen 'actif' megis gorweithio, terfynau amser tyn neu dargedau amhosibl, neu straen 'goddefol' megis diflastod mewn swydd, diffyg hunanreolaeth neu rwystredigaeth. Gall y straen hyd yn oed fod yn 'gadarnhaol' yn yr ystyr ei fod yn adlewyrchu rhywbeth pleserus: treulio gormod o oriau'n gwneud y swydd rydych chi wrth eich bodd yn ei gwneud; ymgymryd â gormod o dasgau a ffafrau i bobl rydych chi'n hoffi eu helpu, er enghraifft. Beth bynnag sydd wrth wraidd y peth, mae'r symptomau'n debyg i rai a geir mewn problemau eraill cysylltiedig â straen, ond maen nhw'n gallu bod yn fwy difrifol am ein bod yn anwybyddu neu'n diystyru'r straen nes iddo gyrraedd lefelau sy'n amharu ar ein gwaith, ein bywyd gartref neu ein hymdeimlad o les.

Wrth edrych yn ôl, roedd yr holl arwyddion yno ond wnes i ddim cymryd unrhyw sylw ohonyn nhw. Roeddwn i wastad wedi bod eisiau bod yn nyrs ac roeddwn i'n uchelgeisiol yn bersonol ac yn poeni am fy nghleifion. Felly, wnes i erioed stopio i edrych pa mor galed roeddwn i'n gweithio. A dweud y gwir, mae'n anodd arafu yn fy ngwaith i – mae diwylliant ward argyfwng yn un o hunanaberth a gwaith caled. Ac roeddwn i wrth fy modd yn bod yn rhan o hynny. Wedyn fe ddechreuais i gael problemau treulio bwyd, ond byddwn i'n llyncu gwrthasid. Pan ges i ddiagnosis o syndrom coluddyn llidus roeddwn i'n meddwl fod hynny'n niwsans, ond wnes i ddim sylweddoli ei fod yn rhybudd i mi. Fe ddechreuais deimlo o dan y don fwy a mwy, a byddwn yn dweud wrthyf fy hun mai dyma beth sy'n digwydd yn y gaeaf a bod yn rhaid inni ddal ati i redeg y gwasanaeth. Roeddwn i'n colli pwysau, yn teimlo'n lluddedig ac roeddwn i mor bigog nes bod rhai o'm staff yn amlwg yn fy osgoi i.

Rhan fwyaf dychrynllyd fy mhrofiad oedd 'mod i wedi dechrau gwneud camgymeriadau – yn aml rhai twp dros ben na fyddwn i'n eu disgwyl gan fyfyriwr. Yn ffodus, doeddwn i ddim wedi gwneud llawer o gamgymeriadau cyn i'm rheolwr llinell fynnu 'mod i'n cael amser i ffwrdd o'r gwaith i ddod dros y straen. Ar y pryd roeddwn i mewn sioc ac fe gymerodd hi sbel i bopeth suddo i mewn, ond nawr dwi'n sylweddoli 'mod i'n ffodus fod fy rheolwr wedi gweld beth oedd yn digwydd ac wedi rhoi egwyl i mi yr oedd ei hangen yn fawr arnaf. Diolch byth nad oedd y penderfyniad wedi ei adael i mi – dydw i ddim yn credu y byddwn i wedi sylweddoli 'mod i wedi chwythu 'mhlwc hyd nes y byddwn i wedi gwneud llawer gormod o gamgymeriadau ac efallai wedi gwneud fy hun yn eithaf sâl a'r rhai o 'nghwmpas i'n anhapus.

Pam nad yw chwythu plwc yn diflannu ohono'i hun?

- Un rheswm cyffredin yw nad ydyn ni hyd yn oed yn sylwi arno – mae'n sleifio droson ni a dydy'r newidiadau graddol ddim yn canu unrhyw glychau rhybudd.
- Rheswm cyffredin arall yw ein bod yn cael ein cymell i ymestyn ein hunain – efallai am ein bod ni'n mwynhau'r hyn

rydyn ni'n ei wneud, efallai am fod gennym ni ymdeimlad o ddyletswydd, efallai am nad ydyn ni'n gallu dweud na.

- Mae chwythu plwc yn tueddu i'n gwneud ni'n llai effeithiol a dydyn ni ddim yn cyflawni cymaint ag rydyn ni'n gobeithio, neu rydyn ni'n gwneud mwy o gamgymeriadau. Mae hyn yn gallu sbarduno'r awydd i weithio'n fwy caled i wneud iawn am ein camgymeriadau neu ein diffyg cynhyrchiant, a bydd hyn wedyn yn ein gwneud ni'n fwy blinedig ac yn llai effeithiol: cylch dieflig.

Os ydw i'n sylweddoli 'mod i wedi chwythu fy mhlwc, beth ddylwn i ei wneud? Sut galla i dorri'r cylch?

1. Daliwch y meddyliau sy'n eich gyrru mor galed – a cheisiwch eu cydbwyso â rhai mwy cymedrol. (Pennod 11)

2. Dysgwch ddweud na er mwyn sicrhau nad ydych yn gorymestyn eich hun nac yn derbyn gwaith diflas neu rwystredig, dim ond am ei bod hi'n anodd bod yn bendant. (Pennod 14)

3. Dysgwch sut i reoli'ch amser fel bod gennych amcanion realistig a'ch bod yn gallu neilltuo amser i ymlacio a gorffwys – a chynnwys gweithgareddau pleserus yn eich amserlen. (tudalennau 350–69)

4. Gwrandewch ar y bobl o'ch cwmpas pan fyddan nhw'n awgrymu eich bod chi'n arafu neu'n ymlacio neu pan fyddan nhw'n dweud efallai nad ydych yn cael

---

boddhad yn yr hyn rydych chi'n ei wneud; weithiau mae'n cymryd rhywun o'r tu allan i weld y problemau.

5. Dysgwch beth yw eich arwyddion rhybudd; yn yr enghraifft uchod, problemau treulio oedd yr arwydd, ond gallai arwyddion rhywun arall gynnwys cur pen, poen cefn, yfed mwy, bwyta er mwyn cael cysur ac ati. Dysgwch beth sy'n dweud wrthych chi ei bod hi'n amser adolygu'r sefyllfa.

Crynodeb

- Mae pryderon, ofnau a gorbryderon weithiau'n cael eu grwpio yn gategorïau neu fathau penodol o 'ddiagnosis'.

- Y mathau mwyaf cyffredin yw: ffobiâu, anhwylder panig, gorbryder cymdeithasol, gorbryder iechyd, anhwylder gorbryder cyffredinol (GAD), anhwylder gorfodaeth obsesiynol (OCD) ac anhwylder straen wedi trawma (PTSD).

- Mae 'chwythu plwc' hefyd yn ffurf gydnabyddedig ar straen y gellir defnyddio CBT i ddelio â hi.

- Mae yna driniaeth CBT sydd wedi profi'n llwyddiannus ar gyfer y rhan fwyaf o anhwylderau gorbryder.

- Gall darganfod eich problem eich hun yn un o'r grwpiau diagnostig roi rhai syniadau i chi ar gyfer ymdopi.

Rhan Dau

Rheoli Problemau gan ddefnyddio CBT

5

Rheoli problemau gan ddefnyddio CBT

Dwi wedi dioddef gyda fy nerfau ers blynyddoedd ac wedi ymdopi drwy gymryd tawelyddion o bryd i'w gilydd. Mi fydda i bob amser yn cymryd un cyn mynd i ddigwyddiad cymdeithasol neu os oes raid i mi fynd i weld y meddyg neu'r deintydd. Er bod hyn wedi gweithio i mi, dwi'n pryderu efallai 'mod i'n ddibynnol ar y tabledi. Fe wnes i fynd i gyflwr ofnadwy ar fy ngwyliau unwaith pan es i hebddyn nhw a mynd i banig yn y diwedd – a difetha'r gwyliau i bawb. Ar ôl hynny, dywedodd fy ngŵr y dylwn wneud fy ngorau glas i ymdopi hebddyn nhw ond dwi ddim yn ddigon dewr. Mae'n rhaid bod yna ffordd arall ...

Mae ein barn ar reoli anawsterau sy'n gysylltiedig â gorbryder wedi newid yn eithaf dramatig dros y deng mlynedd ar hugain diwethaf. Mae dau opsiwn wedi bod yno erioed ar gyfer rheoli pryderon, ofnau a gorbryderon: dulliau seicolegol a/neu feddyginiaeth. Roedd defnyddio meddyginiaeth yn boblogaidd iawn yn y 1970au a dechrau'r 1980au, ac yna dangosodd mwy a mwy o ymchwil fod dulliau seicolegol yn effeithiol – yn enwedig therapi o'r enw CBT (therapi ymddygiad gwybyddol).

Nid yw defnyddio meddyginiaeth – tawelyddion neu

wrthiselyddion fel arfer – o anghenraid yn beth gwael cyn belled â'i bod yn cael ei defnyddio'n ofalus a *bob amser* â chyngor meddyg. Yn wir, gallai meddyginiaeth fod yn amhrisiadwy i'ch helpu drwy argyfwng; ond mae defnyddio meddyginiaeth yn y tymor hir ar y cyfan yn cael ei ystyried yn ddi-fudd am nifer o resymau:

- mae troi at feddyginiaeth yn ein hatal ni rhag dysgu sut i reoli ein gorbryder ein hunain. Yna, fyddwn ni ddim yn datblygu'r hunanhyder sydd ei angen arnon ni er mwyn goresgyn problemau sy'n gysylltiedig â gorbryder
- mae peth tystiolaeth fod tawelyddion yn arwain at ddibyniaeth gorfforol (nid seicolegol yn unig)
- mae tystiolaeth dda nad yw meddyginiaeth yn fwy effeithiol na rheolaeth seicolegol mewn nifer o achosion
- mae yna bosibilrwydd mai cuddio symptomau pryder, ofn a gorbryder yn unig y bydd meddyginiaeth, heb fynd i'r afael â gwreiddyn y broblem; gall hwnnw barhau'n ffynhonnell bod yn agored i straen
- gall meddyginiaeth achosi sgileffeithiau amhleserus all hyd yn oed waethygu gorbryderon rhywun sy'n sensitif iawn i newidiadau corfforol.

Yn ffodus, mae yna dystiolaeth argyhoeddiadol iawn y gall CBT helpu gyda phroblemau gorbryder, ac yn well fyth fod nifer o bobl yn gallu defnyddio CBT drwy hunangymorth, fel y llyfr yma, er enghraifft. Bydd Rhan Tri o'r llyfr hwn yn eich arwain drwy raglen CBT hunangymorth sy'n seiliedig ar flynyddoedd o gynnal sesiynau rheoli gorbryder mewn clinig dan y Gwasanaeth Iechyd Gwladol. Felly, gallwch fod yn hyderus fod y technegau wedi eu profi a bod y rhaglen adfer hon yn realistig. Mae'r rhaglen ei hun yn cael ei chyflwyno mewn ffordd systematig ac mae'n trafod strategaethau ymdopi ar gyfer rheoli symptomau corfforol, seicolegol ac ymddygiadol. Yr hyn sydd angen i chi ei wneud yw darllen y testun yn drylwyr a bod yn barod i gymryd amser i deilwra'r dull i fodloni'ch anghenion chi. Mae hyn yn golygu:

- cadw dyddiadur o'ch gorbryderon a'ch pryderon *chi*
- rhoi cynnig ar wahanol dechnegau a chanfod beth sy'n gweithio i *chi*
- dod o hyd i amser i ymarfer y technegau
- amseru eich hun yn realistig.

Meddyginiaeth

Os ydych chi'n cymryd meddyginiaeth ar hyn o bryd ac yn bwriadu lleihau eich defnydd ohoni, dyma gyfle delfrydol i ddysgu strategaethau i'w disodli. Bydd cyflwyno technegau CBT yn ei gwneud hi'n haws i chi leihau'r feddyginiaeth (gweler y nodyn ar roi'r gorau i feddyginiaeth ar ddiwedd y bennod hon). Mae'n bwysig iawn eich bod chi'n gwneud yn siŵr eich bod yn rhoi'r gorau i unrhyw feddyginiaeth dan arweiniad eich meddyg.

CBT: beth yw CBT a pham mae'n gweithio

Fe ddechreuais i feddwl na fyddwn i byth yn gallu byw fy mywyd yn normal eto. Ers i mi ddechrau gorbryderu am beth fyddai eraill yn ei feddwl amdana i, roeddwn i'n mynd allan yn llai aml ac yn gwneud llai yn gyffredinol. Roeddwn i'n dechrau mynd yn gaeth i'r tŷ ac wedi fy ynysu'n gymdeithasol. Wedyn awgrymodd ffrind lyfr ar CBT am ei fod wedi ei helpu hi pan fu hi'n brwydro â gorbryder yn y gorffennol. Mae'n rhaid imi ddweud ei bod hi'n hysbyseb da i CBT gan na fyddwn i byth wedi sylweddoli iddi gael problem o gwbl. Fe ddarllenais i'r llyfr yn syth ac i ddechrau fe helpodd fi i ddeall fod gorbryder yn normal yn y bôn (gwnaeth hyn i mi deimlo'n well yn syth), ei fod yn gallu mynd allan o reolaeth a bod yna resymau dros hyn. Fe ddechreuais i weld fod fy ngorbryderon wedi mynd allan o reolaeth oherwydd 'mod i wedi gorfod delio â llawer o straen ar un adeg yn fy mywyd. Cysurodd hyn fi nad oeddwn i'n wan nac yn wirion – dim ond yn anlwcus. Nesaf, helpodd y llyfr fi i werthfawrogi 'mod i wedi cael fy nal yn yr hyn oedd yn cael ei alw'n 'gylchoedd dieflig' o bryder a gorbryder. Roedd y rhain wedi fy nal yn ôl ac wedi dwyn fy hyder – ond dangosodd y llyfr hefyd i mi sut gallwn i dorri'r cylchoedd hyn ac adfer fy hyder. Roedd y llyfr yn amlinellu llawer o dechnegau i'm helpu i reoli'r teimladau corfforol erchyll a'r meddyliau pryderus, ac fe anogodd fi i ymgymryd â heriau cynyddol anodd nes i mi lwyddo i gael fy hen fywyd yn ôl. Mewn gwirionedd, dwi'n credu 'mod i wedi gwneud yn well na hynny. Wedi fy arfogi â gwell dealltwriaeth o orbryder a llawer o syniadau ynghylch sut i ymdopi, dydw i ddim yn meddwl y bydda i mor fregus ac yn syrthio i mewn i fagl gorbryder eto.

Therapi siarad a gafodd ei ddatblygu gan yr Athro Aaron T. Beck yn y 1960au yw CBT, ac fe gafodd ei ddefnyddio gyntaf fel therapi ar gyfer iselder. Roedd mor llwyddiannus nes iddo gael ei ddefnyddio gyda phroblemau eraill yn y 1980au, megis gorbryder ac anhwylderau bwyta. Dros amser, profodd yn therapi siarad rhagorol ar gyfer amrywiaeth eang o broblemau seicolegol, ac mae'r llyfrau yn y gyfres hon yn adlewyrchu hyn. Mae cryn dipyn o ymchwil wedi cael ei gynnal i'r ffyrdd y gall CBT helpu gyda gorbryder. Yr hyn rydyn ni wedi'i weld drosodd a throsodd yw ei fod yn helpu pobl drwy roi iddyn nhw'r ddealltwriaeth a'r 'offer' sydd eu hangen arnyn nhw i reoli eu hanawsterau drostynt eu hunain.

Dyma'r syniad syml y mae CBT yn seiliedig arno: mae'r hyn sy'n mynd drwy ein meddyliau (prosesau meddwl neu wybyddiaeth) yn effeithio ar y ffordd rydyn ni'n teimlo ac yn y pen draw ar yr hyn rydyn ni'n ei wneud (ein hymddygiad). Er enghraifft, mae Gwyn mewn awyren ac mae'n dechrau ysgwyd ychydig. Dyma mae'n ei feddwl: 'O na – mae rhywbeth difrifol o'i le fan hyn – gallai'r peiriannau fod yn methu a gallen ni gael damwain!' Yn ddealladwy, mae'n teimlo'n ofnus ac mae hyn yn gwneud ei feddyliau'n fwy eithafol fyth (ein hen elyn, y cylch dieflig). Mae ei banig yn effeithio ar ei ymddygiad – dydy e ddim yn eistedd yn dawel erbyn hyn, mae'n stiff ag ofn ac mae'n gafael yn dynn yn ei Sant Christopher lwcus, gan gadw ei orbryderon iddo'i hun.

Mae Myrddin, sy'n eistedd gyferbyn ag ef, yn meddwl yn wahanol: 'Efallai mai ychydig o dyrfedd sy'n achosi hyn – mae hynny'n ddigon arferol wrth hedfan.' Mae'n teimlo'n gymharol dawel ei feddwl, yn troi at ei bartner ac yn rhannu ei syniadau; mae hi'n cytuno ag ef ac mae'r ddau'n ymlacio yn eu seddau.

Un sefyllfa – dwy farn wahanol, pob barn yn arwain at deimladau a gweithredoedd gwahanol (gweler Ffigur 8). Pe bai Gwyn wedi bod yn fwy agored i'r syniad y gallai fod yn ddiogel, efallai na fyddai wedi teimlo mor ofnus.

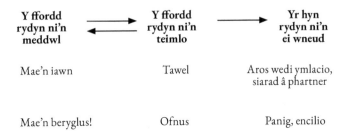

Ffigur 8: Mae'r ffordd rydyn ni'n meddwl yn effeithio ar y ffordd rydyn ni'n teimlo a'r hyn rydyn ni'n ei wneud

Yn ei dro, mae'r hyn rydyn ni'n ei wneud yn gallu newid y ffordd rydyn ni'n teimlo a'r ffordd rydyn ni'n meddwl. Roedd Gwyn yn nerfus a llawn tensiwn ac yn dal yn dynn yn ei 'swyn lwcus'. Roedd hyn yn gwneud i'w orbryder barhau; roedd yn teimlo'n llawn tensiwn ac roedd hynny'n gwneud iddo deimlo'n fwy gorbryderus. Ychydig funudau'n ddiweddarach pan ddaeth y tyrfedd i ben, fe deimlodd ryddhad ond roedd yn rhyddhad anesmwyth gan nad oedd wedi cael ei dawelu a'i sicrhau'n iawn, ac roedd yn pryderu y gallai ddigwydd eto ac na fyddai ei Sant Christopher lwcus yn gweithio. Roedd yn dal yn orbryderus. Roedd Myrddin, ar y llaw arall, wedi trafod ei 'ddamcaniaeth tyrfedd ysgafn' gyda'i wraig; roedd y ddau wedi cysuro'r naill a'r llall ac roedd y ddau ohonyn nhw'n teimlo'n ddiogel. Fel Gwyn, roedd yn ymwybodol y gallai ddigwydd eto yn ystod y daith, ond roedd yn teimlo wedi ymlacio am y peth oherwydd gallai atgoffa'i hun fod hyn yn normal ac y byddai'n pasio'n fuan. Mae'r rhyngweithio yma rhwng y ffordd rydyn ni'n meddwl (gwybyddiaeth) a'r hyn rydyn ni'n ei wneud (ymddygiad), a sut mae'n effeithio ar y ffordd rydyn ni'n teimlo yn cael ei ddangos yn Ffigur 9.

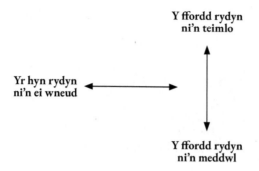

Ffigur 9: Mae'r hyn rydyn ni'n ei wneud yn effeithio ar y ffordd rydyn ni'n meddwl ac yn teimlo

Os oes gennych chi orbryderon, pryderon ac ofnau pryderus, bydd CBT yn eich helpu i newid y ffordd rydych chi'n teimlo drwy eich dysgu i fynd i'r afael â'r ffordd rydych chi'n meddwl a'r hyn rydych chi'n ei wneud. Byddwch yn dysgu adnabod eich patrymau eich hun a bydd hyn yn eich helpu i ddal eich meddyliau, eich teimladau a'ch ymddygiad gorbryderus cyn iddyn nhw fynd allan o reolaeth. Drwy ddysgu rhai o'r technegau CBT sy'n cael eu defnyddio'n fwyaf cyffredin, byddwch yn gallu cymryd rheolaeth dros y *wybyddiaeth* (meddyliau a delweddau) a'r *ymddygiad* a allai waethygu eich anawsterau; yn gryno, byddwch yn dysgu dilyn llwybr Myrddin yn hytrach nag un Gwyn.

Un o'r pethau gorau am CBT yw ei fod yn ddull ymdopi am oes: unwaith y byddwch wedi meistroli'r sgiliau, byddan nhw gyda chi am byth. Wrth gwrs fe fydd yna ambell adeg pan fydd pethau'n anodd oherwydd bod bywyd yn taflu anawsterau yn ein llwybr, ond byddwch yn dal i feddu ar y sgiliau a'r wybodaeth i'ch cynnal drwy'r cyfan, er y gallai fod yn fwy o ymdrech ar yr adegau hynny. Gwyddom yn sgil ymchwil fod CBT nid yn unig yn helpu pobl i ymdopi â'u gorbryderon, ond ei fod hefyd yn eu hamddiffyn rhag llithro yn ôl neu *ailwaelu*.

Nodyn am roi'r gorau i gymryd meddyginiaeth

Dysgu sgiliau hunangymorth i gymryd lle'r feddyginiaeth yw'r ffordd orau o allu rhoi'r gorau i'w chymryd, ond mae'n bosib y bydd y broses yn un anodd oherwydd 'symptomau diddyfnu' (*withdrawal symptoms*). Ymateb y corff a'r meddwl sy'n ymadfer yw'r rhain ond maen nhw'n gallu bod yn anghysurus. Dydy symptomau diddyfnu ddim yn effeithio ar bawb, felly peidiwch â *rhag-weld* y byddwch yn dioddef wrth i chi leihau eich meddyginiaeth, oherwydd gallech chi fod yn un o'r bobl hynny sy'n gallu gwneud hyn yn hawdd. Fodd bynnag, dylech chi bob amser ofyn cyngor eich meddyg cyn newid eich trefn gyffuriau a dylech ddweud wrth eich meddyg os ydych chi'n profi anghysur.

Dyma rai symptomau diddyfnu cyffredin, *dros dro*, y dylech chi fod yn ymwybodol ohonyn nhw:

- teimladau o orbryder
- diffyg canolbwyntio, cof gwael
- teimlo'n aflonydd ac wedi cynhyrfu
- salwch stumog
- gorsensitifrwydd
- teimladau o afrealrwydd
- tensiwn a phoenau corfforol
- newidiadau mewn archwaeth
- anawsterau cysgu.

Os byddwch chi'n profi'r symptomau hyn, cysurwch eich hun mai rhai dros dro ydyn nhw ac y bydd eich corff a'ch meddwl yn y pen draw yn addasu i beidio â defnyddio meddyginiaeth. Pan fyddwch chi'n lleihau eich meddyginiaeth, ceisiwch beidio â throi at alcohol, cyffuriau, bwyd neu smygu fel cysur yn ei lle, gan y gall y rhain achosi pryderon pellach i chi. Yn hytrach, defnyddiwch y strategaethau hunangymorth yn Rhan Tri o'r llyfr hwn.

Rhan Tri

Rheoli Pryderon, Ofnau a Gorbryderon

6

Beth alla i ei wneud?

Roeddwn i wedi rhoi'r gorau i feddwl y gallai pethau fod yn wahanol. Roedd fy hen feddyg bob amser wedi rhoi tabledi i mi i ddelio â sefyllfaoedd anodd. Pan ddywedodd meddyg newydd wrtha i y gallwn i ymdopi hebddyn nhw, fe wnes i feddwl nad oedd hi'n sylweddoli beth roedd hi'n ei ofyn. Esboniodd y gallwn i, dros gyfnod o amser, ddatblygu ffyrdd o reoli fy ngofidiau drosof fy hun ac yna y gallwn ddechrau cymryd llai o dabledi. Wnaeth hyn ddim digwydd dros nos ond fe wnes i lwyddo i ddysgu sut i ddelio â straen ar fy mhen fy hun. Rhoddodd hyn hwb i'm hunanhyder ac wedyn daeth hi'n haws fyth imi ymdopi. Roeddwn i'n teimlo'n gymaint gwell o beidio â gorfod troi at gyffuriau ac yn llawer mwy cymwys i ymgymryd â heriau newydd.

Strategaethau ymdopi

Yn Rhan Un o'r llyfr hwn, fe welsoch fod pryder, ofn a gorbryder nid yn unig yn gyffredin ond hefyd yn hanfodol er mwyn goroesi. Fodd bynnag, fe welsoch hefyd eu bod nhw'n gallu datblygu i fod yn broblemau os ydyn nhw'n ormodol a bod cylchoedd gofid yn cael eu sefydlu. Nawr mae'n bryd i chi feddwl am dorri'r cylchoedd hyn drwy ddatblygu ffyrdd ymarferol o ddelio â'r teimladau a'r ymddygiad sy'n eich poeni.

Bydd yn rhyddhad i chi glywed fod yna amrywiaeth eang o strategaethau ymdopi i'ch helpu i wneud hyn, a bydd Rhan Tri o'r llyfr yn eich arwain drwyddyn nhw. I grynhoi, byddwch yn darganfod:

- ffyrdd o adnabod eich gorbryderon a'ch straen
- ffyrdd o reoli teimladau corfforol
- ffyrdd o reoli meddyliau a delweddau problemus
- ffyrdd o newid ymddygiad di-fudd
- ffyrdd o ymdopi am weddill eich bywyd.

Bydd y dulliau hyn yn eich helpu i reoli eich problemau – ond maen nhw'n sgiliau sy'n gofyn am eu hymarfer a'u dysgu. Oherwydd hyn efallai y gwelwch nad yw rhai'n dod yn naturiol ar y dechrau – ond mae hynny i'w ddisgwyl. Fyddech chi ddim yn disgwyl gallu siarad Ffrangeg yn rhugl ar ôl un neu ddau o ddosbarthiadau nos. Meddyliwch am y broses o gaffael y sgiliau hyn fel meistroli iaith newydd: bydd angen amser arnoch chi i ymarfer. Byddwch wedyn yn datblygu eich 'pecyn cymorth' eich hun a fydd yn cynnwys ffyrdd effeithiol o ymdopi y gallwch eu defnyddio unrhyw bryd y byddwch dan straen neu'n orbryderus.

Efallai y bydd rhai o'r strategaethau rydych chi ar fin darllen amdanyn nhw yn ymddangos yn gyfarwydd – efallai eu bod nhw'n debyg i dechnegau ymdopi rydych chi eisoes wedi rhoi cynnig arnyn nhw. Peidiwch â rhagdybio y byddan nhw'n ddiwerth neu'n ddi-fudd nes i chi roi cynnig arall arnyn nhw. Efallai y bydd gan strategaethau cyfarwydd rydych chi eisoes wedi rhoi cynnig arnyn nhw rywbeth i'w gynnig o hyd. Efallai na wnaethon nhw weithio yn y gorffennol oherwydd nad oeddech chi'n eu defnyddio nhw'n iawn neu ar yr adeg iawn i chi, neu oherwydd bod angen mwy o ymarfer arnyn nhw. Rhowch gynnig arall arnyn nhw ac efallai y gwelwch chi eu bod nhw'n ddefnyddiol iawn wedi'r cyfan.

Bydd technegau ymdopi eraill yn yr adran hon yn eithaf newydd i chi. Peidiwch â gadael i'r ffaith eu bod nhw'n newydd eich digalonni – efallai y gwelwch chi rai syniadau da fan hyn – ond rhaid i chi sylweddoli y bydd angen sylw ac ymarfer ychwanegol ar strategaethau anghyfarwydd.

Ar ôl i chi fynd drwy'r rhaglen *gyfan*, byddwch yn darganfod pa dechnegau, neu gyfuniadau o dechnegau, sydd orau ar eich cyfer chi: bydd y rhain yn ffurfio eich 'pecyn cymorth' personol chi ar gyfer ymdopi. Bydd 'pecyn' pawb yn wahanol ac mae'n bwysig eich bod yn teilwra'ch pecyn i ddiwallu'ch anghenion *chi*, oherwydd gall defnyddio dulliau sy'n bersonol i chi wneud gwahaniaeth mawr. Rydych chi'n llawer mwy tebygol o gynnal ffordd newydd o fyw sy'n eich helpu i frwydro yn erbyn gorbryderon os yw'n teimlo'n gysurus ac yn iawn i chi. Waeth pa strategaethau ymdopi y byddwch chi'n eu dewis, y rheol aur yw y byddwch chi'n llwyddo orau os ewch chi i'r afael â'ch straen pan mae hwnnw ar lefel isel. Er nad yw bob amser yn bosib dal gorbryderon yn gynnar, gwnewch eich gorau i ladd pethau cyn iddyn nhw gael cyfle i egino'n iawn. Unwaith y byddwch chi'n ymwybodol o'ch patrymau straen a phryder chi ac y byddwch wedi creu eich 'pecyn' personol, gallwch ymlacio gan wybod bod gennych chi arfau effeithiol i ddelio â'r heriau hyn – ac yna gallwch fwrw iddi i fyw eich bywyd.

Ambell awgrym wrth ddewis eich strategaethau ymdopi

Eich man cychwyn gorau yw deall yn llawn beth yw eich profiad eich hun o bryder, ofn a gorbryder. Oherwydd hyn, byddwch yn cael eich annog i gadw dyddiadur (gweler tudalen 157) i'ch helpu i ddechrau deall eich gorbryderon. Mae hyn yn waith ymchwil pwysig, felly peidiwch â rhuthro drwy'r rhan yma o'r rhaglen hyd yn oed os cewch eich temtio i wneud hynny. Bydd angen i chi dreulio peth amser hefyd yn ystyried:

- beth sy'n ymarferol i chi
- beth sydd orau gennych
- eich adnoddau.

Mae angen i chi lunio cynllun ymdopi realistig, un a fydd yn gweithio i *chi*. Fedrwch chi ddim cynllunio i oresgyn eich ofn o hedfan drwy gael gwersi hedfan oni bai fod gennych chi'r arian a'r rhyddid i wneud hynny; fedrwch chi ddim disgwyl ymlacio mewn campfa ddrud os ydych chi'n casáu mynd i'r gampfa a bod gennych chi dri o blant bach a dim arian. Ond fe *allwch* chi wneud cynlluniau sy'n cynnwys cefnogaeth gan eraill os oes gennych chi deulu a ffrindiau i'ch cynorthwyo, ac fe *allwch* chi wneud cynlluniau sy'n effeithio ar eich gwaith dyddiol os oes gennych chi gyflogwyr sy'n dangos cydymdeimlad.

Roedd Gwenno eisiau goresgyn ei hofn o nadroedd ac awgrymodd ei gŵr ei bod yn mynd am y diwrnod i'r sw, yn ei gwmni ef, gan ymweld â chartre'r ymlusgiaid ac yna ymlaen i fwyty braf ar ddiwedd y dydd, i roi rhywbeth pleserus iddi edrych ymlaen ato. Yn yr achos hwn, roedd hyn yn gyngor da: roedden nhw'n byw yn eithaf agos at sw, roedden nhw'n gallu fforddio'r tâl mynediad (a'r pryd bwyd yn ddiweddarach), gallai gŵr Gwenno gymryd diwrnod i ffwrdd o'i waith i fod gyda hi ac roedd hi'n teimlo'n hyderus yn ei gwmni. Ond fyddai'r un cynllun ddim wedi bod cystal i Frances gan y byddai wedi bod yn anodd iddi gael amser i ffwrdd o'r gwaith yn ystod yr wythnos, ac ar y penwythnos doedd ganddi ddim gofal plant dibynadwy. Roedd hefyd yn gas ganddi'r syniad o fynd i'r sw ers blynyddoedd (roedd unrhyw arogl a sŵn yn ei rhoi ar bigau'r drain) a'i gŵr oedd ei beirniad gwaethaf, felly byddai wedi teimlo dan straen a heb gefnogaeth. Byddai'n llawer gwell iddi hi ddechrau wynebu ei hofnau drwy edrych ar luniau o nadroedd gyda'r nos gyda'i ffrind gorau yn ei hannog.

Byddwch yn dysgu rhagor am gadw dyddiadur i adnabod eich anghenion a'ch adnoddau personol yn yr adran nesaf. Ar ôl i chi gadw cofnodion am gyfnod byddwch mewn lle da i farnu beth fydd yn gweithio orau i chi.

Awgrym arall yw edrych am strategaethau ymdopi sy'n 'cyfateb' i'r problemau sydd gennych chi. Er enghraifft, os ydych chi'n dioddef o anghysur corfforol sy'n deillio o straen, gwnewch yn siŵr fod anadlu dan reolaeth ac ymlacio (gweler tudalennau 173–204) ar eich rhestr sgiliau. Ar y llaw arall, os ydych chi'n cael mwy o drafferth gyda phryderon cyson ac ofnau parhaus, treuliwch fwy o amser yn dysgu defnyddio technegau tynnu sylw (gweler tudalennau 205–21) a sut i frwydro yn erbyn meddyliau pryderus (gweler tudalennau 222–61). Byddwn yn edrych yn fanylach ar y ffordd orau o gyfateb strategaethau i'ch anghenion yn y bennod nesaf. Gallwch weithio drwy hyn ar ôl i chi gael cyfle i gadw cofnod o'ch anawsterau.

Strategaeth ymdopi neu ymddygiad diogelu?

Fel y gwelsoch ym Mhennod 2, mae'n hanfodol gwahaniaethu rhwng strategaeth ymdopi ac ymddygiad diogelu. Mae strategaethau ymdopi'n meithrin ein sgiliau a'n hyder tra mae ymddygiad diogelu'n tanseilio ein hymdeimlad o allu cymryd rheolaeth dros sefyllfaoedd heriol. Byddai'n wych pe gallwn i nawr restru pob ymddygiad diogelu y dylech chi ei osgoi, ond dydy pethau ddim mor syml â hynny. Dydy'r gwahaniaeth ddim yn absoliwt; mae'n dibynnu ar ein dehongliad ni ac ar sut rydyn ni'n gweld yr ymddygiad.

- **Strategaethau ymdopi**: Yn y tymor hir a'r tymor byr rydyn ni'n gweld y rhain fel ffyrdd o'n helpu ni i helpu ein hunain, a phan fyddwn ni wedi eu defnyddio nhw, rydyn ni'n teimlo'n fwy hyderus yn yr hyn rydyn ni'n 'gallu ei wneud'.
- **Ymddygiad diogelu**: mae hyn yn aml yn ymddangos yn fuddiol yn y tymor byr, ond yn y tymor hir mae'n erydu ein hyder. Tueddwn i edrych ar y math hwn o ymddygiad mewn ffordd ofergoelus, bron, fel dull o ymdopi, ac rydyn ni'n dod yn ddibynnol arno.

Roedd Sam a Bill ill dau'n nerfus am gael pigiad gan y deintydd. Llwyddodd y ddau i ymdopi â'r sefyllfa anodd drwy ddefnyddio techneg tynnu sylw ar ffurf delwedd i'w tawelu. Tyfodd hyder Sam: 'Mae hyn yn wych – dwi'n sylweddoli fod gen i strategaethau y gallaf eu defnyddio i'm helpu mewn sefyllfaoedd anodd. Mae yna bethau dwi'n gallu eu gwneud, sy'n golygu y galla i reoli fy straen. Fydd dim rhaid i mi fod mor bryderus yn y dyfodol.' Ar y llaw arall, roedd Bill yn teimlo'i fod wedi bod yn lwcus i ddod drwy'r sefyllfa ond doedd e ddim yn teimlo'n fwy hyderus: 'Ffiw – dwi wedi llwyddo'r tro yma ond dim ond am fy mod i wedi defnyddio fy nelwedd ... Beth os na fydda i'n gallu ei chofio y tro nesaf? Beth fydda i'n ei wneud wedyn? Fyddwn i ddim wedi ymdopi hebddi hi.' Doedd Bill yn sicr ddim wedi deall ei fod yn dysgu rheoli ei broblem; roedd yn mynd yn ddibynnol ar gynnal un ddefod benodol i dynnu sylw.

Yr un sefyllfa, yr un strategaeth ond dehongliad gwahanol – ond ydych chi'n gallu gweld y gwahaniaeth roedd agweddau

Sam a Bill yn ei wneud?

Ar ôl i chi ddod drwy sefyllfa anodd, mae angen i chi adolygu eich casgliadau a gwneud yn siŵr eich bod yn canmol eich hun lle mae hynny'n briodol. Holwch eich hun:

- Beth ydw i newydd ei gyflawni?
- Beth ydw i wedi'i ddysgu am fy nghryfderau a'm gallu?
- Gan wybod hyn, beth fydda i'n ei wneud y tro nesaf?

Pe byddai Bill wedi gwneud hyn, efallai y byddai wedi sylweddoli y gallai ei ganmol ei hun am ddefnyddio strategaeth ymdopi hynod briodol oedd wedi ei helpu i wireddu ei botensial i ymdopi a herio sut byddai wedi arfer rhag-weld pethau (rhag-weld na fyddai'n gallu ymdopi). Efallai y byddai wedi dod i'r casgliad y gallai wneud dewisiadau tebyg mewn sefyllfaoedd tebyg a byddai hyn yn golygu y gallai fod â rheolaeth dros ei broblemau.

Dydy pêl-droediwr ddim yn sgorio gôl am ei fod yn cario masgot lwcus neu'n gwisgo 'trôns lwcus'; mae'n sgorio gôl am fod ganddo sgiliau a gallu. Yr unig beth mae'r 'swyn lwcus' yn ei wneud yw tanseilio'i hyder a'i atal rhag sylweddoli yn union pa mor dda yw e. Gwnewch yn siŵr nad ydych chi'n gwneud yr un camgymeriad.

Ymddygiad diogelu: ffrind neu elyn?

Wedi i chi wahaniaethu rhwng ymddygiad diogelu ac ymddygiad ymdopi, efallai y byddwch yn synnu fy mod i nawr am ddweud ychydig o bethau i gefnogi ymddygiad diogelu. Mae defnyddio ymddygiad diogelu wedi cael ei feirniadu dros y blynyddoedd, ac mae wedi cael ei ystyried fel 'bachgen drwg' anhwylderau gorbryder; a bod yn deg, dydy ymddygiad diogelu ddim yn ein helpu os ydyn ni'n gorddibynnu arno. Fodd bynnag, gall fod yn ddefnyddiol os byddwn ni'n ei ddefnyddio i gychwyn ar y daith i adferiad. Mae'r cyngor i beidio â'u defnyddio o gwbl yn ddi-fudd os yw'n golygu ein bod yn cael ein gadael heb unrhyw ffyrdd o ymdopi ac yn anobeithiol ynghylch bod â'r dewrder i ddechrau wynebu ein hofnau. O wynebu'r sefyllfa honno, bydd rhai'n rhoi'r ffidil yn y to. Felly, mae angen i chi ystyried sut gallwch chi wneud i ymddygiad diogelu weithio i chi heb fynd yn ddibynnol arno.

Roedd Alis wedi treulio blynyddoedd yn rheoli ei hofn o lewygu'n gyhoeddus drwy ddefnyddio ymddygiad diogelu. Byddai'n cario halenau synhwyro a thabledi glwcos i ddelio â'r penysgafnder roedd hi'n ofni allai arwain at lewygu; roedd hi wastad yn cerdded yn agos at wal er mwyn gallu cadw'i chydbwysedd pe byddai angen; roedd hi'n gwisgo sgidiau fflat i roi sadrwydd iddi ac yn siopa mewn archfarchnad gymaint â phosib er mwyn gallu pwyso ar droli. Roedd defnyddio'r holl 'gymhorthion' hyn wedi bod yn ergyd i'w hyder ac fe aeth hi'n fwyfwy anodd iddi fentro mynd allan. Felly, fe aeth ati i gael cymorth therapydd a'i helpodd i sylweddoli fod ei hymddygiadau diogelu mewn gwirionedd yn ei gwneud hi'n llai hyderus, ac yna cynghorodd y therapydd Alis i'w hepgor nhw i gyd. Roedd Alis druan wedi'i pharlysu gan ofn. Heb unrhyw un o'i 'chymhorthion' roedd arni hi ormod o ofn mentro allan. Felly, cafodd y cynllun therapi ei ddiwygio a chytunwyd y byddai Alis yn rhoi'r gorau i un ymddygiad diogelu ar y tro, gan ddechrau â'r un roedd hi'n teimlo oedd yn cael ei ddefnyddio leiaf ganddi – yr halenau synhwyro. Gan gadw'r 'cymhorthion' oedd ar ôl, fe wnaeth hi barhau i fynd allan a daeth hi'n ddigon hyderus i ymdopi heb yr halenau synhwyro; wedyn roedd hi'n gallu gadael y tabledi glwcos gartref, ac ymhen hir a hwyr fe feiddiodd arbrofi ag esgidiau â sodlau uwch. Ac felly yr aeth pethau ymlaen nes ei bod hi wedi magu'r hyder i fentro allan yn annibynnol heb ofni y byddai'n llewygu. Dywedodd fod awgrym cyntaf y therapydd wedi ei gadael yn teimlo'n anobeithiol ac yn ofnus, fel petai rhywun oedd wedi bod yn gaeth i gadair olwyn yn cael gorchymyn i godi a cherdded. Doedd yr ail ffordd o wneud pethau ddim mor ddychrynllyd gan ei bod hi wedi cael cymhorthion neu 'faglau', ac yna ffon er mwyn iddi allu gwneud cynnydd wrth ei phwysau, gan ymestyn ei hun ond heb ddychryn ei hun yn llwyr.

Y wers i'w dysgu fan hyn yw'r angen i gadw cydbwysedd: defnyddio 'baglau' i roi'r hyder i chi i symud ymlaen ond ddim gormod fel eich bod yn colli ffydd yn eich gallu eich hun.

Ymdopi ar eich pen eich hun neu gyda chymorth eraill?

Er mai canllaw hunangymorth yw hwn, gallwch ofyn am gymorth eraill os ydych chi'n credu y byddai hynny'n gwneud pethau'n haws i chi. Mae partneriaid, teulu a ffrindiau yn gallu bod yn ddefnyddiol i'ch cefnogi wrth i chi geisio ymdopi, fel y gall gweithwyr proffesiynol fel cynghorwyr a staff meddygol. Mae'n werth treulio peth amser yn ystyried beth fyddai'n fwyaf defnyddiol i chi: efallai mai cwmni partner wrth i chi ddysgu ymlacio neu gefnogaeth ffrind wrth i chi geisio mynd allan ac wynebu eich ofnau neu gymorth eich meddyg i leihau eich meddyginiaeth. Mae cynnwys pobl eraill hefyd yn gallu bod yn ffordd ddefnyddiol iawn o'u haddysgu – eu helpu i ddysgu beth yw eich ofnau a'ch gorbryderon a beth sy'n eich helpu chi. Gallech chi hyd yn oed ofyn i rywun agos ddarllen y llyfr hwn os ydych chi'n credu y byddai hynny'n ei helpu i ddeall eich anawsterau a'ch anghenion. Mae'r rhan fwyaf ohonom yn ddigon ffodus i gael pobl eraill yn ein bywydau a byddai rhai o'r bobl hynny'n hapus i helpu – felly meddyliwch am hyn oherwydd, gyda chymorth ychwanegol, gallech chi oresgyn eich ofnau a'ch gorbryderon yn gynt.

Beth i'w ddisgwyl o'r rhaglen hunangymorth

Cewch eich calonogi o wybod fod llawer o bobl orbryderus eisoes wedi elwa yn sgil y cynllun sydd yn y llyfr hwn. Yn wir, mae'r rhaglen gyfan yn seiliedig ar driniaeth grŵp llwyddiannus a ddechreuais i yn y 1980au; felly mae wedi bod ar waith ers tipyn ac wedi profi'n llwyddiannus. Dros y blynyddoedd, cafodd y dull hwn ei ddefnyddio gydag unigolion gen i a gan gyd-weithwyr ac fe ddysgon ni bethau gan ein cleifion – pethau allai eich helpu chi nawr.

'Dydych chi ddim ar eich pen eich hun os ydych chi'n teimlo'n ofnus, yn bryderus neu dan straen; fe fydd yna reswm dros hyn a does dim angen bod â chywilydd am y peth.'

'Er mwyn goresgyn eich ofn mae'n rhaid i chi ei wynebu – mae mor syml â hynny, ond gallwch ei gwneud hi'n haws i chi'ch hun drwy gynllunio'n ofalus ac yn synhwyrol.'

'Mae'n rhaid i chi sylweddoli ei fod yn waith caled, ond mae'n bendant yn werth yr ymdrech. Byddwn i'n cynghori unrhyw un i ddal ati gan fod yr ymarfer yn talu ar ei ganfed.'

'Gofynnwch am help – mae hwn yn gam pwysig i chi ei gymryd, a pheidiwch â difetha'ch gobeithion o lwyddo drwy fod yn rhy annibynnol.'

Bydd rhai ohonoch yn gweld mai'r canllaw hunangymorth yma yw'r cyfan sydd ei angen arnoch; bydd rhai ohonoch yn cael peth rhyddhad ond efallai na fyddwch chi'n teimlo eich bod wedi *cymryd rheolaeth* dros eich problem ac y bydd angen ychydig mwy o gefnogaeth arnoch chi. Gallai'r gefnogaeth honno ddod gan ffrindiau, teulu neu weithwyr proffesiynol. Er enghraifft, efallai y byddwch chi'n dysgu ymlacio, ac yn cael peth rhyddhad corfforol o wneud hyn, ond efallai na fyddwch chi bob amser yn gallu gwrthsefyll yr ysfa i wirio pethau heb beth cefnogaeth gan eich teulu. Efallai y byddwch yn dysgu cysgu'n well ac yn cael budd o hyn, ond efallai na fyddwch wastad yn gallu cael gwared ar eich pryderon yn ystod y dydd heb arweiniad therapydd. Efallai y byddwch yn dysgu dal pryderon a'u hatal rhag cynyddu, ond y bydd angen cymorth i ddysgu gollwng gafael arnyn nhw'n llwyr. Hyd yn oed os oes angen cefnogaeth ychwanegol arnoch chi, byddwch wedi elwa o ddilyn y rhaglen – cofiwch ganmol eich hun am hynny. Byddwch wedi cymryd cam cyntaf rhagorol drwy roi cynnig ar hunangymorth a bydd popeth a ddysgwch o'r llyfr hwn yn sylfaen ar gyfer gwaith pellach. Felly, os ydych chi'n un o'r bobl hynny sydd angen rhagor o gefnogaeth, peidiwch â chael eich siomi; cysylltwch â gweithiwr proffesiynol fel eich meddyg teulu, a fydd yn gallu'ch cynghori ble i fynd am gymorth.

Crynodeb

- Gallwch ddysgu adnabod eich gorbryderon a'ch straen

- Gallwch gymryd cyfrifoldeb dros deimladau corfforol, meddyliau problemus a delweddau ac ymddygiad di-fudd

- Gallwch ddod o hyd i ffyrdd i ymdopi drwy gydol eich oes

- Gall sicrhau cymorth pobl eraill fod yn gymorth heb ei ail i gyflawni hyn i gyd

7

Dod i adnabod eich ofnau a'ch gorbryderon

Am gyfnod hir roeddwn i'n meddwl fod fy mhanig yn dod o nunlle. Roedd hyn yn fy ngwneud yn fwy ofnus fyth gan 'mod i'n teimlo allan o reolaeth. Yna fe ddechreuais i gadw dyddiadur o'r teimladau o banig, ac er syndod i mi fe welais fod yna batrwm. Gwnaeth hyn i mi deimlo'n llai diymadferth ac fe ddechreuais i aildrefnu fy mywyd i geisio atal y panig. Er enghraifft, byddwn i'n cael y teimladau pe bawn i heb fwyta am oriau (a dwi'n gallu ymgolli cymaint yn fy ngwaith nes 'mod i'n anghofio bwyta), felly fe ddechreuais i gario byrbrydau yn fy mag; byddwn i'n teimlo panig pan fyddai rhaid i mi weld fy rheolwr, felly fe es i ddosbarth hyfforddi pendantrwydd i'm helpu i i deimlo'n fwy hyderus o'i chwmpas hi. Fe wnes i gymryd rheolaeth o bethau eto.

Cadw dyddiadur a chofnodion

Mae'r union brofiadau sy'n ymwneud â phoeni, ofnau a gorbryderon yn wahanol i bob un ohonom – teimladau corfforol, meddyliau pryderus, ymddygiad problemus – ac mae'r sbardunau ar gyfer gorbryderon yn amrywio'n fawr iawn o un person i'r llall. Cyn i chi ddechrau dysgu sut i reoli eich problem *chi* rhaid i chi wir ddeall eich problem *chi*. Dyma eich man cychwyn. Gallwch wneud hyn yn ddigon hawdd drwy gadw cofnodion pan ydych chi'n arbennig o bryderus, ofnus neu orbryderus. Nodwch:

- eich teimladau corfforol
- eich meddyliau (neu ddelweddau meddyliol)
- beth rydych chi'n ei wneud mewn ymateb i'r gofid hwn.

Mae Dyddiadur 1 yn gofnod nodweddiadol ar gyfer gwneud hyn, a gallwch ei ddefnyddio i'ch helpu i strwythuro sut i fynd ati i gadw eich cofnodion eich hun. Yn ogystal â cholofnau i nodi dechrau straen a gorbryderon, a'ch profiad ohonyn nhw, fe welwch fod yna gyfle i fesur lefel eich anghysur, o 'Hollol dawel' (1) i'r 'Teimladau gwaethaf posib' (10). Mae'r golofn olaf ar gyfer cofnodi sut gwnaethoch chi geisio ymdopi a sut roeddech chi'n teimlo wedyn.

Bydd yr wybodaeth fanwl hon yn eich helpu i weld sut mae eich lefelau straen a gorbryder yn amrywio o un sefyllfa i'r llall. Bydd hyn yn eich helpu i sylweddoli pryd rydych chi'n arbennig o fregus neu'n llai bregus. Bydd yr wybodaeth ychwanegol hefyd yn dangos i chi beth sy'n gweithio a beth sydd ddim yn gweithio i chi fel ymateb ymdopi gan y byddwch, dan 'Beth wnes i?', yn nodi sut gwnaethoch chi ymateb i deimlo'n orbryderus ac yna beth ddigwyddodd i'ch lefelau gofid.

Efallai fod hyn yn ymddangos fel llawer iawn o wybodaeth i'w chadw, ond mae gwybodaeth yn wirioneddol bwerus wrth orchfygu gorbryder. Po fwyaf y byddwch yn deall eich anawsterau, gorau oll y byddwch yn gallu eu rheoli. Fydd dim angen i chi gadw cofnodion manwl am byth, ond byddai'n syniad da i chi gadw cofnod manwl am wythnos neu ddwy (mae tudalennau ychwanegol ar gyfer y dyddiadur yng nghefn y llyfr).

Yna edrychwch yn ôl dros eich cofnodion a dylech ganfod eich bod yn gallu ateb y cwestiynau canlynol:

- pa bethau neu sefyllfaoedd sy'n sbarduno fy ngofid *i*?
- pa sefyllfaoedd sy'n haws neu'n anoddach i mi?
- beth yw fy nheimladau corfforol a'm meddyliau problemus?
- beth ydw i'n ei wneud pan dwi'n ofidus?
- beth sy'n fy helpu orau i ymdopi â'm gofid a beth sy'n ei wneud yn waeth?

Mae 'Beth sy'n fy helpu orau i ymdopi â'm gofid?' yn gwestiwn arbennig o bwysig gan fod rhaid i chi wahaniaethu rhwng y strategaethau ymdopi sy'n helpu ac sy'n llesol i chi yn y tymor hir a'r rhai a allai wneud i chi deimlo'n well yn y tymor byr, ond sydd ddim yn fuddiol i chi dros amser. Rydyn ni wedi gweld sut gall chwilio am gysur, osgoi a dianc roi rhyddhad tymor byr, ond rydyn ni hefyd wedi gweld sut maen nhw'n gallu dinistrio hyder yn y tymor hir. Mae angen i chi fod ar eich gwyliadwriaeth am ffyrdd eraill o ymdopi a allai deimlo'n dda i ddechrau ond sy'n gweithio yn eich erbyn yn y pen draw.

I'ch helpu i weld sut gellid defnyddio'r math yma o ddyddiadur, mae tair enghraifft i'w gweld yn nyddiaduron 1(a)–(c). Cofnodion yw'r rhain sydd wedi eu gwneud gan berson â ffobia cŵn (1(a)); person â gorbryder cymdeithasol (1(b)) a rhywun ag OCD (1(c)). Wrth gwrs, bydd eich profiad chi'n unigryw ac yn hollol wahanol i'r enghreifftiau hyn, ond y syniad yw eich bod yn gallu gweld sut mae modd defnyddio'r dyddiaduron. Wrth i amser fynd heibio, gallwch ddefnyddio fersiynau mwy syml fydd yn eich helpu i fonitro eich cynnydd.

Dyddiadur 1

Ble a phryd?	Sut oeddwn i'n teimlo?	Sut brofiad oedd hynny?	Beth wnes i?
Pryd wnes i deimlo'n orbryderus? Ble roeddwn i a beth oeddwn i'n ei wneud?	Pa emosiwn/emosiynau oeddwn i'n eu teimlo? Pa mor gryf oedden nhw? 1 (digynnwrf) – 10 (gwaethaf posib)	Sut oedd e'n teimlo yn fy nghorff? Pa feddyliau neu ddelweddau oedd gen i yn fy meddwl?	Sut gwnes i drio ymdopi? Sut oeddwn i'n teimlo ar ôl gwneud? 1 (digynnwrf) – 10 (gwaethaf posib)

Dyddiadur 1 (a) Ffobia cŵn

Ble a phryd?	Sut oeddwn i'n teimlo?	Sut brofiad oedd hynny?	Beth wnes i?
Pryd wnes i deimlo'n orbryderus? Ble roeddwn i a beth oeddwn i'n ei wneud?	**Pa emosiwn/emosiynau oeddwn i'n eu teimlo? Pa mor gryf oedden nhw?** 1 (digynnwrf) – 10 (gwaethaf posib)	**Sut oedd e'n teimlo yn fy nghorff? Pa feddyliau neu ddelweddau oedd gen i yn fy meddwl?**	**Sut gwnes i drio ymdopi? Sut oeddwn i'n teimlo ar ôl gwneud?** 1 (digynnwrf) – 10 (gwaethaf posib)
Dydd Sadwrn: Wrth gerdded fe welais i gi o gornel fy llygad	Gorbryder (Emosiynau: 8)	Roeddwn i braidd yn grynedig ac yn teimlo'n sâl. Beth os yw'n dod draw fan hyn ac yn dechrau ymosod arnom? Gallai anafu'r plant. Fyddwn i ddim yn gallu ymdopi â gweld hynna.	Fe arweiniais y plant i mewn i gaffi ac fe arhoson ni yno am hanner awr. (Emosiynau uniongyrchol: 3) Yn nes ymlaen roeddwn i'n teimlo'n siomedig â mi fy hun, ac roeddwn i'n orbryderus iawn pan oedd raid i ni adael y caffi.
Dydd Sadwrn: Gadael y caffi	Gorbryder (Emosiynau: 7)	Crynedig, stumog yn corddi. Beth os yw'r ci yn dal yno? Gallen ni fod mewn perygl.	Fe gerddais gyda'r plant yn gyflym i'r maes parcio a wnes i ddim edrych ar unrhyw siopau ar y ffordd – dim ond meddwl am gyrraedd y car. (Emosiynau: 7)
Dydd Mercher: Jade yn awgrymu ein bod yn mynd i'r parc ar y penwythnos	Ofn (Emosiynau: 6)	Crynedig a llawn tensiwn. Mae'r parc yn llawn cŵn – maen nhw'n rhedeg yn rhydd. Mae'n lle peryglus a fydda i ddim yn gallu ymdopi â'm hofn. Mae dim ond meddwl am y peth yn ddychrynllyd.	Siarad â Jade am fy ofnau. Fe ddywedodd ei bod hi'n deall ac y gallen ni fynd am dro yn rhywle arall. (Emosiynau: 3)

Dyddiadur 1(b) Gorbryder cymdeithasol

Ble a phryd?	Sut oeddwn i'n teimlo?	Sut brofiad oedd hynny?	Beth wnes i?
Pryd wnes i deimlo'n orbryderus? Ble roeddwn i a beth oeddwn i'n ei wneud?	Pa emosiwn/emosiynau oeddwn i'n eu teimlo? Pa mor gryf oedden nhw? 1 (digynnwrf) – 10 (gwaethaf posib)	Sut oedd e'n teimlo yn fy nghorff? Pa feddyliau neu ddelweddau oedd gen i yn fy meddwl?	Sut gwnes i drio ymdopi? Sut oeddwn i'n teimlo ar ôl gwneud? 1 (digynnwrf) – 10 (gwaethaf posib)
Yn y gwaith ar ddydd Mercher – gorfod cyfrannu mewn cyfarfodydd	Ofn (Emosiynau: 8)	Teimlo wedi rhewi, gwddw sych. Poeth. Fedra i ddim gwneud hyn – mi wna i ddweud rhywbeth twp a bydd pawb yn gweld 'mod i'n dwp. Maen nhw i gyd yn edrych arna i. Fe gaf fy mychanu.	Fe ddywedais i beth oedd gen i heb edrych ar neb i fyw eu llygaid ac yn syth ar ôl gorffen fe adewais heb siarad â neb. (Emosiynau: 5 – roeddwn i'n dal i deimlo tensiwn)
Nos Fercher gartref	Gorbryder (Emosiynau: 7)	Nerfus, wedi cynhyrfu. Meddyliau'n troelli: fe wnes i smonach o 'nghyflwyniad. Roedd gen i ddelwedd lawn embaras o hyn yn fy meddwl.	Fe ges i ddiod neu ddau. (Emosiynau: 2)
Nos Sul: cinio yn nhŷ Anthony a Kat	Gorbryder (Emosiynau: 8)	Llawn tensiwn, swil, gwddw sych, gwrido. Dydw i ddim yn adnabod y cwpl – dydw i ddim yn gwybod beth i'w ddweud wrthyn nhw. Mae'n rhaid eu bod nhw'n meddwl 'mod i'n ffŵl. Mae'n rhaid 'mod i'n edrych fel ffŵl – dwi'n gwrido.	Roeddwn i'n yfed i dawelu fy nerfau ond fe wnaeth i mi fod yn llai abl i siarad yn gall ac roeddwn i'n dal i deimlo'n hunanymwybodol. (Emosiynau: 6)

Dyddiadur 1(c) OCD

Ble a phryd?	Sut oeddwn i'n teimlo?	Sut brofiad oedd hynny?	Beth wnes i?
Pryd wnes i deimlo'n orbryderus? Ble roeddwn i a beth oeddwn i'n ei wneud?	Pa emosiwn/emosiynau oeddwn i'n eu teimlo? Pa mor gryf oedden nhw? 1 (digynnwrf) – 10 (gwaethaf posib)	Sut oedd e'n teimlo yn fy nghorff? Pa feddyliau neu ddelweddau oedd gen i yn fy meddwl?	Sut gwnes i drio ymdopi? Sut oeddwn i'n teimlo ar ôl gwneud? 1 (digynnwrf) – 10 (gwaethaf posib)
Gartref yn ceisio gadael y tŷ	Ofn (Emosiynau: 9)	Llawn tensiwn ac yn anadlu'n gyflym. Os nad ydw i'n gwneud yn siŵr fod y trydan wedi ei ddiffodd gallai'r tŷ fynd ar dân. Fedra i ddim fforddio'r cywilydd na'r gost. Dwi mor bryderus nes 'mod i'n gweld llun o'r tŷ ar dân yn fy meddwl.	Es i 'nôl naw gwaith (ac roeddwn i'n hwyr i'r gwaith). Dal i deimlo'n bryderus (Emosiynau: 8), felly fe ffoniais ffrind a gofyn iddo yrru draw i'r tŷ i'w wirio. (Emosiynau: 4)
Yn y siop yn gwneud y cyfrifon i Sima sydd ar ei gwyliau	Pryder a gorbryder (Emosiynau: 8)	Llawn tensiwn, wedi cynhyrfu. Rhaid i mi gael hyn yn hollol gywir. Rhaid i mi ddal i wirio. Beth os dwi'n cawlio hyn? Mi fydda i'n achosi problemau i berchnogion siopau eraill os byddan nhw'n gwybod mai arna i roedd y bai.	Gwirio'r ffigurau eto (ddwywaith) ac wedyn dweud wrthyf fy hun fod penaethiaid Sima wedi cytuno 'mod i'n gwneud hyn, felly mae'n rhaid eu bod yn derbyn mai naw fyddai'n atebol pe bawn i'n gwneud camgymeriad. (Emosiynau: 4)

Cam ymhellach: dod i adnabod eich sgiliau ymdopi

Roeddwn i'n meddwl 'mod i'n gwybod sut i ddelio â'm straen yn y gwaith – byddwn i'n estyn am far o siocled ac yn teimlo'n well ar unwaith. Ond bu cadw'r dyddiadur yn help i mi weld nad oedd hyn byth yn gweithio am hir iawn. Cyn bo hir roeddwn i'n ysgrifennu cofnod arall oedd yn dweud 'mod i'n dal dan straen ac yn awr yn pryderu am fwyta cymaint – roeddwn yn mynd yn orbryderus ac yn drist! Doedd y tric yma ar gyfer ymdopi ddim yn gweithio i mi.

Er mor galed oedd e, fe wnes i benderfynu mynd at y deintydd. Roedd yn ofnadwy ar y pryd ac roeddwn i mor nerfus yn eistedd yn yr ystafell aros. Pan alwodd hi fi i mewn i gael fy ngweld bu bron i mi redeg i ffwrdd, ond fe orfodais fy hun i fynd i mewn a chael yr archwiliad. Roeddwn i'n teimlo'n grêt wedyn! Ar y dechrau doeddwn i ddim eisiau ysgrifennu dim yn fy nyddiadur rhag ofn i hynny fy nhynnu i lawr, ond roedd ysgrifennu amdano wedi gwneud i mi weld cymaint o gyflawniad oedd hyn ac er ei fod yn teimlo'n wael ar y pryd, roedd yn werth yr ymdrech a dyna'r peth iawn i'w wneud.

Mae'r ddwy enghraifft yma'n dangos sut gall colofn olaf eich dyddiadur eich helpu i weld beth sydd wir yn gweithio i chi. Gall y strategaethau sy'n amlwg yn ddi-fudd gael eu rhoi o'r neilltu ar unwaith, gan adael i chi ystyried eich dulliau ymdopi 'tymor byr yn unig' a'ch dulliau 'tymor hir'.

- **Mae strategaethau 'tymor byr yn unig'** yn rhoi cysur ar unwaith ond maen nhw'n wrthgynhyrchiol os ydych chi'n dibynnu arnyn nhw'n gyson – er enghraifft, troi at dawelyddion neu alcohol, osgoi sefyllfaoedd anodd neu roi stŵr i chi'ch hun. Gall strategaethau 'tymor byr' fod yn ddefnyddiol os ydyn nhw'n prynu amser i chi roi strategaeth 'dymor hir' ar waith, neu os yw'r strategaeth 'dymor byr' i'w defnyddio pan fydd popeth arall yn methu.

- **Mae 'strategaethau tymor hir'** yn meithrin eich hyder a'r rhain yw'r wir sylfaen ar gyfer goresgyn gorbryder; maen nhw'n fuddiol yn y tymor byr ac yn y tymor hir. Fodd bynnag, efallai na fydd eu heffaith mor uniongyrchol â rhai o'r strategaethau 'tymor byr yn unig', ac felly yn aml mae angen mwy o hunanddisgyblaeth arnom i'w rhoi ar waith. Yn yr enghraifft isod, strategaethau 'tymor hir' Hywel yw gweithgaredd corfforol a thrafod ei broblemau. Gallai strategaethau ymdopi 'tymor hir' eraill gynnwys ymarferion ioga, cynllunio a datrys problemau, neu siarad â chi'ch hun mewn ffordd gysurlon ac adeiladol.

Unwaith y byddwch chi'n gyfarwydd â'ch strategaethau tymor byr a thymor hir, peidiwch â theimlo bod yn rhaid i chi roi'r gorau i'ch holl atebion 'tymor byr': gall hyn fod yn opsiwn rhy ddychrynllyd. Yn hytrach, meddyliwch sut gallech chi ddechrau eu cyfuno er mwyn i chi feithrin eich hyder gan ddefnyddio strategaethau tymor byr yn llai a llai aml. Mae stori Hywel, perchennog siop sy'n llawn straen, yn dangos sut gallwch chi gyfuno ymdopi tymor byr a thymor hir yn llwyddiannus.

Mae Hywel yn aml yn cyrraedd adref o'r gwaith dan lawer gormod o straen i setlo i lawr. Os ydy hynny'n bosib, mae'n ymlacio drwy redeg, ac os nad yw hynny'n bosib mae'n gwneud gwaith corfforol o gwmpas y tŷ (y ddau beth yma'n strategaethau tymor hir da). Os na fyddai'n gallu rhedeg neu gadw ei hun yn brysur, byddai'n dibynnu ar drafod ei straen â'i wraig; os na fyddai ei wraig ar gael, byddai'n ffonio ffrind (eto, dulliau tymor hir da). Ar un achlysur, mae'n paratoi i fynd i redeg ond mae'n teimlo ei fod dan ormod o straen ac yn rhy dynn yn gorfforol i wneud hyn – mae'n teimlo'n rhy gynhyrfus ac ar ben hynny mae hi wedi dechrau bwrw glaw. Yn anffodus, dydy ei wraig ddim gartref a dydy e ddim yn gallu cael gafael ar ei ffrind ar y ffôn. Mae wedyn yn defnyddio ei strategaeth 'pan fydd popeth arall wedi methu' ac yn mynd i'r gegin lle mae ganddo gelc o siocled o ansawdd da. Mae'n bwyta ychydig o siocled ac yn setlo i lawr o flaen y teledu. Mae Hywel yn gweld hyn fel rhywbeth i'w ddefnyddio 'pan fydd popeth arall wedi methu' gan ei fod, ar ôl cyrraedd adre, eisiau gallu ymlacio a gwneud pethau gyda'i deulu – helpu gyda'r gwaith tŷ, mynd â'i ferch i'w gwers biano ac ati. Dydy e ddim eisiau 'ymlacio' mor llwyr nes bod ganddo ddim egni ar gyfer ei deulu (fel arfer, mae'n cadw'r ymlacio llwyr yma gyda siocled a'r teledu tan yn hwyrach, cyn iddo fynd i'r gwely). Yn amlwg, byddai bwyta er mwyn cael cysur wedi bod yn strategaeth ddi-fudd pe bai Hywel wedi treulio'r noson yn gorfwyta neu pe bai'n troi at fwyta bob tro wrth ymateb i straen. Fydd bynnag, y tro hwn, cyn hir mae wedi ymlacio ddigon i gael yr egni a'r ffocws sydd eu hangen arno i fynd i redeg wedi'r cyfan. O ganlyniad i'w gam 'pan fydd popeth arall wedi methu', cafodd y rhyddhad angenrheidiol o'i densiwn er mwyn gallu gwneud yr hyn roedd e eisiau ei wneud yn y lle cyntaf.

Mae'r darlun yn wahanol iawn i un Garmon, na lwyddodd i gael y cydbwysedd yn iawn, ac fe weithiodd ei strategaeth tymor byr yn ei erbyn:

Daeth Garmon adref hefyd yn teimlo'i fod yn rhy lawn o densiwn i ddilyn ei drefn arferol o redeg, ac fe dywalltodd wydraid mawr o win iddo'i hun er mwyn ymlacio. Roedd yn gobeithio y byddai hyn yn ysgafnhau ei densiwn ac yna y byddai'n gallu mynd ymlaen i wneud y pethau eraill yr oedd angen eu gwneud y noson honno. Fe lwyddodd i ymlacio, ond i'r fath raddau nes iddo fynd yn gysglyd ac ychydig yn feddw. Gofynnodd ei blant am help gyda'u gwaith cartref ond doedd e ddim wir yn gallu eu cefnogi nhw, ac yn bendant doedd e ddim yn gallu gweithio ar y cyfrifon yr oedd angen eu cyflwyno drannoeth. Oherwydd iddo or-wneud y strategaeth ymdopi tymor byr, doedd Garmon ddim yn gallu bod yn gynhyrchiol. Felly, wnaeth y strategaeth 'pan fydd popeth arall wedi methu' ddim gweithio cystal i Garmon: chafodd ei blant ddim help ganddo, wnaeth e ddim gwneud ei waith, ac yn y bore roedd yn teimlo dan straen mawr.

Pan fyddwch chi wedi cwblhau eich dyddiadur, bydd angen i chi ei astudio i weld beth sy'n gweithio orau i chi fel nad ydych chi'n disgyn i'r fagl fel y gwnaeth Garmon. Yn y pen draw byddwch yn gallu gweld patrymau clir, ac unwaith y byddwch wedi cyrraedd y pwynt hwnnw gall fod yn ddefnyddiol i chi wneud rhestr o'ch strategaethau 'tymor byr yn unig' a'ch strategaethau 'tymor hir' fel y gallwch gyfeirio atyn nhw pan fyddwch chi'n teimlo dan straen. Gallwch ddefnyddio Tabl 1:

Tabl 1: Sgiliau ymdopi

Fy ffyrdd o ymdopi		
Tymor hir	Tymor byr yn unig	Dim ond pan fydd popeth arall wedi methu

Mae'r nodyn olaf sydd gen i ar ymdopi â straen yn ymwneud â'r defnydd o symbylyddion. Pan fyddwch chi'n ceisio ymdopi, mae'n arbennig o bwysig eich bod chi'n ceisio peidio â throi at sylweddau fel alcohol a nicotin, neu fwydydd a diodydd sy'n cynnwys caffein, fel siocled, diodydd siocled, coffi, diodydd egni, cola neu de. Yn y tymor byr mae'r rhain yn gallu tynnu'ch sylw oddi ar eich problem mewn modd digon pleserus, ond cyn gynted ag y bydd y caffein neu'r nicotin yn mynd i mewn i'ch system, gall gynyddu'r symptomau corfforol annymunol a gall hyn wneud rheoli eich straen yn anoddach. Mae alcohol yn dwyllodrus gan ei *fod* yn ymlaciol yn y tymor byr, ond mae cyfansoddion alcohol (metabolynnau) yn symbylyddion, ac felly gallwch eich cael eich hun yn teimlo mwy o densiwn nag erioed unwaith y mae'r alcohol wedi cael ei brosesu (ei fetaboleiddio) gan eich corff. Hefyd, os ydych chi'n yfed yn drwm, gall hynny arwain at gael pen mawr a bydd hynny bron yn bendant yn amharu ar sut rydych chi'n ymdopi. Yn lle hynny, ceisiwch feithrin blas am ddiodydd a bwydydd digaffein neu heb gaffein, a cheisiwch leihau faint rydych chi'n smygu ac yfed llai o alcohol pan fyddwch chi dan straen.

Defnyddio eich dyddiadur i ddal cylchoedd cynnal

Dwi'n gobeithio 'mod i wedi eich perswadio pa mor ddefnyddiol y gall eich dyddiaduron fod. Byddan nhw'n dangos i chi beth sy'n eich poeni fwyaf pan fyddwch chi'n orbryderus a *beth sy'n cynnal eich problemau*. Mae hyn – beth sy'n cynnal eich problemau – yn arbennig o bwysig. Mae angen i chi astudio'r patrymau yma, y cylchoedd dieflig. Efallai y byddwch yn cofio mai'r allwedd i reoli gorbryderon yw torri'r patrwm sy'n eu cynnal nhw, felly chwiliwch yn eich dyddiaduron am esboniadau:

ydy'ch cylchoedd gofid yn cael eu gyrru gan deimladau corfforol, neu gan feddyliau a delweddau pryderus, neu gan osgoi, neu gan ddiffyg hyder cymdeithasol neu gan ddiffyg sgiliau cynllunio? Bydd cylchoedd cynnal yn eich arwain i'r cyfeiriad iawn ar gyfer cymryd y cam nesaf – creu rhaglen reoli bersonol. Os oes angen i chi gael eich atgoffa am y ffordd y mae problemau'n cael eu cynnal, edrychwch yn ôl dros Bennod 2 yn Rhan Un.

Ar ôl i chi ganfod beth yn union yw eich cylchoedd cynnal, byddwch yn barod i gysylltu'r sgiliau hunangymorth yn Rhan Tri o'r llyfr hwn â'ch anghenion penodol eich hun. Er enghraifft, ai anghysur corfforol sydd wrth wraidd eich problemau? Os felly, canolbwyntiwch ar y technegau ar gyfer cael teimladau corfforol dan reolaeth, yn enwedig os ydych chi'n gweld eich bod yn goranadlu pan fyddwch chi dan straen. Os mai meddyliau neu ddelweddau problemus yw prif ffynhonnell eich straen, gwnewch yn siŵr eich bod yn dysgu technegau tynnu sylw a phrofi meddyliau. Os gwelwch chi mai osgoi a diffyg hyder yw eich prif rwystrau, gwnewch gynlluniau i'ch paratoi eich hun ar gyfer rhaglen o ymarfer graddedig. Os gwelwch mai cyfathrebu â phobl yw eich ofn, ystyriwch gynnwys hyfforddiant pendantrwydd fel rhan o'ch rhaglen bersonol. Dwi'n siŵr eich bod yn deall beth sydd gen i, ond mae Tabl 2 ar y tudalennau nesaf yn crynhoi'r opsiynau ar eich cyfer.

Tabl 2: Creu eich rhaglen bersonol eich hun

Strategaeth ymdopi	Pryd ddylwn i roi sylw arbennig i hyn?
Cadw dyddiadur hunanfonitro	Drwy gydol eich rhaglen. Bydd hyn yn eich helpu i adeiladu darlun cywir o'ch anghenion a bydd hefyd yn gofnod o'ch cynnydd.
Technegau ar gyfer rheoli teimladau corfforol	
Anadlu wedi'i reoli	Os ydych chi'n cael pyliau o banig, anawsterau anadlu, pendro. Mae hefyd yn syniad da i ddysgu hyn fel rhan o'ch hyfforddiant ymlacio.
Ymlacio cymhwysol	Os oes gennych chi lawer o densiwn corfforol neu anghysur corfforol pan ydych chi dan straen. Mae hyn hefyd yn ddefnyddiol iawn gyda phroblemau cysgu.
Technegau ar gyfer rheoli symptomau seicolegol	
Tynnu sylw	Os ydych yn ei chael yn anodd cael gwared ar bryderon a delweddau meddyliol sy'n eich ypsetio. Mae hyn hefyd yn ddefnyddiol iawn wrth reoli panig.
Rheoli meddyliau	Os nad yw technegau tynnu sylw yn ddigon i reoli eich meddyliau pryderus. Os oes angen dull pwerus a pharhaol o hunangysuro.
Technegau ar gyfer delio ag ymddygiad problemus	
Wynebu ofnau'n raddol	Os ydych chi'n osgoi'r hyn rydych chi'n ei ofni, rhaid i chi bwysleisio hyn, gan mai ei wynebu yw'r unig ffordd sicr o oresgyn ffobia neu OCD.
Strategaethau datrys problemau	Os ydych chi'n cael trafferth i drefnu eich meddyliau a gwneud cynlluniau pan fyddwch chi dan straen.
Hyfforddiant pendantrwydd	Os yw problemau rhyngbersonol yn achosi straen i chi.
Rheoli amser	Os yw rheoli eich straen yn cael ei danseilio gan ddiffyg trefnu/dirprwyo.

Technegau ar gyfer ymdopi yn y tymor hir	
Creu glasbrint	Mae hyn yn rhan hanfodol o'r rhaglen i bawb.
Ymdopi pan fyddwch yn baglu	Mae hyn yn hanfodol a dylid rhoi sylw iddo drwy gydol y rhaglen.

Mae'r strategaethau ymdopi yn y llyfr hwn wedi eu gosod allan yn systematig, felly dylai fod yn hawdd i chi ddod o hyd i'r technegau fydd eu hangen arnoch. Fodd bynnag, mae'n syniad da rhoi cynnig ar bob un o'r strategaethau, gan ei bod hi'n debygol y bydd angen i chi ddefnyddio nifer ohonyn nhw ar y cyd. Wedi dweud hynny, mae hi hefyd yn bwysig cofio bod gan bob un ohonom anghenion gwahanol a medrau gwahanol, felly ceisiwch bob amser deilwra eich rhaglen hunangymorth i ddiwallu'ch anghenion *chi* ac i adlewyrchu eich amcanion realistig.

Crynodeb

- Bydd cadw dyddiadur neu gofnodion yn eich helpu i ganfod: nodweddion eich anawsterau; beth sy'n gyrru eich problem; eich ffyrdd chi eich hun o ymdopi a pha mor effeithiol ydyn nhw

- Dyma'r sylfaen ar gyfer cymryd rheolaeth dros eich problemau

- Rhaid i'ch cofnodion fod yn ddigon manwl i roi'r wybodaeth sydd ei hangen arnoch chi

8

Rheoli synwyriadau corfforol I: anadlu wedi'i reoli

Roeddwn i mewn poen enbyd, roedd fy mrest yn brifo a 'mreichiau a'm coesau'n boenus. Nawr rwy'n sylweddoli fod straen yn rhywbeth corfforol iawn ac fe ddysgais sut i gadw'r anghysur corfforol mor ysgafn â phosib dim ond drwy ddysgu sut i anadlu'n iawn. Roeddwn i wedi bod yn anadlu'n llawer rhy gyflym ac roedd hyn yn gwneud pethau'n waeth i mi. Nawr dwi'n cymryd pethau'n rhwydd, yn anadlu'n araf a dwi'n teimlo 'mod i wedi ymlacio llawer mwy mewn sefyllfaoedd sy'n achosi straen. Dwi'n dal i gael peth anghysur, ond dim nad ydw i'n gallu ei oddef.

Mae anadlu'n dod yn naturiol – mae pob un ohonom yn gallu anadlu, felly dydyn ni ddim yn tueddu i feddwl am y peth. Ond mae'n debyg i sefyll neu gerdded – os nad ydych chi'n talu sylw i'ch osgo, gall hynny arwain at broblemau; os byddwch chi'n talu sylw iddo, gallwch osgoi pob math o anghysur. Yn Rhan Un o'r llyfr hwn fe fuon ni'n edrych ar sut mae'n hanadlu'n newid wrth i ni fod dan straen – mae'n mynd yn gyflym ac yn fas a byddwn yn mewnanadlu llawer iawn o ocsigen. Byddwch yn eich cael eich hun yn gwneud hyn ar ôl i chi redeg i ddal bws neu ruthro i gyrraedd apwyntiad mewn pryd; mae'n ymateb hollol normal i ymdrech a hefyd i straen, a'r enw arno yw *goranadlu*.

Mae pob un ohonom yn goranadlu pan fyddwn ni dan straen neu'n gwneud ymarfer corff. Mae anadlu'n gyflymach ar yr adegau hyn yn gyrru ocsigen i'n cyhyrau fel bod ein corff yn barod i weithredu: rhedeg i ffwrdd, er enghraifft. Dydy anadlu cyflym ddim yn broblem yn y tymor byr – mewn gwirionedd, bydd angen yr ocsigen ychwanegol ar eich corff os oes raid i chi redeg i ddal bws – ond os byddwch yn parhau i oranadlu, byddwch yn gorfodi gormod o ocsigen i fynd i lif y gwaed a bydd hyn yn amharu ar y cydbwysedd cynnil rhwng ocsigen a charbon. Bydd eich corff yn gadael i chi wybod nad yw pethau fel y dylen nhw fod, drwy achosi teimladau neu synwyriadau corfforol annifyr fel:

- wyneb, dwylo, coesau neu freichiau'n cosi
- cyhyrau'n crynu a chramp yn y cyhyrau
- pendro a phroblemau gweld
- anhawster anadlu
- lludded a theimladau o flinder
- poenau yn y frest a'r stumog.

Fyddwch chi ddim o anghenraid yn cael yr holl symptomau hyn, ond gall hyd yn oed un neu ddau o'r teimladau hyn fod yn frawychus iawn. Am y rheswm hwn, maen nhw'n aml yn arwain at fwy o orbryder ac felly at fwy o oranadlu: cylch dieflig. Weithiau – *ond nid bob amser* – gall y cylch straen yma arwain at bwl o banig. Mae Ffigur 10 yn dangos sut gall y cylch syml ond pwerus yma o ymatebion ddwysáu.

Hyd yma efallai fod hyn yn swnio'n eithaf dramatig, ac os ydych chi'n gaeth mewn cylch panig, yna bydd yn teimlo'n ddramatig. Fodd bynnag, y newyddion da yw y gallwch ddysgu'n hawdd

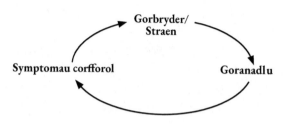

Sbardun

Ffigur 10: Y cylch goranadlu

sut i gywiro goranadlu a rheoli'r symptomau eich hun drwy ddatblygu'r sgìl o anadlu'n rheolaidd. Mae hyn yn golygu dysgu sut i anadlu'n ysgafn ac yn rheolaidd, drwy eich trwyn, gan lenwi eich ysgyfaint yn llwyr ac yna anadlu allan yn araf ac yn llawn. Isod mae amlinelliad o ymarferiad anadlu a fydd yn eich helpu i reoli symptomau goranadlu, a byddwch yn gweld ei fod yn eithaf syml mewn gwirionedd. Yr allwedd i'w ddefnyddio yw bod mor brofiadol yn y dechneg nes eich bod yn gallu troi ati pryd bynnag y bydd arnoch ei hangen, hyd yn oed pan fyddwch chi dan straen.

Anadlu'n rheolaidd: sut i wneud hyn

Yn gyntaf, rhai canllawiau cyn i chi ddechrau:

- Defnyddiwch eich ysgyfaint yn llawn gan osgoi anadlu o dop eich brest yn unig
- Anadlwch yn llyfn, heb lyncu'n sydyn nac anadlu'n drwm
- Pan fyddwch chi'n ymarfer gyntaf, gwnewch yr ymarfer

yma'n gorwedd i lawr, er mwyn i chi allu teimlo'r gwahaniaeth yn well rhwng anadlu bas ac anadlu dwfn. Wrth i chi ddod yn fwy profiadol, gallwch wneud yr ymarferiad hwn ar eich eistedd ac yn ddiweddarach wrth sefyll. Yn y pen draw byddwch chi'n gallu gwneud hyn wrth gerdded hyd yn oed

- Rhowch un llaw ar eich brest ac un ar eich stumog
- Wrth i chi anadlu i mewn drwy'ch trwyn, gadewch i'ch stumog chwyddo. Mae hyn yn golygu eich bod yn defnyddio eich ysgyfaint yn llawn. Ceisiwch gadw'r symudiad yn rhan uchaf eich brest mor fach â phosib a chadwch y symud yn ysgafn
- Yn araf ac yn llyfn, anadlwch allan drwy'ch trwyn
- Gwnewch hyn eto, gan geisio sefydlu rhythm. Eich nod yw cymryd rhwng wyth a deuddeg anadl y funud: mae anadlu i mewn ac anadlu allan yn cyfrif fel un anadl. Gall hyn fod yn anodd ei fesur ar y dechrau, felly ewch ati i ymarfer cyfrif pump i saith eiliad i gwblhau cylch anadlu (h.y. un anadliad i mewn ac un anadliad allan)
- *Peidiwch ag anadlu'n ddwfn yn gyflym*

Anadlu wedi'i reoli ar waith: rheoli pwl o banig

Ar ôl i mi gael fy mhwl cyntaf o banig erioed, roeddwn i'n hynod o sensitif i bob teimlad yn fy nghorff, yn enwedig yn fy mrest. Pan ges i'r panig cyntaf, roeddwn i'n siŵr fod y boen yn fy mrest yn golygu 'mod i'n cael trawiad ar y galon. Arhosodd yr ofn gyda fi er i'r doctor ddweud wrtha i fod gen i galon iach a'n bod ni i gyd yn dioddef o boenau a dolur o bryd i'w gilydd. Fe wnaeth ei eiriau fy nghysuro yn y feddygfa, ond cyn gynted ag y ces i'r poenau yn fy mrest eto, fe ddechreuais fynd i banig. Fe es i yn ôl i weld y doctor ac fe roddodd gynnig ar rywbeth arall. Fe esboniodd sut y mae pob un ohonon ni'n anadlu'n gyflym pan fyddwn ni'n ofnus a bod hyn yn gallu achosi poenau yn y frest. Awgrymodd fod hyn, yn fy achos i, yn fy ngwneud i'n fwy ofnus ac felly roeddwn i'n anadlu'n gynt eto, ac yn y blaen. Doeddwn i ddim wedi fy argyhoeddi. Yna fe gynhaliodd ryw fath o brawf yn y feddygfa a gwnaeth hyn i mi sylweddoli dau beth:

1. *roedd y ffordd roeddwn i'n anadlu wir yn effeithio ar y ffordd roeddwn i'n teimlo, ac*

2. *roeddwn i wir yn gallu rheoli fy symptomau.*

I ddechrau fe ddangosodd i mi sut i anadlu'n araf ac yn gyson. Yna, fe ofynnodd i mi ddechrau anadlu'n drwm (goranadlu) tra oedden ni'n sefyll gyda'n gilydd. Wel, am agoriad llygad. O fewn eiliadau i ddechrau anadlu'n drwm, fe ddechreuais gael y boen yn y frest a'r bendro yn union fel rydw i'n eu cael pan fydda i'n cael y 'trawiadau ar y galon'. Nesaf, dechreuodd fy arwain i anadlu wedi'i reoli, a diflannodd y bendro a gostegodd y poenau yn y frest. Gofynnodd i mi wneud yr ymarferiad eto, ac unwaith eto roedd hi'n ymddangos fel petawn i'n gallu troi'r symptomau ymlaen ac i ffwrdd.

Ar ôl hynny, roeddwn i'n fwy hyderus, a gwelais y gallwn ddewis newid cyflymder fy anadlu bob tro y byddwn i'n teimlo'n orbryderus ac yn anghysurus, a byddai hyn yn fy ngwneud yn fwy cysurus ac yn lleihau fy ofnau. Fe wnes i gymryd rheolaeth. Dywedodd y doctor wrtha i am ymarfer yr anadlu rheolaidd yma yn ystod y dydd er mwyn iddo droi'n arferiad. Felly, bob tro y bydda i'n mynd i'r ystafell ymolchi, lle mae hi'n dawel braf, byddaf yn treulio dau funud yn gwneud fy ymarferion anadlu. Dwi'n gweld ei fod yn fy ymlacio a dwi'n ymarfer rhyw hanner dwsin o weithiau'r dydd. Wrth i'r amser fynd heibio, dwi'n raddol yn dod yn well am droi'r teimladau i ffwrdd ac maen nhw'n fy mhoeni i lai a llai.

Anawsterau wrth ddefnyddio anadlu wedi'i reoli

Mae'n arferol cael ambell rwystr wrth ymarfer y strategaethau ymdopi yn y llyfr hwn. Mae'n debyg y bydd hyn yn wir wrth i chi geisio rheoli eich anadlu, felly rydw i wedi rhestru rhai anawsterau cyffredin a'r ymatebion iddyn nhw isod.

Anhawster i anadlu'n naturiol ac yn gysurus

Ar y dechrau efallai na fydd anadlu'n llyfn ac yn rheolaidd yn dod yn naturiol ac efallai y byddwch yn teimlo'i fod yn lletchwith ac yn anghysurus. Efallai y byddwch yn teimlo nad ydych chi'n cael digon o aer neu nad yw'r aer wir yn llenwi'ch ysgyfaint. Mae hyn i gyd yn eithaf cyffredin. Gydag ymarfer, fodd bynnag, byddwch yn gweld fod yr anadlu arafach yma'n dod yn haws a'i fod mewn gwirionedd yn eithaf cysurus. Yn aml, y cyfan sydd ei angen yw eich bod yn rhoi amser i chi'ch hun i ddatblygu'r sgìl. Os ydych chi'n dal i deimlo nad ydych chi'n gallu anadlu i mewn yn llawn, dechreuwch yr ymarferiad drwy anadlu allan cymaint ag y gallwch chi. Fel hyn, byddwch yn gwagio eich ysgyfaint a dylai'r anadl cyntaf i mewn fod yn ddwfn ac yn gysurus.

Teimlo'n od yn ystod yr ymarfer

Mae'n debyg eich bod yn eithaf sensitif i deimladau corfforol a nawr rydych chi'n gwneud rhywbeth newydd sy'n effeithio ar y ffordd rydych chi'n teimlo'n gorfforol. Rydych chi'n siŵr o fod yn ymwybodol iawn o hyd yn oed newidiadau corfforol bach iawn ac fe fydd yna rai teimladau sy'n gysylltiedig ag anadlu wedi'i reoli. Fydd y rhain ddim yn niweidiol, dim ond yn newydd i chi. Ceisiwch fod yn chwilfrydig amdanyn nhw: sylwch arnyn nhw a gweld beth sy'n digwydd os ydych chi'n eu derbyn nhw ac yn parhau â'ch ymarfer.

Anghofio ymarfer

Dyma o bosib y broblem fwyaf cyffredin, ond fedra i ddim pwysleisio ddigon pa mor bwysig yw hi i wneud yr ymarferiad hwn pryd bynnag y gallwch chi. Rydych chi'n ceisio datblygu arferiad newydd, a dim ond drwy ymarfer cyson y bydd hyn yn digwydd. Er mwyn eich helpu i ymarfer, defnyddiwch bethau i'ch atgoffa: larwm rheolaidd ar eich ffôn symudol, marc mewn lliw ar eich calendr, beth bynnag fydd yn bachu eich sylw o bryd i'w gilydd. Mae'r rhan fwyaf ohonom yn edrych ar ein horiawr yn rheolaidd drwy gydol y dydd, felly efallai y byddech yn ei chael hi'n ddefnyddiol rhoi marc bach fydd yn dal eich sylw ar eich oriawr (fe ddefnyddiais i smotyn bach o farnais ewinedd).

Wrth i'ch sgìl wella, byddwch yn ei chael hi'n gynyddol haws newid i anadlu wedi'i reoli pryd bynnag y bydd angen i chi wneud hynny, a bydd cywiro eich anadlu wrth iddo ddechrau cyflymu hyd yn oed yn datblygu'n arferiad i chi.

Crynodeb

- Gall straen a gorbryder wneud i ni oranadlu, ond dydy hynny ddim yn anghyffredin

- Fodd bynnag, mae goranadlu'n gallu gwaethygu straen a gorbryder os ydyn ni'n cael ein dychryn gan ei effeithiau

- Mae dysgu anadlu mewn modd sydd wedi'i reoli ac yn rheolaidd yn fodd o drechu goranadlu, ond mae'n rhaid ymarfer

9

Rheoli synwyriadau corfforol II: ymlacio cymhwysol

Fe wnaeth fy nheimladau o dyndra a phanig wella cyn gynted ag y dechreuais i wneud fy ymarferion ymlacio yn rheolaidd. Ar y dechrau, doeddwn i ddim yn eu gwneud nhw'n ddigon aml a ches i ddim llawer o fudd ohonynt. Yna fe benderfynais i wneud ymdrech wirioneddol ac fe dalodd ar ei ganfed. Er mawr syndod i mi, fe ffeindiais i 'mod i'n cael rhyddhad meddyliol yn ogystal ag ymlacio'n gorfforol a rhoddodd hyn obaith i mi y gallwn i ddysgu rheoli fy ngorbryder. Nawr dwi'n gallu teimlo wedi ymlacio yn gyflym iawn a dwi'n gallu troi'r tensiwn i ffwrdd ym mhob math o sefyllfaoedd oedd yn arfer bod yn broblem i mi.

Dan straen, mae'r cyhyrau yn ein cyrff yn tynhau: mae hynny'n normal. Fodd bynnag, os yw hynny'n digwydd yn ormodol neu'n mynd ymlaen yn rhy hir, gall tyndra yn y cyhyrau achosi amrywiaeth enfawr o deimladau anghysurus. Byddwch yn gwybod fod gennym ni gyhyrau ym mhob rhan o'n corff, felly gallwn ddod ar draws poenau sy'n gysylltiedig â thensiwn ym mhob rhan o'n cyrff. Dydy pawb ddim yn cael y teimladau hyn, ond dyma rai cyffredin:

- gwddw stiff
- ysgwyddau poenus

- brest yn dynn
- anhawster anadlu
- crynu
- stumog yn corddi
- anhawster llyncu
- gweld yn aneglur
- poen cefn.

Wrth gwrs, pan fydd y teimladau hyn yn mynd yn annifyr ac yn peri gofid, maen nhw'n gallu sbarduno rhagor o densiwn ac felly mae ein hen elyn, y cylch dieflig, yn cael ei sefydlu.

Y ffordd fwyaf effeithiol o reoli tensiwn corfforol yw dysgu sut i ymlacio mewn ymateb iddo: sut i ddefnyddio ymlacio yn ôl y galw a'r angen. Hawdd dweud, ond yn aml mae'n dipyn o gamp. Nid mater o eistedd o flaen y teledu neu fod â hobi yw 'ymlacio cymhwysol' (er bod y pethau hyn yn bwysig hefyd); mae dysgu ymlacio cymhwysol yn golygu datblygu sgìl sy'n eich galluogi i leihau tensiwn corfforol pryd bynnag y bydd angen hynny arnoch. Ymhen amser cewch hyder i leihau eich gorbryder a'ch tensiynau mewn amryw o sefyllfaoedd; mewn gwirionedd, bydd gennych chi sgìl y gallwch fynd â hi gyda chi i bob man i'w defnyddio pan fydd arnoch ei hangen. Yn well fyth, pan fydd eich corff yn rhydd o densiwn, fe welwch chi fod eich meddwl yn tueddu i ymlacio hefyd. Felly, does dim dwywaith – mae'n werth neilltuo amser i ddysgu sut i ymlacio.

Ond mae'n cymryd amser, fodd bynnag: dim ond drwy ymarfer, ac ymarfer a mwy o ymarfer y daw'r gallu i ymlacio ar alw. Un o'r ffyrdd mwyaf effeithiol o feistroli'r sgìl yw gweithio drwy gyfres o ymarferion wedi'u strwythuro, fel y pedwar isod. Mae'r rhain wedi eu cynllunio i'ch helpu i ddysgu i ymlacio gam wrth gam. Mae'r ddau ymarfer yn eithaf hir ac efallai y gwelwch chi fod cyfarwyddiadau wedi eu recordio yn ddefnyddiol. Gallwch wneud eich recordiad eich hun yn dilyn y sgriptiau ymlacio (gweler tudalennau 396–407). Siaradwch yn araf ac yn dyner er mwyn rhoi'r cyfle gorau i chi ymlacio; fyddwch chi ddim yn gweld hyn yn gysurlon iawn os byddwch chi'n cyfarth cyfarwyddiadau arnoch eich hun.

Canllawiau cyffredinol ar gyfer ymlacio

Fyddwch chi ddim yn gallu ymlacio a darllen y cyfarwyddiadau yr un pryd, felly ceisiwch ymgyfarwyddo â'r ymarferion i ddechrau. Fe welwch eu bod nhw'n mynd yn fyrrach ac yn fyrrach, felly gall hynny eich sbarduno ymlaen! Unwaith y byddwch yn gyfarwydd â'r ymarferion, gallwch ddechrau gweithio drwyddyn nhw un ar y tro. Pan fyddwch chi'n gallu ymlacio gan ddefnyddio'r ymarfer cyntaf, ewch ymlaen i ymarfer dau; pan fyddwch wedi meistroli hwn, ewch i ymarfer tri. Erbyn i chi gyrraedd ymarfer pedwar byddwch yn barod i ddysgu ymarfer ymlacio cyflym a byr fydd yn cyd-fynd yn hawdd â'ch bywyd o ddydd i ddydd. Dylai'r broses o ddysgu cyfres o ymarferion gael ei gwneud yn raddol, o bosib dros nifer o wythnosau. Wrth gwrs, bydd faint o amser sydd ei angen yn amrywio o un person i'r llall, felly peidiwch â phryderu os nad ydych chi'n symud ymlaen yn ddigon cyflym – dim ond achosi mwy o densiwn i chi fydd hyn – a pheidiwch â cheisio rhuthro pethau. Peidiwch â symud ymlaen i'r ymarfer nesaf nes eich bod yn teimlo wedi ymlacio'n llwyr ar ddiwedd ymarfer.

Rhai awgrymiadau cyn dechrau:

- Cynlluniwch eich ymarfer. Ceisiwch sefydlu trefn a chadw at yr un amser bob dydd. Fel hyn byddwch yn fwy tebygol o ddal ati gyda'r ymarfer

- Cofiwch ymarfer yn aml. Ceisiwch ymarfer o leiaf ddwywaith y dydd: mwya'n y byd y byddwch chi'n ymarfer, hawsa'n y byd fydd hi i ymlacio'n fwriadol, a dyna eich nod

- Dewiswch y lle iawn: ceisiwch ymarfer yn rhywle tawel lle na fydd neb yn tarfu arnoch chi. Gwnewch yn siŵr nad yw hi'n rhy boeth nac yn rhy oer. Rhowch y cyfle gorau i chi'ch hun i ymlacio

- Dewiswch yr amser iawn: dylech osgoi ymlacio pan ydych chi'n teimlo'n flinedig iawn neu os ydych chi eisiau bwyd neu'n llawn. Mae'n anodd ymlacio dan yr amgylchiadau hyn

- Gwnewch eich hun yn gysurus: pan fyddwch chi'n ceisio ymlacio i ddechrau, gwnewch yn siŵr eich bod mewn safle cysurus a gwisgwch ddillad cysurus. Mae'n siŵr y byddwch chi'n dechrau drwy orwedd i lawr, ond yn ddiweddarach byddwch yn gallu ymarfer ar eich eistedd neu hyd yn oed wrth sefyll

- Rhowch eich hun yn y cyflwr meddwl iawn: ceisiwch ddefnyddio 'agwedd oddefol'. Mae hyn yn golygu peidio â phryderu am eich perfformiad ond rhoi cynnig arni. Byddwch yn chwilfrydig a gweld sut mae'n mynd; peidiwch â bod yn llawdrwm arnoch eich hun

- Anadlwch! Mae hi mor bwysig peidio â dal eich gwynt neu oranadlu yn ystod eich ymarfer ymlacio; os gwnewch chi hynny, gallech deimlo'n waeth yn hytrach nag yn well. Cofiwch anadlu drwy eich trwyn, gan lenwi eich ysgyfaint yn llwyr er mwyn i chi deimlo eich stumog yn ymestyn ychydig. Cadwch y rhythm yn araf ac yn rheolaidd. Mae'n well meistroli anadlu dan reolaeth (gweler Pennod 8) cyn i chi ddechrau ar eich hyfforddiant ymlacio, ac yna gallwch fod yn siŵr eich bod yn anadlu mewn ffordd fydd yn eich helpu yn hytrach na'ch rhwystro

- Cofnodwch eich cynnydd. Defnyddiwch ddalen fel Dyddiadur 2 (gweler tudalen 187) i gadw cofnod o'ch cynnydd. Gallwch ddisgwyl rhywfaint o amrywiaeth o ddydd i ddydd (gan fod pob un ohonom yn profi amrywiaeth yn ein lefelau tensiwn), ond drwy gadw cofnod dros amser byddwch yn gallu gweld patrymau, ac yna byddwch yn gallu gweld beth sy'n ei gwneud hi'n haws neu'n anoddach i chi ymlacio. Gorau po fwyaf rydych chi'n ei ddeall am eich tensiynau corfforol – bydd gennych fwy o reolaeth drostyn nhw wedyn.

- Rhaid ymarfer! Rydw i wedi pwysleisio hyn gymaint fel eich bod, mae'n siŵr, wedi rhag-weld yr awgrym gorau ac olaf hwn! Ond does dim dwywaith na fydd ymarfer yn gwella'ch sgìl.

Yr ymarferion ymlacio

Ac yn olaf – yr ymarferion eu hunain. Mae yna bedwar:

- Ymlacio hir
- Ymlacio byr
- Ymlacio syml
- Ymlacio cymhwysol

Fe welwch fod yr ymarfer cyntaf yn gofyn am gryn dipyn o amser ac ymdrech, ond mae'r buddsoddiad yn un gwerth ei wneud. Y sgiliau y byddwch yn eu dysgu fydd y sylfaen ar gyfer yr ymlacio cymhwysol cryno fydd yn caniatáu i chi wrthweithio tensiwn bob tro y bydd angen i chi wneud hynny.

Ymlacio hir

Mae'r ymlacio hir yma'n seiliedig ar ymarfer ymlacio sydd wedi'i hen sefydlu, ac a ddyfeisiwyd gan Edmund Jacobson yn y 1930au. Felly, gallwch fod yn hyderus ei fod yn ymarfer sydd wedi ei brofi ac wedi ennill ei blwyf. Ei nod oedd datblygu rhaglen systematig i helpu ei gleifion i gyrraedd lefel ddofn o ymlacio. Ei ateb oedd cyfres o ymarferion 'tynhau-ac-ymlacio' yn canolbwyntio ar brif grwpiau cyhyrau'r corff. Mantais ychwanegol i'r dull hwn yw ei fod yn ein helpu i wahaniaethu rhwng cyhyrau tyn a rhai wedi ymlacio. Weithiau gallwn fod wedi arfer cymaint â chael cyhyrau tyn nes ein bod yn methu sylweddoli mai dyna sydd gennym ni hyd yn oed. Mae'r ymarferion hyn yn ein helpu i wybod pryd rydyn ni'n dynn – a phan wnawn ni hynny, gallwn ymlacio mewn ymateb i hynny.

Y symudiad sylfaenol y byddwch yn ei ddefnyddio ar bob cam o'r ymarfer yw hyn:

- tynhewch eich cyhyrau, ond peidiwch ag achosi straen ynddyn nhw: canolbwyntiwch ar y teimlad o dyndra
- daliwch hyn am ryw bum eiliad, yna rhyddhewch y tyndra am rhwng deg a phymtheg eiliad
- canolbwyntiwch ar y ffordd mae'ch cyhyrau'n teimlo pan fyddwch chi'n eu hymlacio: sylwch ar y gwahaniaeth rhwng cyhyrau tyn a rhai wedi ymlacio.

Mae ymlacio hir yn gofyn i chi wneud hyn ar gyfer nifer o wahanol grwpiau o gyhyrau drwy'r corff i gyd, felly mae'n ymarfer trylwyr dros ben. Mae'n bwysig anadlu'n araf ac yn rheolaidd rhwng pob cam yn yr ymarfer ac yn ystod yr ymarfer. Pan fyddwch wedi penderfynu ble a phryd y byddwch

Dyddiadur 2: Dyddiadur Ymlacio

Ble a phryd?	Sut oeddwn i'n teimlo cyn yr ymarfer?	Pa ymarfer wnes i?	Sut oeddwn i'n teimlo ar ôl yr ymarfer?	Nodiadau
Nodwch y lle a'r amser	Faint oeddech chi wedi ymlacio? 1 (dim o gwbl) – 10 (wedi ymlacio'n llwyr)		Faint oeddech chi wedi ymlacio? 1 (dim o gwbl) – 10 (wedi ymlacio'n llwyr)	Beth wnaethoch chi sylwi arno am yr ymarfer a'i effeithiau?

yn gwneud eich ymarferion, gwnewch eich hun yn gysurus a dechreuwch ganolbwyntio ar rannau o'ch corff, fel a ganlyn:

Traed	Tynnwch fodiau eich traed yn ôl, a thynhau'r cyhyrau yn eich traed. Ymlaciwch ac ailadrodd.
Coesau	Sythwch eich coesau, pwyntiwch flaenau eich traed tuag at eich wyneb. Ymlaciwch, gadewch i'ch coesau fynd yn llac, ac ailadroddwch.
Abdomen	Tynhewch gyhyrau eich stumog drwy eu tynnu i mewn ac i fyny, fel pe byddech chi'n paratoi i dderbyn ergyd gan rywun. Ymlaciwch ac ailadrodd.
Cefn	Pontiwch eich cefn. Ymlaciwch ac ailadrodd.
Ysgwyddau/ gwddf	Codwch eich ysgwyddau, gan ddod â nhw i fyny ac i mewn. Pwyswch eich pen yn ôl. Ymlaciwch ac ailadrodd.
Breichiau	Ymestynnwch eich breichiau a'ch dwylo. Ymlaciwch. Gadewch i'ch breichiau hongian yn llipa. Ailadrodd.
Wyneb	Tynhewch eich talcen a'ch gên. Gostyngwch eich aeliau a brathu. Ymlaciwch ac ailadrodd.
Corff cyfan	Tynhewch eich corff cyfan: traed, coesau, abdomen, cefn, ysgwyddau a gwddf, breichiau ac wyneb. Daliwch y tyndra am ychydig eiliadau. Ymlaciwch ac ailadrodd.

Bydd rhai ohonom yn dal i deimlo'n dynn ar ddiwedd yr ymarfer; os byddwch chi'n teimlo felly, gwnewch yr ymarfer eto. Os mai dim ond rhannau o'ch corff sy'n teimlo'n dynn, gwnewch yr ymarfer eto ar gyfer y rhannau hynny o'r corff yn unig. Os yw tynhau a chanolbwyntio ar grwpiau penodol o gyhyrau yn wirioneddol anghysurus neu boenus, yna peidiwch â gwneud y grŵp hwnnw am y tro; gallwch fynd yn ôl ato'n ddiweddarach pan fydd gennych chi fwy o hyder a sgìl i wneud yr ymlacio. Y peth pwysig yw peidio â phoeni am eich perfformiad.

Ar ôl i chi orffen yr ymarfer a'ch bod yn teimlo wedi ymlacio, treuliwch ychydig amser yn ymlacio eich meddwl. Meddyliwch am rywbeth llonydd: yr olygfa neu'r ddelwedd sy'n gweithio orau i chi. Anadlwch yn araf drwy'ch trwyn, gan lenwi eich ysgyfaint mor llawn â phosib. Daliwch ati am funud neu ddau, yna agorwch eich llygaid. Peidiwch â sefyll ar eich traed yn syth; dim ond pan fyddwch chi'n barod, symudwch yn *araf* ac ymestyn yn *ysgafn*. Teimlwch yn dda.

Dylai ymlacio hir gael ei ymarfer tua dwywaith y dydd nes eich bod bob amser yn teimlo wedi ymlacio'n llwyr ar ddiwedd yr ymarfer. Yna gallwch symud ymlaen at yr ymlacio hir byrrach, wedi'i addasu. Cofiwch ei bod hi'n cymryd amser i ddysgu sut i ymlacio. Rhowch gyfle i chi'ch hun a pheidiwch â disgwyl llwyddo'n rhy sydyn. Fel y gwnaethon ni sôn yn gynharach, mae rhai'n ei chael hi'n haws gwneud yr ymarfer hwn os ydyn nhw wedi recordio cyfarwyddiadau i'w harwain nhw. Cofiwch, gallwch wneud eich recordiad sain eich hun drwy ddarllen y sgript ymlacio ar ddiwedd y llyfr. Gwnewch yn siŵr eich bod yn siarad yn araf ac yn dyner; eich nod yw tawelu eich hun.

Ymlacio hir ar waith: Rheoli problemau cysgu

Dydw i erioed wedi bod yn un da am gysgu ac mae hi fel arfer yn cymryd sbel i mi fynd i gysgu, ond ar ôl fy salwch roeddwn i'n gysgwr gwael iawn. Un o'r meddyliau oedd yn fy nghadw'n effro oedd: 'Fydda i byth yn gallu cysgu tra ydw i mor anghysurus â hyn', a chyn bo hir byddwn i hefyd yn dechrau meddwl: 'Efallai 'mod i'n mynd yn sâl eto!' Byddai'r meddyliau hyn a'r anghysur corfforol yn fy nghadw i'n effro am oriau. Wrth gwrs, fore trannoeth byddwn i'n teimlo'n flinedig a byddai'r gwynegon a'r poenau'n ymddangos yn waeth.

Esboniodd fy meddyg fod y gwynegon a'r poenau'n debygol o fod yn bwydo'i gilydd ac yn cyfrannu at fy niffyg cwsg. Aeth ymlaen i ddweud y gallwn dorri allan o'r cylch dieflig yma pe bawn i'n dysgu ymlacio amser gwely. Fe ddisgrifiodd hi ymarfer ymlacio oedd yn golygu dad-dynhau fy nghyhyrau'n systematig ac fe roddodd hi recordiad o gyfarwyddiadau i mi i'w ddilyn gartref. Wedi hynny fe fues i'n ymarfer ymlacio unwaith neu ddwywaith y dydd. Doedd hyn ddim yn anodd gan ei fod yn rhoi rhyddhad i mi o'r gwynegon a'r poenau yn ystod y dydd hefyd. Cyn bo hir roeddwn i'n gwybod yr ymarfer yn ddigon da i allu ei ddefnyddio pan fyddwn i'n mynd i'r gwely. Yn hytrach na hel meddyliau am yr anghysur yn fy nghorff, roeddwn i'n canolbwyntio ar ymlacio fy nghorff, ac anaml roeddwn i'n aros yn effro'n ddigon hir i gwblhau'r ymarfer! Wedyn byddwn i'n deffro yn gallu ymdopi'n well â straen y diwrnod canlynol, a phe bawn i'n cael poenau yn ystod y dydd, byddwn i'n gwneud yr ymarfer ymlacio mewn cadair. Mae wedi gwneud gwahaniaeth mawr i mi.

Ymlacio hir ar waith: Rheoli poen gorfforol

Yn dilyn y ddamwain, roedd gen i anafiadau cas: roeddwn wedi torri fy mhigwrn a'm hysgwydd, roeddwn wedi anafu fy nghefn ac roedd gen i chwiplach. Roeddwn i hefyd yn dioddef cur pen difrifol am wythnosau – rhai drwg iawn. Fe ges i sawl llawdriniaeth ar fy mhigwrn; er hynny, mae'n dal i achosi poen a dydw i ddim yn gallu cerdded yn dda a dwi'n grac ac yn teimlo embaras am hynny. Fisoedd yn ddiweddarach, roeddwn i'n dal i ddioddef poen drwy fy nghorff i gyd ac roedd y cur pen yn dod yn ôl drwy'r amser. Fe es i weld fy meddyg ac fe ddywedodd wrtha i 'mod i'n llawn tensiwn, efallai oherwydd fy atgofion o'r ddamwain ac oherwydd fy mod i'n grac, ac roedd hyn yn achosi poenau drwy fy nghorff i gyd. Doeddwn i ddim yn hoffi'r syniad ei bod hi'n dweud wrtha i fod y cyfan yn fy meddwl ac fe ddywedais wrthi fod fy mhoen yn un go iawn ac yn gwbl gorfforol. Fe dawelodd fy meddwl drwy ddweud nad oedd hi'n awgrymu 'mod i'n dychmygu'r poenau ac esboniodd fod unrhyw un sydd â chyhyrau tyn yn gallu profi gwir boen. Roedd hi'n meddwl mai'r ateb oedd fy nysgu sut i ymlacio fy nghyhyrau. Byddai'n gryn gamp i mi oherwydd roedd gen i rywbeth oedd yn achosi poen go iawn (fy mhigwrn) ond roedd hi'n credu y gallwn i ddysgu sut i reoli hyn. Fe roddodd hi recordiad o ymarfer ymlacio hir i mi ac esbonio sut dylwn i ymarfer. Mae'n rhaid i mi ddweud i hyn fod o gymorth – fe ddysgais sut i adnabod arwyddion cynnar tyndra yn y cyhyrau ac fe ddes i'n dda iawn am 'adael iddo fynd' ac ymlacio, ac fe ddiflannodd y cur pen. Roedd yna un rhan o'r ymarfer nad oeddwn i'n gallu ei wneud: doeddwn i ddim yn gallu tynhau a llacio fy nhraed am fod gen i gymaint o boen yn y fan honno. Dywedodd fy meddyg y dylwn i hepgor y rhan honno a chanolbwyntio ar weddill fy nghorff. Fe weithiodd. Nawr fe fydda i'n aml yn deffro mewn poen, felly dwi'n dechrau fy niwrnod gyda'r ymarfer hwn ac mae'n rhyddhau'r tensiwn i gyd, hyd yn oed y boen yn fy migwrn. Roeddwn i wedi gobeithio gallu tynhau a llacio fy nhroed yn y pen draw, ond mae'n rhy boenus. Fodd bynnag, mae ymlacio gweddill fy nghorff yn lliniaru'r boen yn fy migwrn ac erbyn hyn dwi'n gallu derbyn ei fod yn brifo, ond os ydw i'n cadw fy hun wedi ymlacio a pheidio â chanolbwyntio ar fy migwrn, dwi'n gallu ymdopi.

Ymlacio byr

Unwaith y byddwch wedi meistroli ymlacio hir, gallwch ddechrau byrhau'r ymarfer ymlacio drwy adael allan y cam 'tynhau'. Ewch drwy'r ymarfer cyfarwydd, gan lacio (heb dynhau) y gwahanol grwpiau o gyhyrau un ar y tro. Pan fyddwch chi'n gallu gwneud hyn yn effeithiol, gallwch symud ymlaen at y cam nesaf, sef addasu'r ymarfer i'w ddefnyddio ar adegau eraill ac mewn llefydd eraill. Er enghraifft, gallech chi geisio gwneud yr ymarfer ar eich eistedd yn hytrach nag ar eich gorwedd; neu efallai y gallech chi symud o ystafell wely dawel i ardal fyw lai heddychlon. Fel hyn byddwch yn dysgu sut i ymlacio mewn amrywiaeth o fannau gwahanol, a dyma sydd ei angen arnoch chi mewn sefyllfaoedd go iawn.

Ymlacio syml

Mae hwn yn ymarfer byrrach fyth y gallwch ei wneud wrth i chi ddod yn fwy profiadol wrth geisio cyrraedd y cyflwr o fod wedi ymlacio. Mae'n seiliedig ar yr ymarfer a ddatblygwyd yn y 1970au gan gardiolegydd o'r enw Herbert Benson. Dim ond helpu ei gleifion oedd â chlefyd y galon i leihau eu lefelau straen oedd ei fwriad, ond mae'r ymarfer wedi cael ei sefydlu fel techneg ymlacio sy'n ddefnyddiol i bawb. Ar gyfer yr ymarfer bydd angen i chi ganfod 'dyfais feddyliol' sy'n eich llonyddu i'w defnyddio yn ystod yr ymarfer. Mae hyn yn golygu dod o hyd i sain neu air neu ddelwedd sy'n gwneud i chi ymlacio. Gallech chi ddefnyddio'r gair 'tawel' neu sŵn y môr, neu ddelwedd o wrthrych cysurlon, llun neu addurn rydych chi'n hoff ohono, neu olygfa sy'n gwneud i chi ymlacio, megis lle tawel yn y wlad neu draeth gwag. Does dim rhaid iddo fod yn gymhleth: weithiau, rhywbeth syml sydd orau.

Pan fyddwch wedi gweld beth sy'n fwyaf effeithiol i chi, dilynwch y cyfarwyddiadau yma:

- Eisteddwch yn gysurus â'ch llygaid ar gau. Dychmygwch eich corff yn mynd yn drymach ac yn ymlacio fwy a mwy.
- Anadlwch drwy'ch trwyn a dewch yn ymwybodol o'ch anadlu wrth i chi anadlu i mewn. Wrth i chi anadlu allan, meddyliwch am eich delwedd feddyliol, gan anadlu'n rhwydd ac yn naturiol.
- Peidiwch â phoeni a ydych chi'n gwneud yr ymarfer yn dda ai peidio; ond rhyddhewch eich tensiwn ac ymlacio ar eich cyflymder eich hun. Mae'n debyg y bydd meddyliau sy'n tynnu'ch sylw yn dod i'ch meddwl. Peidiwch â phoeni am hyn a pheidiwch ag aros gyda nhw; dewch yn ôl i feddwl am eich delwedd feddyliol neu'ch patrwm anadlu.

- Gallwch barhau i wneud hyn cyn hired ag y bydd hi'n ei gymryd i chi deimlo wedi ymlacio. Gallai hyn fod yn ddau funud neu'n ugain munud: y maen prawf ar gyfer gorffen yr ymarfer yw eich bod chi yn teimlo wedi ymlacio. Pan fyddwch chi'n gorffen, eisteddwch yn dawel â'ch llygaid ar gau am ychydig, ac yna eisteddwch â'ch llygaid ar agor. Peidiwch â sefyll i fyny neu ddechrau symud o gwmpas yn rhy gyflym.

Gan mai ymarfer byr yw hwn, gallwch ei ymarfer yn amlach na'r ymarferion cynharach. Gallech ei wneud am funud neu ddwy bob awr; neu yn ystod egwyl goffi, cinio a the; neu rhwng apwyntiadau; neu yn y gwasanaethau ar y draffordd os ydych chi'n gyrru ar daith hir ac yn teimlo dan straen. Mae'r opsiynau'n ddiddiwedd, a'r peth mwyaf defnyddiol y gallwch chi ei wneud yw dod o hyd i ymarfer rheolaidd sy'n cyd-fynd â'ch ffordd *chi* o fyw.

Ymlacio syml ar waith: Rheoli pryderon ac anesmwythyd

Mae fy nheulu wastad wedi dweud mai fy mhroblem i yw nad ydw i byth yn ymlacio ac mai dyna pam dwi'n teimlo mor llawn tensiwn ac yn gorfforol sâl drwy'r amser. Y gwir yw nad oeddwn i'n gwybod sut i ymlacio. Roeddwn i wedi trio eistedd i lawr gyda llyfr neu i wylio'r teledu, ond byddai fy meddwl bob amser yn mynd yn ôl at ryw bryder neu'i gilydd, a chyn bo hir byddwn i'n llawn tensiwn ac yn anghysurus eto. Yna fe ddysgais ymarfer ymlacio syml. Rhoddodd hyn rywbeth adeiladol i mi ganolbwyntio arno yn ogystal â lliniaru'r poenau oedd yn arfer fy mhryderu i gymaint.

Roedd yn rhaid i mi glustnodi ychydig funudau yn rheolaidd bob dydd i eistedd a chanolbwyntio ar anadlu'n dawel ac yna ddychmygu golygfa ymlaciol. Wnaeth fy newis cyntaf ddim gweithio'n rhy dda: roeddwn i'n dychmygu traeth trofannol a minnau'n gorwedd yn yr haul yn gwrando ar y môr. Dwi'n berson mor fywiog fel bod hyn wedi dechrau mynd ar fy nerfau! Ond fe wnaeth fy newis nesaf weithio. Fe gofiais i am ardd ffurfiol y buon ni'n ymweld â hi yn gynharach yn y flwyddyn – roeddwn i wrth fy modd yno. Felly, yn fy meddwl, fe es am dro o gwmpas yr ardd hon, yn sylwi ar yr holl goed, y llwyni a'r blodau gwahanol, a dychmygu arogl y rhosod a theimlad yr haul ar fy ysgwyddau. Fe lwyddais i ddod o hyd i lun o'r ardd ar gerdyn post a helpodd hyn i wneud fy llun meddyliol yn fwy byw.

Byddwn i'n gwneud yr ymarfer hwn dair neu bedair gwaith y dydd, pryd bynnag y byddwn i'n gorffen un dasg a chyn i mi ddechrau'r nesaf. Roedd yn wych: doedd fy meddwl ddim mor llawn tensiwn a doedd gen i ddim poenau corfforol i 'mhryderu i. Fe wnes i ddarganfod hyd yn oed fod gen i fwy o egni os oeddwn i'n ymlacio yn ystod y dydd. Nawr ac yn y man mi fydda i'n cael pryder neu ryw wayw neu boen a dwi'n dychryn, ond dwi'n defnyddio hyn fel arwydd i ymlacio a hyd yn hyn mae'r anghysur corfforol wedi diflannu bob tro a'r pryderon yn rhai y gallaf eu rheoli.

Ymlacio ar alw

Erbyn hyn byddwch yn gyfarwydd â thri ymarfer ymlacio, ac os ydych chi wedi bod yn ymarfer byddwch yn dod yn fwyfwy medrus wrth ymlacio. Unwaith y byddwch wedi meistroli'r tri ymarfer cyntaf, gallwch ddechrau defnyddio eich sgiliau ymlacio drwy gydol y dydd ac nid dim ond yn ystod eich 'amser ymlacio' penodedig. Fel hyn, byddwch yn gynyddol yn gwella'ch gallu i ymlacio yn ôl y galw. Bydd angen i chi ddechrau drwy ddysgu sut i ymlacio 'ar alw', a'r cyfan sydd ei angen arnoch chi ar gyfer hyn yw rhywbeth fydd yn dal eich llygad yn rheolaidd gan eich atgoffa i wneud y canlynol:

- gostwng eich ysgwyddau
- dad-dynhau'r cyhyrau yn eich corff
- gwirio eich anadlu
- ymlacio.

Gallech ddefnyddio rhywbeth rydych chi'n edrych arno'n rheolaidd yn ystod y dydd fel arwydd, neu i'ch atgoffa – eich oriawr, cloc y swyddfa, eich dyddiadur er enghraifft. Bob tro y byddwch yn gweld yr arwydd hwn, byddwch yn cael eich atgoffa i ymlacio ac felly byddwch chi'n ymarfer eich sgiliau ymlacio nifer o weithiau bob dydd. Mae yna bob math o arwyddion y gallwch chi eu defnyddio; penderfynwch beth sy'n dal eich llygad yn aml a defnyddiwch hyn i'ch atgoffa.

Ymlacio cymhwysol – yr uchafbwynt

Cam olaf hyfforddiant ymlacio yw dysgu ei roi ar waith pryd bynnag y bydd ei angen arnoch chi, gan ddefnyddio straen fel eich arwydd i weithredu. I wneud hyn, mae angen i chi roi cynnig arno yn ystod eich gweithgareddau o ddydd i ddydd. Os yw'n bosib, dechreuwch gyda sefyllfaoedd sydd ddim yn achosi gormod o straen i chi a gweithio'ch ffordd at sefyllfaoedd mwy heriol wrth i'ch sgiliau a'ch hyder wella. Gydag amser ac ymarfer rheolaidd, bydd ymlacio'n dod yn ffordd o fyw ac fe welwch y gallwch ymlacio'n syth pan fydd angen i chi wneud hynny. Wrth gwrs, rydych yn siŵr o barhau i brofi peth tensiwn o bryd i'w gilydd – mae hyn yn normal – ond nawr bydd gennych chi well ymwybyddiaeth ohono a bydd gennych y sgiliau i'w reoli.

Ymlacio cymhwysol ar waith: Bod yn dawel eich meddwl yn gyhoeddus

Dwi bob amser wedi bod yn swil ac yn nerfus o gwmpas pobl. Un fel'na ydw i. Yn gyhoeddus, dwi'n llawn tensiwn a dydw i ddim yn gallu meddwl yn gall a dydw i ddim fel arfer yn llwyddo i fwynhau na chyflawni'r hyn dwi eisiau ei wneud. Yn ddiweddar fe ddysgais i sut i ymlacio a byddwn i'n gallu mynd i gyflwr ymlaciedig braf lle roedd fy nghorff a'm meddwl yn teimlo'n dawel. Roeddwn i'n gwybod bod yn rhaid i mi ddechrau defnyddio'r sgil hon yn fy mywyd bob dydd ond, a bod yn onest, roedd hynny'n fy nychryn i braidd. Roedd fy mam yn help mawr: fe ddywedodd hi nad oedd raid i mi 'neidio i mewn yn y pen dwfn'. Fe ddywedodd hi wrtha i am ysgrifennu fy rhestr o sefyllfaoedd anodd ac wedyn dewis y rhai nad oedd yn fy nychryn i ormod. Fe ddywedodd hi y dylwn i ddechrau yn y fan honno. Felly fe ddechreuais i drwy gwrdd â ffrindiau am ginio ganol dydd. Yn ôl y disgwyl, wrth i mi eistedd yn y caffi yn aros amdanyn nhw, byddwn i'n teimlo'r tensiwn yn dod, ond byddwn yn dychmygu fy hun yn ymlacio i mewn i'r gadair, fy ysgwyddau'n disgyn. Fe wnes i'n siŵr fy mod i'n anadlu'n braf ac yn rheolaidd gan ddweud wrthyf fy hun: 'Mae'n iawn, ti'n gwybod sut i ymlacio.' Roeddwn i'n teimlo'n dawelach fy meddwl ac roeddwn i'n iawn erbyn i fy ffrindiau gyrraedd. Nesaf, fe roddais fy hun mewn sefyllfa fwy heriol ac fe wirfoddolais i dywys ymwelydd o gwmpas ein hadran; unwaith eto fe lwyddais i drechu fy nhensiwn. Nesaf, dwi'n bwriadu defnyddio fy sgiliau ymlacio cymhwysol drwy fynd â rhywbeth yn ôl i siop.

Yn y bennod hon drwyddi draw, rydych chi wedi cael y neges fod ymlacio yn *sgil* ac felly ei bod hi'n cymryd amser i'w ddatblygu. Gwnewch eich gorau i ddysgu sut i wneud hyn yn iawn. Gallech gymharu'r broses o'ch hyfforddi eich hun sut i ymlacio â dysgu sut i ganu'r piano. Byddech chi'n dechrau â'r graddfeydd llafurus, ond hanfodol (ymlacio hir) ac yn symud ymlaen at *arpeggios* (ymlacio byr). Gyda'r sylfaen hon, byddech chi'n gallu canu alawon syml (ymlacio syml) ac yn raddol byddech chi'n gallu canu cerddoriaeth fwy soffistigedig (ymlacio ar alw). Dim ond ar ôl llawer iawn o ymarfer y byddech chi'n gallu eistedd wrth biano a chwarae'n ddigymell (ymlacio cymhwysol). Fyddech chi ddim yn gallu chwarae'n ddigymell heb fod wedi gweithio drwy'r camau cynharach; ac efallai y byddwch chi'n gweld na allwch chi ymlacio yn ôl yr angen os nad ydych chi wedi gwneud y gwaith paratoi.

Ymlacio cymhwysol ar waith: Rheoli pryderon

Roedd yn beth defnyddiol pan roddodd y seicolegydd enw ar fy mhroblem i mi – GAD: anhwylder gorbryder cyffredinol – ond roeddwn i'n dal i gael fy mhlagio gan y pryderu a'r tensiwn. Fe esboniodd hi y byddai'n cymryd amser i gael fy mhroblem dan reolaeth ac y byddai'n gyntaf yn fy nysgu sut i ymlacio fy nghorff a'm meddwl. Dwi'n cofio meddwl 'mod i wedi trio popeth er mwyn ymlacio ac nad oedd hi'n mynd i ddysgu dim byd newydd i mi. Fe ddywedais wrthi 'mod i wedi llogi DVDs ysgafn, difyr, fy mod wedi mynd

allan am fwyd gyda ffrindiau, fy mod i hyd yn oed wedi
ymuno â dosbarth Pilates. Yna fe esboniodd i mi ei bod hi'n
mynd i ddysgu ffordd ychwanegol i mi ymlacio fel y gallwn
ei hychwanegu at fy rhestr o bethau ymlaciol i roi cynnig
arnyn nhw. Roedd ei dull hi'n wahanol i 'ngweithgareddau
eraill i gan fy mod i'n gwneud yr ymarfer ar fy mhen fy
hun ac yn canolbwyntio arna i fy hun a'r ffordd roeddwn
i'n teimlo. Roedd yn eithaf anodd i mi wneud hyn ar y
dechrau, yn enwedig gan fod yr ymarferion cyntaf yn
cymryd rhwng chwarter awr ac ugain munud, ac mae'n
rhaid i mi fod yn onest fan hyn – roedden nhw braidd yn
ddiflas. Oni bai ei bod hi wedi pwysleisio pa mor bwysig
oedd ymarfer, dwi'n credu y byddwn i wedi symud ymlaen
yn rhy gynnar. Fodd bynnag, wrth i'r ymarferion fynd
yn fyrrach, fe ddechreuais i eu mwynhau nhw'n well ac
roeddwn i'n teimlo mwy o ysgogiad i ymarfer. Serch hynny,
doeddwn i ddim yn meddwl y byddai'n cymryd mor hir: fe
dreuliais i wythnosau'n dysgu ymlacio!

Yn y pen draw, fe gyrhaeddais i'r cam o allu tiwnio i
mewn pan oeddwn i'n teimlo tensiwn ac wedyn roeddwn i'n
gallu gostwng fy ysgwyddau, gwirio fy anadlu a gwagio'r
pryderon allan o'm meddwl. Dydy hyn ddim yn beth
hawdd, credwch chi fi. Roedd yn waith caled a bu bron i
mi roi'r ffidil yn y to sawl gwaith, ond nawr dwi'n falch
'mod i wedi dal ati gan ei fod wedi newid y ffordd dwi'n
teimlo yn llwyr. Dydw i ddim bellach yn cael fy nhynnu i
lawr gan deimlad o ddigalondid llwyr gan fy mod i'n gallu
cael gwared ar y teimlad drwy ymlacio pryd bynnag a lle
bynnag dwi angen gwneud hynny.

Anawsterau wrth ymlacio

Os byddwch yn sylwi eich bod yn cael rhai anawsterau wrth weithio drwy eich hyfforddiant ymlacio, dydych chi ddim ar eich pen eich hun. Dyma rai rhwystrau cyffredin:

Teimladau rhyfedd wrth wneud yr ymarferion

Mae'n arferol teimlo'n rhyfedd pan ydych chi'n gwneud rhywbeth corfforol nad ydych wedi arfer ei wneud. Peidiwch â phoeni am hyn (gan mai dim ond gwaethygu fydd eich tensiwn os gwnewch chi hyn). Dwi'n cofio teimlo tensiwn a dicter y tro cyntaf yr arweiniodd fy nhiwtor ni drwy ymarfer ymlacio, ond bellach mae'r gallu i ymlacio yn rhywbeth effeithiol a gwerthfawr i mi. Ceisiwch dderbyn y bydd hi'n cymryd ychydig o sesiynau ymarfer cyn i chi ddechrau teimlo'n gysurus gyda'r ymarferion, ac fe welwch y bydd y teimladau anarferol neu annifyr yn diflannu cyn bo hir. Hefyd, gwnewch yn siŵr nad ydych chi'n goranadlu yn ystod yr ymarfer, neu'n sefyll i fyny ac yn symud o gwmpas yn rhy fuan, neu'n ymarfer pan ydych chi'n rhy lwglyd neu'n rhy lawn, gan y gall unrhyw un o'r rhain achosi teimladau anghysurus.

Cramp

Gall cramp fod yn boenus ond dydy e byth yn beryglus. Mae yna rai pethau y gallwch roi cynnig arnyn nhw i geisio'i gwneud hi'n llai tebygol y byddwch chi'n cael cramp: peidiwch â thynhau eich cyhyrau'n rhy egnïol; yn benodol, peidiwch â phwyntio bodiau eich traed yn rhy frwdfrydig. Ceisiwch beidio ag ymarfer pan fydd eich cyhyrau'n oer, a defnyddiwch ystafell gynnes ar gyfer eich sesiwn. Os byddwch chi'n cael cramp, ceisiwch wella'r boen drwy rwbio'r cyhyr yn ysgafn a chymryd seibiant o'r ymarfer; gallwch wastad fynd yn ôl ato yn ddiweddarach.

Mynd i gysgu

Weithiau dydy hyn ddim yn broblem – dyna'ch gobaith – ond os nad ydych chi'n bwriadu mynd i gysgu, gallech roi cynnig ar eistedd yn hytrach na gorwedd, gallech chi amseru'r ymarfer fel nad ydych chi wedi blino pan fyddwch chi'n dechrau, gallech afael yn rhywbeth (nad oes modd iddo dorri) fyddai'n golygu y byddech chi'n ei ollwng pe byddech chi'n cysgu a byddai hyn yn eich deffro.

Meddyliau ymwthiol a phryderus

Mae'r ymennydd dynol wedi esblygu i ganiatáu i ni feddwl yn greadigol a chael llawer o syniadau. Mae hyn yn wych, ond mae'n golygu bod pob un ohonom yn cael llawer o feddyliau yn torri ar draws ein hymwybyddiaeth. Felly, pan fydd pryderon eraill yn torri ar draws eich ymlacio, peidiwch â phoeni gan fod hynny'n hollol normal ac nid yw'n rhwystr difrifol i'ch ymarfer. Y ffordd orau o wneud yn siŵr bod meddyliau diangen yn diflannu yw peidio â myfyrio arnyn nhw. Derbyniwch y byddan nhw'n llithro i mewn i'ch meddwl o bryd i'w gilydd ac yna ewch ati i ganolbwyntio eto ar eich ymarfer ymlacio. Os byddwch chi'n ceisio *peidio* â meddwl amdanyn nhw, fyddan nhw ddim yn diflannu. Os dyweda i wrthych chi am *beidio* â meddwl am gar pinc, y tebygolrwydd yw y byddwch yn cael delwedd o gar pinc yn eich meddwl yn syth; ac os bydda i'n pwysleisio: 'Na, wir nawr, cliriwch geir pinc allan o'ch meddwl', yna mae'n debyg y bydd y ddelwedd yn dod yn fwy sefydlog fyth. Dywedwch wrthych eich hun ei bod hi'n normal i gael meddyliau ymwthiol.

Peidiwch â thalu gormod o sylw iddyn nhw, dim ond troi eich meddyliau'n ôl at ymlacio.

Peidio â theimlo wedi ymlacio

Gall hyn fod yn broblem pan fyddwch chi'n dechrau ar yr hyfforddiant ymlacio am y tro cyntaf. Pan ydych chi'n newydd i'r ymarfer, efallai na fyddwch chi'n teimlo llawer o fudd, gan fod y buddion yn dod gydag ymarfer. Y peth pwysicaf yw peidio â thrio'n rhy galed gan y bydd hynny'n creu tensiwn. Gadewch i'r teimladau o ymlacio ddigwydd pan fyddan nhw'n digwydd. Mae hefyd yn werth holi eich hun a ydych chi yn y cyflwr meddyliol (neu gorfforol) iawn i ymlacio ac ydy'ch amgylchedd chi'n addas. Fel arall, gwnewch yr ymarfer yn nes ymlaen neu yn rhywle arall; rhowch y cyfle gorau posib i chi'ch hun lwyddo.

Gair am ymarfer corff

Ffordd effeithiol iawn o ymlacio a dadweindio'n gorfforol yw gwneud ymarfer corff. Os nad ydych chi'n gallu ymdopi â'r ymarferion ymlacio, am ba reswm bynnag, gallech roi cynnig ar wneud rhywbeth sy'n gorfforol heriol gan y bydd hyn *bob amser* yn lleihau tyndra yn y cyhyrau. Mae'n ffordd dda o dynnu ein sylw oddi ar bryderon, yn enwedig os oes raid i ni ganolbwyntio ar reolau neu dechnegau (chwarae sboncen neu fynd i wers ddawnsio, er enghraifft). Peth gwych arall am ymarfer corff yw y byddwch hefyd yn cael y teimlad o feistroli rhywbeth a bydd hynny'n hwb i'ch hunanhyder.

Os ydych chi'n pryderu am symptomau corfforol gorbryder, mae gwneud ymarfer corff yn golygu y gallwch chi achosi symptomau colli gwynt, y galon yn curo'n gyflym a theimladau corfforol eraill mewn ffordd sydd dan reolaeth, a gallwch ddod yn hyderus y bydd yr ymatebion hyn yn mynd ac yn dod heb achosi niwed i chi. Mae'n eich rhoi mewn rheolaeth.

Dros y blynyddoedd diwethaf mae ymchwil wedi dangos i ni fanteision penodol ymarfer corff ar gyfer rheoli straen a gorbryder. Yn bwysicaf oll, mae ymarfer corff rheolaidd fel petai'n codi'r 'trothwy ymladd-ffoi', ac mae hyn yn golygu ei bod hi'n cymryd mwy i ni deimlo dan straen, sydd yn ei dro'n golygu ein bod wedi ymlacio mwy. Mae gweithgaredd corfforol hefyd fel petai'n ymladd effeithiau straen ar yr ymennydd ei hun (drwy ei drochi mewn coctel o niwrogemegion 'da') ac mae'n gostwng pwysedd gwaed: mae hyn yn gysur mawr os ydych chi'n pryderu y gall straen tymor hir fod yn effeithio ar eich iechyd. Mae'r 'coctel o niwrogemegion da' hefyd yn gwella ein hwyliau, ac eto mae hyn yn helpu i reoli straen oherwydd gorau oll yw ein hwyliau, mwyaf gobeithiol a medrus y byddwn ni. Ac mae manteision ymarfer corff yn mynd ymhellach fyth, gan fod ymarfer corff yn rheolaidd yn cyflymu ein gallu i ddysgu, ac mae gwell cof fel arfer yn golygu ein bod yn dipyn mwy hyderus a thipyn yn llai gorbryderus. Felly, mae'r canfyddiadau hyn yn awgrymu y byddech chi'n cael mwy allan o'r rhaglen hon pe byddech chi'n gwneud ymarfer corff yn rheolaidd tra ydych chi'n gweithio eich ffordd drwyddi.

Yn gryno, mae yna bellach lawer o ymchwil i gefnogi'r cysylltiad rhwng ymarfer corff a llai o orbryder a straen, felly mae hi wir yn werth meddwl am fod yn fwy actif. Ac mae hi wir yn werth meddwl am fwynhau eich hun tra byddwch chi'n gwneud hyn: ewch i feicio neu i redeg mewn ardal hardd, ewch i'r gampfa gyda'ch ffrind gorau, ymunwch â dosbarth ymarfer corff sy'n hwyl – gwnewch ymarfer corff yn rhywbeth rydych chi eisiau ei gynnwys yn eich bywyd.

Crynodeb

- Gall tensiwn corfforol gynyddu straen a gorbryder

- Gallwch fynd i'r afael â hyn drwy ddysgu ymlacio a gallwch wneud hynny mewn cyfres o ymarferion sy'n mynd yn fyrrach ac yn haws eu cymhwyso

- Er mwyn gallu gwneud ymlacio cymhwysol yn effeithiol, mae'n rhaid ei ymarfer, ond mae'n bosib dysgu ymlacio ar alw

- Gall gwneud ymarfer corff hefyd fod yn ffordd dda o ddelio â thensiynau corfforol a gwella'r ffordd rydych chi'n rheoli straen

10

Rheoli symptomau seicolegol I: tynnu sylw

Yr hyn dwi'n ei hoffi am dechneg tynnu sylw yw ei symlrwydd. Yn hytrach na hel meddyliau am fy mhryderon a theimlo'n waeth ac yn waeth, rydw i wedi dysgu troi i ffwrdd oddi wrthyn nhw. Gydag ymarfer, rydw i bellach yn gallu gwneud hyn ym mhob sefyllfa fwy neu lai. Ar ben hyn, rydw i wedi dysgu nad oes dim byd ofnadwy'n digwydd os na fydda i'n pryderu, a 'mod i wedi bod yn gwastraffu cymaint o amser yn y gorffennol yn poeni am bethau.

Yn y bennod hon a'r bennod nesaf byddwch yn dysgu strategaethau ar gyfer cadw'r agweddau seicolegol ar bryder, ofn a gorbryder dan reolaeth. Mae hyn yn golygu rheoli'r meddyliau a'r delweddau dychrynllyd sy'n mynd drwy ein meddyliau.

Fel y gwyddoch eisoes, gall cylchoedd o feddyliau pryderus (neu luniau meddyliol) a gorbryder cynyddol ddatblygu a chadw'r tensiynau hyn yn uchel. Er enghraifft, mewn parti, gallai menyw sy'n cochi'n rhwydd ac sy'n cael trafferth siarad yn rhugl yn hawdd ddechrau pryderu am ei hymddangosiad cymdeithasol (efallai fod ganddi hyd yn oed ddelwedd feddyliol ohoni'i hun yn bod yn llawn ffwdan ac yn teimlo embaras) a byddai'r gorbryder hwn yn ei gwneud hi'n fwy tebygol fyth y byddai hi'n cochi ac yn ei chael hi'n anodd siarad: gallai cylch o orbryder cymdeithasol ddatblygu. Pe byddai gan ddyn ychydig o boen yn ei frest ac yntau'n dechrau meddwl: 'Gallai hyn fod yn drawiad ar y galon', byddai ei lefelau straen yn codi a byddai'n teimlo tensiwn. Yna byddai tensiwn cynyddol yn gwaethygu'r boen yn y cyhyrau, a gallai ei feddyliau fynd yn fwy brawychus: 'Trawiad ar y galon *ydy* hwn!' Byddai'r gorbryder yn gwaethygu ac yn creu cylch o densiwn cynyddol a meddyliau pryderus. Mae'n amlwg y gallai addasu'r meddyliau dorri'r cylch.

Beth sy'n sbarduno symptomau seicolegol?

Weithiau byddwch yn ei chael hi'n hawdd dal yr hyn sy'n mynd drwy eich meddwl, ond weithiau byddwch yn ymwybodol o deimlo ofn neu orbryder. Efallai y bydd yn dod yn sydyn o nunlle, fel pe bai yna ddim sbardun. Mae'r cysylltiad rhwng meddyliau a theimladau *mor* effeithiol nes bod ymateb emosiynol yn aml fel petai'n digwydd yn awtomatig heb unrhyw feddyliau na delweddau amlwg. Mae hyn yn normal ac yn digwydd drwy'r amser. Gallech chi gerdded heibio coelcerth neu arogli hen baent a theimlo'n fodlon neu'n ofnus heb wybod pam. Os byddech chi'n cnoi cil ar hyn, efallai y byddech chi'n sylweddoli bod hyn oherwydd bod yr aroglau'n eich atgoffa chi o brofiadau hapus plentyndod neu o sioeau tân gwyllt neu o helpu eich taid yn y sied neu'n eich atgoffa o atgofion anodd o gael eich llosgi neu o gael stŵr am chwarae â phaent. Mae'n gweithio ar gyfer teimladau pleserus a rhai amhleserus. Hyd yn oed pan mai ymateb straen yw'r ymateb awtomatig yma, yn aml nid yw'n beth drwg: pan fydd car yn dod rownd y gornel yn rhy gyflym, rydych chi'n neidio allan o'r ffordd *fel petaech chi heb feddwl am y peth;* pe baech chi'n gweld plentyn ar fin syrthio i mewn i dân, byddech chi'n ei ddal *fel petaech chi heb feddwl am y peth.* Mewn gwirionedd mae cadwyn o resymu wrth wraidd y gweithredoedd hyn; ond mae wedi ennill ei phlwyf a'i sefydlu i'r fath raddau nes ein bod bron yn 'hepgor' y broses o feddwl ymwybodol ac felly'n arbed amser gwerthfawr mewn sefyllfaoedd anodd.

Gall yr 'hepgor' hwn sefydlu gorbryder problemus hefyd. Dychmygwch fenyw sy'n cerdded yn hapus o amgylch eglwys sy'n llawn o flodau. Mae hi'n teimlo pwl sydyn o orbryder ac yn teimlo bod yn rhaid iddi fynd allan o'r eglwys. Dim ond yn ddiweddarach y mae hi'n sylweddoli bod ei theimladau wedi cael eu sbarduno oherwydd iddi arogli blodau Mihangel a bod hyn wedi mynd â hi'n ôl i'w phlentyndod pan oedd ei hathrawes piano yn codi braw arni a lle roedd llond fas o flodau Mihangel bob amser ar y piano. Roedd hi wedi 'hepgor' y broses resymu ac wedi dioddef teimladau grymus o ofid nad oedd hi'n eu deall ar y pryd.

P'un a ydych chi'n gallu rhoi eich bys ar elfen feddyliol y cylchoedd gorbryder hyn ai peidio, maen nhw'n gyrru ein gofid ac felly mae'n beth da cael rhai strategaethau ar gyfer delio â meddyliau a delweddau pryderus. Yn y bôn, mae dwy ffordd o dorri cylchoedd meddyliau pryderus:

- *tynnu sylw,* sy'n ailffocysu ein sylw oddi wrth y cylch
- *profi,* sy'n ein helpu i adnabod ac adolygu pryderon gormodol.

Tynnu sylw

Mae'n siŵr eich bod wedi hen arfer gwneud amryw o dasgau yr un pryd, a hynny i'r fath raddau nes y bydd hi'n syndod i chi ddysgu mai dim ond ar un peth y gallwn ni ganolbwyntio'n llawn ar y tro. Ond mae'n wir, a gallwn ddefnyddio hyn er ein lles oherwydd mae'n golygu, pan fyddwn yn troi i sylwi ar rywbeth niwtral neu bleserus, y gallwn *dynnu'n sylw* ein hunain oddi wrth feddyliau a delweddau pryderus. Drwy ddefnyddio technegau tynnu sylw, gallwch dorri'r cylch o feddyliau pryderus ac atal eich gorbryder rhag cynyddu.

Mae yna dair techneg tynnu sylw sylfaenol, a gydag ychydig o ymdrech gallwch deilwra'r rhain i ddiwallu'ch anghenion:

- gweithgaredd corfforol
- ailffocysu
- ymarferion meddyliol.

Wrth i ni edrych ar bob un o'r technegau tynnu sylw yma, mae angen i chi ystyried sut gallwch chi wneud iddyn nhw weithio i chi; ceisiwch eu cysylltu â'ch dewisiadau a'ch diddordebau. Mae angen i chi hefyd gadw mewn cof mai'r allwedd i dynnu sylw llwyddiannus ydy dod o hyd i rywbeth sydd angen llawer iawn o sylw, sy'n benodol iawn, ac sydd o ddiddordeb i chi. Os yw tasg tynnu sylw'n rhy arwynebol, yn rhy amhendant neu'n rhy ddiflas, mae tueddiad iddi beidio â bod yn effeithiol.

Gweithgaredd corfforol

Mae'n bosib mai gweithgaredd corfforol yw'r hawsaf o'r tri ymarferiad ac mae'n hynod ddefnyddiol pan ydych chi'n teimlo dan gymaint o straen nes eich bod yn 'methu meddwl yn syth'. Ystyr defnyddio techneg tynnu sylw corfforol yn syml yw cadw'n actif pan ydych chi dan straen. Os ydych chi'n gwneud rhywbeth corfforol, rydych yn llai tebygol o allu hel meddyliau pryderus. Mae cymaint o bosibiliadau:

- ymarfer corff fel cerdded, loncian, chwarae sboncen, mynd â'r ci am dro, ac ati. Mae gweithgareddau fel y rhain yn arbennig o lesol gan eu bod yn ein helpu i ddefnyddio'r adrenalin sydd fel arall yn gallu gwneud i ni deimlo tensiwn, ac fel rydyn ni wedi gweld yn barod, mae ymarfer corff yn ddull pwerus o reoli straen

- ymgymryd â thasgau cymdeithasol bach: er enghraifft, pe baech chi'n teimlo'n hunanymwybodol mewn parti, gallech gynnig mynd â diodydd o gwmpas i bobl er mwyn eich cadw eich hun a'ch meddwl yn brysur

- tasgau o gwmpas y tŷ: clirio cypyrddau, torri lawntiau, aildrefnu'r garej ... Mae'r rhestr yn ddiddiwedd, a'r fantais o'ch cadw eich hun yn actif fel hyn yw y byddwch yn debygol o deimlo'n dda am eich bod wedi gwneud rhywbeth yr oedd angen ei wneud beth bynnag. Does dim rhaid i'r tasgau fod yn rhai enfawr; byddai tacluso bag llaw neu aildrefnu trefnydd personol blêr hefyd yn gweithio

- ffidlan: strategaeth hawdd iawn nad yw'n cael ei gwerthfawrogi ddigon. Does dim angen llawer o egni meddyliol ac mae modd ei wneud heb dynnu gormod o sylw. Er enghraifft, os ydych chi'n eistedd mewn ystafell aros ac yn teimlo ar bigau'r drain, gallech sythu a phlygu pìn papur, neu blygu papur losin yn siâp diddorol neu dynnu beiro'n ddarnau a'i rhoi yn ôl at ei gilydd. Does dim angen sgìl ar yr un o'r rhain, ond gall pob tasg hoelio'ch sylw ddigon i dorri'r cylch o feddwl gorbryderus a theimlo dan straen.

Bydd angen gwahanol weithgareddau arnoch chi mewn sefyllfaoedd gwahanol, felly gwnewch yn siŵr fod gennych chi ddigon wrth gefn. Gallech chi chwarae sboncen gyda'r nos er mwyn tynnu'ch sylw oddi ar straen y dydd. Gallech fynd am dro byr i fyny ac i lawr y coridor pan ydych chi'n llawn tensiwn yn y swyddfa. Gallech ad-drefnu eich desg pan nad oes modd i chi adael y swyddfa a chithau ar eich pen eich hun yno; a gallech sythu a phlygu clipiau papur i liniaru eich gorbryder mewn cyfarfodydd neu mewn ystafell aros. Os yw eich tasg gorfforol yn gofyn am elfen o ymdrech feddyliol, gorau oll, oherwydd bydd yr effaith tynnu sylw yn fwy grymus.

Ailffocysu

Mae hyn yn golygu talu sylw mawr i'r pethau o'ch cwmpas er mwyn tynnu'ch sylw oddi ar rywbeth. Pe baech chi mewn stryd brysur, gallech geisio cyfri'r dynion a'r merched sydd â gwallt golau, neu edrych am wrthrychau penodol mewn ffenest siop. Mewn caffi, gallech chi wrando (heb dynnu sylw) ar sgyrsiau pobl eraill neu astudio manylion gwisg rhywun (unwaith eto, heb dynnu sylw) neu nodi manylion poster ar y wal. Does dim rhaid i'r dasg fod yn gymhleth nac yn soffistigedig; mae angen i chi ddod o hyd i amryw o wrthrychau fydd yn mynd â'ch sylw. Er enghraifft, pe byddai rhywun yn orbryderus am ddefnyddio'r archfarchnad, gallai ddarllen rhifau ceir wrth i'w ffrind ei yrru i'r siop. Gallai dalu sylw manwl i'r rhestr siopa wrth fynd o gwmpas yr archfarchnad, ac wrth y lle talu gallai ddarllen y manylion ar y pecynnau bwyd, cyfrif nifer yr eitemau yn ei fasged ei hun neu fasged rhywun arall neu bori mewn papur newydd neu gylchgrawn.

Mae ailffocysu yn ddefnyddiol iawn os ydych chi'n hunanymwybodol neu'n bryderus am symptomau corfforol.

Pan fyddwn ni'n gymdeithasol orbryderus neu'n pryderu am ein hiechyd corfforol, rydyn ni'n tueddu i ffocysu arnom ein hunain – pa mor gyflym rydyn ni'n anadlu, pa mor boeth ydyn ni, faint rydyn ni'n crynu, pa boenau sydd gennym – a gall hyn ein gwneud yn fwy anghysurus a hyd yn oed yn fwy gorbryderus. Mae ailffocysu'n symud ein sylw oddi wrth hyn a gall dorri'r cylch o hunanffocysu a gorbryder cynyddol.

Y peth gwych am ailffocysu yw bod popeth sydd ei angen arnoch chi o'ch cwmpas. Does dim rhaid i chi deimlo straen drwy ystyried beth rydych chi'n mynd i feddwl amdano – mae'r posibiliadau i gyd o fewn eich golwg. Ond nid dim ond y pethau rydych yn gallu eu gweld sy'n gallu tynnu'ch sylw – beth allwch chi ei glywed? Beth allwch chi ei arogli? Sut mae'r cerrig mân yn teimlo ac yn swnio wrth i chi gerdded drostyn nhw? Sut mae'r sedd odanoch chi'n teimlo? A'r haul ar eich ysgwyddau? Gallwch ddefnyddio eich holl synhwyrau i fynd â'ch sylw.

Ymarferion meddyliol

Gydag ymarferion meddyliol, mae angen i chi i fod yn greadigol a defnyddio mwy o ymdrech i feddwl am ymadrodd, llun neu dasg feddyliol i dynnu'ch sylw. Gallai ymadrodd sy'n tynnu sylw fod yn llinell neu ddwy o farddoniaeth gysurlon, a gallai llun sy'n tynnu sylw fod yn atgof am draeth lle roeddech chi'n teimlo'n dda. Gallai eich tasg feddyliol olygu adrodd cerdd gyfan, cofio'n fanwl am eich hoff wyliau, ymarfer mathemateg pen neu astudio rhywun gerllaw a cheisio dyfalu beth mae'n ei wneud, beth yw ei ddiddordebau, i ble mae'n mynd ac ati. Gallech geisio cadw eich meddwl ar olygfa ddychmygol i dynnu eich sylw oddi ar feddyliau pryderus; drwy ddod â'ch golygfa'n fyw gyda lliw a sain a gwead, gallech lwyddo'n well fyth i dynnu'ch sylw oddi ar rywbeth. Mae rhai'n mwynhau dychmygu eu cartref delfrydol a cherdded drwy bob ystafell yn astudio manylion y dodrefn, y llenni, ac yn y blaen. Mae rhai'n mwynhau 'gwrando' ar alaw adnabyddus, ac eraill yn cael eu tawelu drwy gofio beicio ar hyd llwybr cyfarwydd a hoff, gan sylwi ar y golygfeydd. Mae rhai'n gweld eu bod yn gallu ymgolli drwy ddychmygu pob cam sydd ynghlwm wrth greu gosodiad blodau cymhleth (gan ddychmygu arogl y blodau efallai) neu drwy ailddylunio eu cartref. Po fwyaf manwl yw'r tasgau meddyliol, gorau oll y byddan nhw am dynnu eich sylw, ond mae'n bwysig eich bod yn dewis rhywbeth sy'n gweddu i chi, rhywbeth sy'n adlewyrchu eich diddordebau a'ch hoffterau.

Rheolau cyffredinol ar gyfer tynnu sylw

- Cyn i chi ddefnyddio techneg tynnu sylw, rhaid i chi ddewis pa un sy'n addas ar eich cyfer chi ac i'r sefyllfa y mae angen i'ch sylw fod wedi ei dynnu oddi arni. Does dim pwynt meddwl am lun o draeth yn yr haul tanbaid os ydych chi'n casáu'r môr ac yn llosgi'n hawdd yn yr haul, neu os mai sgio yw'ch cariad cyntaf. Yn yr un modd, fydd dibynnu ar weithgaredd corfforol i dynnu'ch sylw ddim yn helpu os yw eich pyliau gorbryder yn digwydd yn ystod cyfweliadau. Ceisiwch ganfod beth yw eich hoffterau a'ch anghenion, ac yna gallwch deilwra pethau sy'n tynnu sylw fydd yn addas i chi. Defnyddiwch eich diddordebau chi: os ydych chi'n arddwr brwd, gallech ddefnyddio tocio a chwynnu fel eich gweithgaredd corfforol; gallech edrych drwy ffenest y bws ar erddi ac adnabod planhigion fel ymarferiad ailffocysu; a gallai cadw delwedd o ardd ffurfiol, brydferth fod yn dasg feddyliol.

- Ar ôl i chi sefydlu beth sydd ei angen arnoch chi, byddwch yn ddyfeisgar wrth ddatblygu eich detholiad eich hun o dechnegau tynnu sylw, ond byddwch yn benodol bob amser yn eich dewis o dasg a dewiswch ymarferion sy'n gofyn am lawer o sylw.
- Unwaith y bydd gennych chi gyfres o dechnegau tynnu sylw ar gyfer gwahanol achlysuron, cofiwch eu hymarfer bob cyfle gewch chi. Drwy wneud hyn, pan fyddwch chi dan straen, gallwch droi eich meddyliau at rywbeth sy'n tynnu eich sylw'n eithaf hawdd.

Nawr ystyriwch ble a phryd y gallech chi ddefnyddio technegau tynnu sylw drwy alw i gof y sefyllfaoedd rydych chi'n eu cael yn anodd, ac yna cynllunio pa rai o'ch technegau y gallech chi eu defnyddio. Mae enghraifft i'w gweld yn Ffigur 11. Ewch ati i lunio eich rhestr eich hun gan ddefnyddio'r Ffigur 12 gwag neu ar ddarn arall o bapur. Dylai'r rhestr fod mor hir ag y mae angen iddi fod. Ceisiwch gael mwy nag un neu ddau o dechnegau yn eich rhestr, a chofiwch y gall un sefyllfa sy'n achosi gorbryder fod â mwy nag un ateb i dynnu'ch sylw.

Sefyllfaoedd sy'n achosi gorbryder i mi	Enghreifftiau o dynnu sylw ar waith
Eistedd mewn traffig sydd ddim yn symud	*Gwrando ar gerddoriaeth gysurlon*
Aros mewn clinig meddygol	*Darllen llyfr/cylchgrawn*
Sefyll mewn ciw rheoli pasborts	*Darllen y posteri a'u darllen am yn ôl hefyd*
Teimlo tensiwn gartref	*Mynd am dro i'r siopau ac yn ôl*

Ffigur 11: Sefyllfaoedd sy'n achosi gorbryder i mi ac enghreifftiau o dynnu sylw ar waith

Sefyllfaoedd sy'n achosi gorbryder i mi	Enghreifftiau o dynnu sylw ar waith

Ffigur 12: Rhestr o dechnegau tynnu sylw ar gyfer sefyllfaoedd sy'n achosi gorbryder

Hyd yma, mae hwn wedi bod yn ymarferiad damcaniaethol iawn, ac ystyried beth sy'n debygol o'ch helpu rydych chi wedi bod yn ei wneud. Nawr mae angen i chi roi eich technegau tynnu sylw ar waith. Felly, rhowch eich strategaethau tynnu sylw ar waith pan fyddwch chi'n teimlo'n orbryderus i weld beth fydd yn digwydd. Byddwch yn gweld bod rhai o'ch syniadau'n llwyddo'n o'r dechrau'n deg, sy'n wych, ond bydd angen mireinio rhai eraill. Edrychwch yn ôl ar y profiadau sy'n llai llwyddiannus a cheisiwch ddeall pam nad yw strategaeth wedi gweithio i chi: efallai nad oedd y ddelwedd y gwnaethoch chi ei dewis wir yn adlewyrchu eich hoffterau ac felly nad oedd wedi tynnu eich sylw'n llwyr. Neu efallai fod y fathemateg pen y gwnaethoch ei gosod i chi'ch hun ychydig yn rhy anodd; efallai nad oedd y lleoliad yn iawn ar gyfer y peth roeddech chi wedi ei ddewis i dynnu'ch sylw'n gorfforol ac y byddai rhywbeth i dynnu'ch sylw'n feddyliol wedi bod yn haws. Gellir cael cant a mil o resymau pam nad yw strategaeth yn gweithio'n dda, a bydd pawb yn dod ar draws rhwystrau gwahanol; yr allwedd yw ceisio gweld pam nad oedd rhywbeth wedi gweithio i chi *ar yr adeg dan sylw.* Yn y bôn, ystyriwch a ydy'ch syniadau'n gweithio yn eich bywyd go iawn; os nad ydyn nhw'n taro tant, newidiwch ychydig arnyn nhw i'w cael nhw'n iawn ar eich cyfer chi.

Pryder a thynnu sylw

Efallai y cofiwch i ni nodi yn adrannau cychwynnol y llyfr hwn y gallai rhai ohonoch fod yn rhai sy'n pryderu am bethau. Os felly, yna bydd tynnu sylw'n rhan ddefnyddiol iawn o'ch pecyn cymorth ar gyfer ymdopi. Os gallwch chi ganfod beth ydy'ch pryder (os gallwch chi ateb y cwestiwn 'Beth os ...?'), yna gallwch ystyried i ddechrau a oes yna rywbeth y gallwch chi ei wneud am eich pryder. Os oes, yna gwnewch hynny a defnyddiwch dechnegau datrys problemau (gweler tudalennau 290–307) i'ch helpu, ond os nad oes unrhyw beth arall i'w wneud a'ch bod yn dal yn eich cael eich hun yn troi mewn cylchoedd diddiwedd o orbryder, gan feddwl am y dyfodol â llu o gwestiynau 'Beth os ...?', yna gall tynnu sylw dorri'r patrwm. Defnyddiwch dechneg tynnu sylw i ollwng eich gafael ar y pryderon. Bydd hyn yn rhyddhad i chi, ond bydd hefyd yn eich helpu i ddysgu y gallwch roi'r gorau i bryderu ac y bydd popeth yn iawn. Gallwch gymryd rheolaeth dros eich pryderu.

Mae'r un peth yn wir am y cylchoedd gorbryder sy'n cael eu sefydlu pan fyddwn ni'n edrych yn ôl gyda meddyliau 'Taswn i ddim ond wedi ...' (fe wnaethon ni alw hyn yn bendroni yn hytrach na phryderu). Bydd meddyliau fel 'Beth os ...?' a 'Taswn i ddim ond wedi ...' sy'n digwydd yn aml yn cynyddu ein gofid, ac eto mae tynnu sylw yn ein helpu i ddatgysylltu a dianc rhag y cylchoedd dieflig. Gallwn wedyn ddefnyddio ein meddyliau ar gyfer rhywbeth mwy pleserus neu ddefnyddiol.

Tynnu sylw ar waith: Rheoli clawstroffobia

Fedra i ddim dioddef llefydd caeedig. Dwi'n iawn yn y stryd lle dwi'n teimlo 'mod i'n gallu anadlu, a dwi'n iawn gartref oherwydd 'mod i'n teimlo wedi ymlacio yno. Ond theatrau, eglwysi, lifftiau, siopau gorlawn: na, dim diolch! Ychydig amser yn ôl fe wnes i dderbyn na fyddwn i'n gallu mynd o gwmpas y lle cymaint â'r rhan fwyaf o bobl, ac ar y dechrau doedd hynny'n ddim llawer o broblem. Fe wnaethon ni logi fideos, roeddwn i'n siopa yn ystod yr wythnos pan oedd pethau'n eithaf tawel a doedd gen i ddim awydd mynd i'r eglwys beth bynnag. Ond fe newidiodd pethau: roedd hi fel petai fy mhlant, fy neiaint a'm nithod i gyd yn priodi a chael plant ac yn eu bedyddio. Yn sydyn, roedd disgwyl i mi fynd i eglwysi ac i ysbytai. Roeddwn i'n cael fy rhwygo. Roeddwn i eisiau gweld fy mhlant yn priodi a'm hwyrion yn cael eu bedyddio, ond roedd arna i ofn hefyd ac roeddwn eisiau peidio mynd yno. Yn ffodus, fe ffeindiais i ffordd o ymdopi yn y seremonïau, er bod yn rhaid imi gyfaddef 'mod i bob amser yn eistedd tua chefn yr eglwys er mwyn i mi allu dianc pe byddai angen. Fe ddysgais i ffyrdd o dynnu fy meddwl oddi ar fy meddyliau llawn panig. Roedd yna dri pheth oedd wir yn fy helpu. I ddechrau, roeddwn i bob amser yn cario llyfr da gyda fi er mwyn gallu ymgolli yn hwnnw pe byddai raid i ni eistedd o gwmpas y lle am unrhyw gyfnod o amser. Dwi'n gwybod y gallai eistedd yn fy sedd yn darllen nes i'r briodferch gyrraedd ymddangos yn anghwrtais, ond yn aml roedd hi'n ddewis rhwng gwneud hynny a pheidio â mynd i'r briodas. Yn ail, byddwn i'n mynd â'm gleiniau pryder gyda fi i bobman fel fy mod yn gallu ffidlan gyda nhw a thynnu fy meddwl oddi ar fy mhryderon – roedd y rhain yn fwy derbyniol mewn eglwys ond fe wnaethon nhw ddychryn rhai ymwelwyr yn yr ysbyty! Yn olaf, fe ddysgais fy hun i wneud rhyw fath o fyfyrio: byddwn i'n gallu sefyll neu eistedd, yn union fel pawb arall, ond byddwn i'n dychmygu fy mod yn rhywle arall, rhywle diogel. Yn fy nychymyg, roeddwn i'n ôl ar y fferm lle cefais fy magu a gallwn ddychmygu cerdded drwy ein caeau gyda fy nhad. Byddwn yn dwyn i gof arogleuon a seiniau'r fferm, ac wrth i mi lenwi'r ddelwedd hyfryd hon â mwy a mwy o fanylion, roeddwn yn gallu teimlo fy hun yn ymlacio.

Dwi wedi defnyddio'r strategaethau hyn ac maen nhw wedi rhoi'r hyder i mi i fod yn bresennol yn rhai o achlysuron pwysicaf fy mywyd. Doeddwn i ddim wedi bwriadu iddyn nhw fod yn fwy na ffordd o'm helpu – ffordd o fod yn bresennol yn gorfforol, ond wyddoch chi beth? Yn raddol bach, fe ddechreuais i deimlo'n fwy hyderus am fod mewn mannau caeedig gan fy mod i'n dysgu nad oedd dim byd yn digwydd i mi yno: roeddwn i'n gallu ymdopi fel pawb arall. Erbyn hyn dwi'n ffeindio nad oes raid imi ddefnyddio fy nhechnegau tynnu sylw mor aml a dwi'n llawer llai gorbryderus pan fydda i'n meddwl am yr her nesaf. Bellach does dim rhaid i mi eistedd wrth allanfa gan 'mod i'n gwybod fod yna bethau y gallaf eu gwneud i reoli fy ngorbryder.

Tynnu sylw ar waith: Rheoli pryder

Y cyngor gorau a ges i gan fy nhad oedd: 'Os nad wyt ti'n gallu gwneud dim am y peth, paid â phryderu.' Cyngor da – ond roeddwn i'n arfer ei chael hi mor anodd gollwng gafael ar y pryderon. Byddwn i'n gofyn i mi fy hun: 'Alla i wneud rhywbeth am y pryder yma?' ac os oeddwn i'n gallu, byddwn yn ei wneud. Ond os na allwn i, byddai'r pryder yn dal i droi yn fy mhen a byddwn yn cynhyrfu mwy a mwy. Nawr 'mod i wedi dysgu technegau tynnu sylw, ac os nad ydw i'n gallu gwneud dim byd arall i liniaru fy mhryderon, yna dwi'n eu diffodd nhw gan ddefnyddio techneg tynnu sylw. Fe ddigwyddodd y diwrnod o'r blaen yn y swyddfa bost. Roeddwn i mewn ciw hir ac yn dechrau teimlo tensiwn. Fe sylweddolais 'mod i'n pryderu na fyddwn i'n cyrraedd yn ôl at y car cyn i'r tocyn parcio ddod i ben. Fe holais fy hun a oedd rhywbeth y gallwn i ei wneud, ac roedd yna: gallwn anfon neges destun at fy merch a gofyn iddi aros amdana i wrth y car er mwyn iddi allu dweud wrth y warden traffig 'mod i ar fy ffordd. Efallai y byddai'n helpu – pwy a ŵyr – ond o leiaf roeddwn i wedi gwneud rhywbeth adeiladol. Roeddwn i'n dal i bryderu, felly holais fy hun oedd yna rywbeth arall y gallwn i ei wneud – doedd 'na ddim, felly fe dynnais fy meddwl oddi ar fy mhryderon drwy astudio'r silffoedd yn y siop. Yn fy mhen, fe gyfrais yr amlenni brown, wedyn yr amlenni gwyn, oedd ar werth yn y swyddfa bost. Yna fe symudais fy sylw at weddill y papurach – roedd digon yno i 'nghadw i'n brysur. Fe deimlais fy hun yn tawelu ac yna roeddwn i'n gallu gwneud rhywbeth mwy diddorol: fe ddechreuais i gynllunio parti pen-blwydd fy merch. Po fwyaf o gynlluniau roeddwn i'n eu gwneud, mwya'n y byd roedd fy sylw'n cael ei dynnu. Cyn i mi sylweddoli, daeth fy nhro i wrth y ddesg.

Anawsterau wrth ddefnyddio technegau tynnu sylw

Dydw i ddim yn gallu ei wneud

Efallai nad ydych chi wedi ymarfer ddigon. Mae hyn yn gyffredin ac yn hawdd ei ddatrys cyn belled â'ch bod chi'n gallu dod o hyd i amser i ymarfer eich sgiliau, yn enwedig pan nad ydych chi'n orbryderus. Yr her yma yw dod o hyd i ffyrdd o gynnwys ymarfer rheolaidd yn eich bywyd bob dydd.

Wnaeth hyn ddim gweithio i mi pan wnes i roi cynnig arni

Efallai nad oedd y dechneg yn addas ar gyfer y sefyllfa. Unwaith eto, mae hon yn broblem gyffredin ac yn hawdd ei datrys os oes gennych chi amrywiaeth o strategaethau yn eich pecyn cymorth. Gwnewch yn siŵr eich bod wedi ystyried digon o ffyrdd gwahanol i symud eich meddwl oddi wrth y pryderon; os bydd angen, ewch yn ôl at eich rhestr a gofynnwch i ffrindiau eich helpu i ychwanegu at eich syniadau. Meddyliwch ymlaen llaw am y sefyllfa fydd yn achosi gorbryder a cheisiwch ddewis y strategaeth iawn o'ch pecyn cymorth – ond cofiwch fod â syniad wrth gefn hefyd.

Efallai eich bod eisoes dan ormod o straen i ymdopi. Mae pwynt yn dod lle rydyn ni dan ormod o straen i ymdopi'n dda iawn; felly, ceisiwch ddal eich gorbryder mor gynnar â phosib. Gwnewch yn siŵr eich bod yn gyfarwydd â'ch arwyddion rhybuddio cynnar y tro nesaf. Bydd unrhyw dechneg ymdopi'n gweithio'n well os ydych chi dan lai o straen, ond un awgrym defnyddiol yw gwneud mwy o ddefnydd o weithgareddau corfforol pan fyddwch chi dan lawer o straen gan eu bod yn aml yn haws eu rhoi ar waith na gweithgareddau meddyliol.

Gair pwysig iawn i gloi: Fel llawer o bobl, byddwch yn gweld bod technegau tynnu sylw yn hynod werthfawr wrth ddelio â phryderon, ofnau a gorbryderon, ac fe allan nhw roi'r cyfle i chi feddwl a chynllunio'n fwy cynhyrchiol. Fodd bynnag, os ydyn nhw'n cael eu defnyddio fel ffordd o *osgoi* sefyllfaoedd anodd, neu os ydyn nhw bob amser yn cael eu defnyddio fel ymddygiad diogelu, fe allan nhw fod yn wrthgynhyrchiol. Er enghraifft, pe byddech chi'n orbryderus am siarad â gwesteion mewn digwyddiad cymdeithasol a'ch bod *bob amser* yn tynnu'ch sylw oddi ar y broblem drwy weini'r diodydd, yna fyddech chi byth yn wynebu eich ofn go iawn a fyddai hwnnw byth yn diflannu.

Os ydych chi'n defnyddio techneg tynnu sylw fel ymddygiad diogelu, neu os ydych chi'n gweld bod y pryderon yn dod yn ôl drwy'r amser, yna bydd angen i chi ddysgu strategaeth arall ar gyfer rheoli'ch meddyliau: sef *profi ac adolygu* meddyliau a delweddau problemus.

Crynodeb

- Mae meddyliau, delweddau a phryderon dychrynllyd yn gyrru gorbryder a straen

- Un peth yn unig ar y tro y gallwn roi ein sylw iddo'n iawn, ac os yw hwn yn beth niwtral neu bleserus gall dynnu ein sylw oddi ar y meddyliau a'r delweddau dychrynllyd

- Gellir defnyddio gweithgareddau corfforol a meddyliol fel pethau i dynnu eich sylw'n effeithiol, ond mae angen eu dewis yn ofalus fel eu bod yn cyd-fynd â'ch anghenion a'ch dewisiadau

- Yna mae angen eu hymarfer

11

Rheoli symptomau seicolegol II: adolygu meddyliau a delweddau gorbryderus

Roeddwn i'n gwybod erioed pa feddyliau oedd yn fy sbarduno i bryderu a theimlo'n anhapus, ond doeddwn i erioed wedi meddwl gofyn i mi fy hun oedd y meddyliau hyn yn rhai realistig. Pan ddechreuais i gamu 'nôl ac edrych arnyn nhw'n iawn, fe sylweddolais i fod llawer ohonyn nhw'n ddi-sail a bod yna ffordd wahanol o edrych ar y sefyllfa. Unwaith yr oeddwn i wedi gwneud hynny, roeddwn i hyd yn oed yn gallu rhoi fy mhryderon o'r neilltu neu gysuro fy hun. Roedd yna ambell achlysur lle roedd sail wirioneddol i fy mhryder, ond yn amlach na pheidio fe ddes i sylweddoli'n gyflym nad oedd angen i mi fod wedi dychryn cymaint ac y gallwn i ailystyried fy meddyliau cythryblus – ac roedd hynny'n tynnu'r colyn allan ohonyn nhw. Weithiau byddwn i'n gofyn i 'mhartner fy helpu i ailystyried fy mhryderon, a rhyngon ni rydyn ni wedi llwyddo i wneud bywyd yn llawer haws ei oddef i'r ddau ohonom.

Rydych eisoes yn gwybod fod gorbryder yn gwneud i ni feddwl yn wahanol ac y gallwn gael ein cloi mewn cylch o bryder a gorbryder cynyddol. Mae cwestiynu ein meddyliau gorbryderus – eu profi a'u hadolygu – yn ffordd arall o dorri'r cylch o densiwn a gorbryder cynyddol. Y tro hwn fe wnawn hyn drwy dynnu'r 'colyn' allan o feddwl pryderus nad yw'n werth pryderu amdano. Mae'r dechneg o brofi ac adolygu meddyliau a delweddau negyddol yn cynnwys nifer o gamau, ac mae'n rhaid i mi fod yn onest a dweud bod angen cryn dipyn o ymarfer gyda hyn. Ond mae'n werth yr ymdrech, oherwydd unwaith y byddwch wedi meistroli'r dull hwn byddwch mewn sefyllfa gref iawn i ddelio â'ch gorbryderon i gyd.

- Mae **cam un** yn un cyfarwydd: dal yn union beth sy'n mynd drwy'ch meddwl (a bydd cadw dyddiadur meddyliau yn eich helpu i wneud hyn).
- Mae **cam dau** yn un newydd ac mae'n golygu eich bod yn holi eich hun: 'Ydy hwn yn bryder realistig?' Wrth gwrs, gall yr ateb i'r cwestiwn yma fod yn 'Na' neu gallai fod yn 'Ydy', a byddwn yn ystyried sut i ymateb i'r ddau. Yn y bennod hon byddwn yn edrych ar ffyrdd o reoli gorbryderon gormodol, sy'n anghymesur â'r sefyllfa go iawn: byddwch yn dysgu adolygu'r math yma o feddwl neu ddelwedd drafferthus a chreu datganiadau realistig neu adeiladol na fyddan nhw'n eich ypsetio chi gymaint. Wrth gwrs, mae rhai pryderon a gofidiau yn realistig, a bydd Pennod 13 ar Ddatrys Problemau yn eich arwain drwy'r broses o ddelio â'r rhain. Felly byddwch wedi edrych ar yr holl bosibiliadau.

Yn ôl at y bennod hon: weithiau mae'n hawdd iawn rhoi eich bys ar y meddwl neu'r ddelwedd feddyliol sydd wedi sbarduno gorbryder, ac weithiau byddwch yn gallu gweld posibilrwydd llai annifyr yn eithaf cyflym:

Fe ges i'r teimlad sydyn yma o densiwn – cwlwm go iawn yn fy stumog. Sylweddolais fod hyn am fod Sue wedi dweud efallai y byddai disgwyl i mi gyflwyno anrheg ymddeol i'n bòs. Roeddwn i'n arfer bod yn nerfus am bethau fel hyn, ond wedyn meddyliais: 'Ti'n gwybod, does dim byd i boeni amdano. Dwi wedi gwneud hyn mor aml erbyn hyn nes 'mod i'n gwybod y bydda i'n iawn.' Unwaith y ces i'r persbectif hwn roeddwn i'n teimlo'n hollol iawn.

Fodd bynnag, fe fydd yna adegau eraill pan fyddwch chi'n ei chael hi'n anodd cael gafael ar y meddwl pryderus ac efallai'n ei chael hi'n anoddach fyth i dawelu eich meddwl. Dydy hyn ddim yn anarferol, a gallwch fod yn dawel eich meddwl y bydd y camau sy'n cael eu disgrifio yn y bennod hon yn eich arwain drwy'r broses o ddal, profi ac adolygu eich meddyliau a'ch delweddau dychrynllyd. Mae'r dull yn seiliedig ar drefn strwythuredig a defnyddiol iawn a ddatblygwyd yn ôl yn y 1970au gan dad CBT, Dr Beck. Mae'r strategaeth sy'n cael ei hawgrymu ganddo yn cynnwys tri cham sylfaenol:

- canfod meddyliau a delweddau gorbryderus
- sefyll yn ôl ac adolygu meddyliau a delweddau gorbryderus – penderfynu a yw eich gorbryder yn realistig
- os nad yw'n realistig, darganfod dull amgen a chytbwys o feddwl.

Cam 1: Canfod meddyliau a delweddau gorbryderus

Pan fyddwch chi'n teimlo'n dawel eich meddwl, dydy hi ddim bob amser yn hawdd dwyn i gof y meddyliau neu'r delweddau oedd yn sbardun i'ch gorbryder; mae'r rhain yn aml yn cael eu galw'n 'feddyliau poeth' gan eu bod yn achosi'r emosiynau cryfaf. Eich ciwiau gorau i'w dal yw'r teimladau o orbryder a thensiwn eu hunain. Pan fyddwch chi'n ymwybodol o'ch tensiwn, holwch eich hun: 'Beth sy'n mynd drwy fy meddwl?' Efallai y bydd eich pryderon ar ffurf geiriau, megis 'Dwi'n mynd i wneud ffŵl ohonof fy hun', neu 'Dwi'n meddwl 'mod i'n cael trawiad ar y galon!' Efallai y byddan nhw mewn lluniau, megis golygfa lle rydych chi'n colli rheolaeth neu ddelwedd o rywbeth ofnadwy yn digwydd. Dydy hi ddim bob amser yn hawdd canfod beth sy'n mynd drwy eich meddwl, ond gydag ymarfer bydd hyn yn dod yn haws i chi, felly peidiwch â rhoi'r gorau iddi'n rhy fuan.

Hwyrach mai cadw cofnod ysgrifenedig o'r hyn sydd yn eich meddwl yn agos at amser y digwyddiad gorbryderus fydd y ffordd orau o ddod o hyd i'r geiriau, y delweddau neu'r ymadroddion sy'n achosi eich tensiynau. Gallwch ddefnyddio dyddiadur meddyliau fel yr un ar dudalen 226 (Dyddiadur 3), gan nodi beth bynnag sydd yn eich meddwl pan ydych chi'n orbryderus. Mae rhai pobl yn gweld bod dyddiadur papur yn ddefnyddiol iawn, ond mae eraill yn ei gael braidd yn drafferthus ac mae'n well ganddyn nhw nodi eu meddyliau a'u delweddau ar eu ffonau symudol er enghraifft, gan fod hynny'n haws na thynnu darn o bapur allan i ysgrifennu arno. Mae hynny'n iawn – eich nod bob amser yw gwneud i'r strategaethau sydd yn y llyfr hwn weithio i chi. Dull o gyrraedd y nod yw'r dyddiadur, ffordd o gael gafael ar feddyliau a delweddau pwysig – felly rhowch gynnig ar wahanol ddulliau nes byddwch yn gweld beth sy'n eich siwtio chi orau. Mae'n bwysig iawn bod â dull effeithiol o gael gafael ar yr hyn sy'n mynd drwy eich meddwl. Mae rhai 'meddyliau poeth' yn diflannu fel seren wib ac os nad ydych chi'n eu dal nhw wrth iddyn nhw ddigwydd, gallech eu colli.

Dyddiadur 3: Cael gafael ar yr hyn sy'n mynd drwy ein meddwl

Ble a phryd?	Sut oeddwn i'n teimlo?	Beth aeth drwy fy meddwl?
Pryd a ble oeddwn i a beth oeddwn i'n ei wneud?	Pa emosiwn/emosiynau oeddwn i'n eu teimlo? Pa mor gryf oedden nhw? 1 (dim o gwbl) – 10 (y cryfaf posib)	Pa feddyliau neu ddelweddau oedd gen i yn fy meddwl? I ba raddau roeddwn i'n credu ynddyn nhw? 1 (dim o gwbl) – 10 (credu'n sicr)

Peidiwch ag osgoi archwilio beth rydych chi'n ei deimlo ac yn ei feddwl. Yn y tymor byr gall fod yn brofiad annifyr ac efallai y byddwch yn teimlo'n ofidus wrth fwrw golwg fanwl ar eich meddyliau, ond os byddwch chi'n adnabod eich pryderon byddwch mewn gwell sefyllfa o lawer i'w rheoli nhw. Ystyriwch Leanne, myfyrwraig oedd bob amser yn defnyddio weips bacteriol wrth agor drysau a glanhau seddau pan fyddai yn y coleg. Pan ofynnwyd iddi pam, dywedodd: 'Dydw i ddim yn hoffi germau a dydw i ddim eisiau siarad am y peth.' Yn amlwg, mae arni hi ofn rhywbeth ac mae hi'n osgoi meddwl amdano. Ond tra mae hi'n amharod i ddiffinio'i hofnau, mae'n anodd eu deall ac yn anoddach fyth ei helpu hi i ymdopi â nhw. Efallai fod arni ofn dal clefyd cas fyddai hefyd yn gallu niweidio'i theulu a'i ffrindiau; efallai fod arni ofn dal haint fydd yn achosi iddi chwydu'n gyhoeddus; efallai fod arni ofn cael salwch peryglus fyddai'n bygwth ei bywyd. Fe allen ni ddyfalu'n ddiddiwedd, ond dim ond wrth iddi ddisgrifio'r ofn y bydd hi'n gallu mynd i'r afael ag ef gan ddefnyddio'r strategaethau yn yr adran hon o'r llyfr.

Unwaith y byddwch wedi rhoi'ch bys ar yr hyn sy'n achosi eich pryder neu'ch ofn, gall fod yn ddefnyddiol ceisio mesur yn union faint o goel rydych chi'n ei rhoi ar eich meddwl brawychus a sut mae'n gwneud i chi deimlo. Mae mesur fel hyn yn ddewisol – os yw'n ormod ar hyn o bryd, peidiwch â'i wneud – ond mae'n gallu rhoi syniad a dealltwriaeth fwy manwl i chi o'ch ofnau. Er enghraifft, un diwrnod efallai y byddaf yn canfod mai hwn yw fy meddwl pryderus: 'Os na fydda i'n mynd yn ôl i wneud yn siŵr fod drws y tŷ wedi'i gloi, bydd rhywun yn torri i mewn.' Efallai fy mod i'n credu hyn 90 y cant a bod lefel fy ofn yn 85 y cant. Ar ddiwrnod arall efallai y byddwn i'n credu hyn 40 y cant yn unig, â lefel fy ofn yn 50 y cant. Mae'n normal i'r canrannau hyn amrywio o bryd i'w gilydd a gallwch ddysgu o hyn. Yn yr enghraifft yma, efallai y byddwn i'n sylweddoli fod fy ngorbryder yn llai pan fydda i ddim ond yn mynd i rywle agos, neu os oes gen i ffrind yn gwmni neu os ydw i dan lai o straen yn gyffredinol. Mae'r holl wybodaeth yma'n rhoi gwell 'gafael' i mi ar fy ofnau. Gallwch hefyd ailfesur eich credoau a'ch gorbryderon ar ôl i chi weithio drwy'r holl gamau, ac wedyn gallwch weld sut mae'r strategaeth yn gweithio i chi.

Cam 2: Sefyll yn ôl ac adolygu meddyliau a delweddau gorbryderus

Ar ôl i chi gofnodi'r meddyliau neu'r delweddau sy'n achosi straen i chi, gallwch sefyll yn ôl a chymryd golwg arnyn nhw. Weithiau bydd y broses hon yn unig yn gwneud byd o wahaniaeth:

> Un peth defnyddiol iawn a ddysgais oedd ysgrifennu fy holl ofnau ar bapur. Fe wnaeth dim ond eu nodi ar bapur fy helpu i. Byddwn i'n eu nodi, yn sefyll yn ôl ac yn edrych arnyn nhw. Roedd fel petawn i'n gallu cael golwg wahanol ar bethau'n sydyn a doedd pethau ddim yn ymddangos mor wael neu gallwn weld ffordd ymlaen.

Dro arall bydd angen i chi wneud ychydig mwy na hyn er mwyn teimlo'n iawn. I ddechrau, gallwch astudio eich meddyliau awtomatig a gweld a oes gennych unrhyw feddyliau anghytbwys. Edrychwch eto ar dudalennau 33–47 i'ch atgoffa am y manylion, ond y categorïau cyffredinol yw:

- meddwl eithafol
- sylw dethol

- dibynnu ar reddf
- hunangeryddu
- pryderu.

Bydd edrych am feddyliau anghytbwys yn eich helpu i farnu pa mor realistig yw eich ofnau – efallai fod sail gadarn iddyn nhw, neu efallai nad oes – ond mae angen i chi allu ffurfio'r farn honno. Yn ystod y cam yma rydych chi'n ceisio cael teimlad er mwyn gweld a oes angen i chi fod mor bryderus â hyn drwy archwilio eich meddyliau am dueddiadau.

Os byddwch chi'n gweld meddyliau anghytbwys, peidiwch â bod yn llawdrwm arnoch chi eich hun, dim ond 'camu'n ôl' a'u nodi nhw. Weithiau gallwn newid ein safbwynt dim ond drwy sylweddoli fod ein meddyliau yn anghytbwys – yn aml, gall sefyll yn ôl a sylweddoli ein bod wedi bod yn gorliwio pethau roi agwedd fwy cytbwys i ni yn syth bìn. Defnyddiwch Ddyddiadur 4 ar dudalen 231 i'ch helpu i wneud hyn.

Os byddwch chi'n gweld bod eich meddwl braidd yn 'anghytbwys' ond eich bod yn dal i deimlo'n ofidus er eich bod yn gallu gweld y tueddiadau, peidiwch â phoeni am hyn chwaith, oherwydd yn ddiweddarach gallwch symud ymlaen at y cam nesaf o wrthbwyso eich ofnau drwy adolygu, mewn modd systematig, ffyrdd amgen, llai dychrynllyd, o weld pethau (Cam 3).

Un maen tramgwydd cyffredin yw methu sylwi ar feddwl anghytbwys pan fyddwn ni'n teimlo'n orbryderus neu'n bryderus. Mae hyn yn gwbl ddealladwy gan nad yw ein meddwl rhesymol ar ei orau pan ydyn ni'n llawn tensiwn ac yn ofnus. Os gwelwch chi fod hyn yn digwydd i chi, yna peidiwch â cheisio craffu ar eich dyddiadur pan ydych chi wedi ypsetio. Yn hytrach, edrychwch arno'n ddiweddarach pan ydych chi'n teimlo'n dawel eich meddwl a'ch bod yn gallu edrych ar y sefyllfa yn glir. Os ydych chi'n dal i'w chael hi'n anodd camu'n ôl a chael safbwynt mwy gwrthrychol, gofynnwch i ffrind edrych drwy eich dyddiadur a rhoi sylwadau ar gywirdeb eich canfyddiadau a'r hyn rydych chi'n ei ddarogan.

Cofiwch y gallwch ddefnyddio pobl eraill i'ch cefnogi; does dim rhaid i chi wneud hyn ar eich pen eich hun o anghenraid. Mae rhai'n darganfod fod dim ond enwi'r tueddiadau'n eu helpu i ddatgysylltu oddi wrth eu pryderon ac yna maen nhw'n gallu cael persbectif newydd; i eraill, dim ond dechrau'r daith yw hyn. Yn y naill achos a'r llall, mae'n gam gwerthfawr wrth reoli gorbryderon, pryderon ac ofnau.

Ivana: Pan edrychais yn fy nyddiadur ychydig oriau'n ddiweddarach, gallwn weld ei fod yn llawn o feddwl 'popeth neu ddim byd'. Doedd dim rhyfedd 'mod i'n teimlo mor wael – roeddwn i'n neidio i bob math o gasgliadau eithafol. Bydden ni'n colli'r awyren! Byddwn i'n colli'r tocynnau! Byddai ein cesys yn mynd ar goll! Fe ges i dipyn o syndod wrth weld hyn oherwydd ar y pryd doeddwn i ddim yn gwybod fod fy meddwl mor anghytbwys. Roedd fy ofnau'n teimlo'n realistig ar y pryd. Fe ddangosais fy nyddiadur i 'ngŵr ac fe chwarddodd a dweud, 'Mi fyddwn i wedi gallu dweud wrthot ti dy fod yn meddwl fel yna!' Mae'n debyg bod angen i mi ddarganfod fy meddwl anghytbwys drosof fy hun. Wnes i ddim ypsetio pan wnaeth fy ngŵr chwerthin – dwi'n gwybod nad oedd yn bod yn greulon. A dweud y gwir, fe ymunais yn y chwerthin. Nawr pan fydda i'n cael fy

Dyddiadur 4: Meddyliau anghytbwys

Ble a phryd?	Sut oeddwn i'n teimlo?	Beth aeth drwy fy meddwl?	Alla i weld unrhyw dueddiadau meddyliol?	Oes yna ffordd arall o edrych ar bethau?
Pryd a ble oeddwn i a beth oeddwn i'n ei wneud?	Pa emosiwn/emosiynau oeddwn i'n eu teimlo? Pa mor gryf oedden nhw? 1 (dim o gwbl) – 10 (y cryfaf posib)	Pa feddyliau neu ddelweddau oedd gen i yn fy meddwl? I ba raddau roeddwn i'n credu ynddyn nhw? 1 (ddim yn credu o gwbl) – 10 (credu'n sicr)	• Meddwl eithafol • Sylw dethol • Dibynnu ar reddf • Hunangeryddu • Pryderu	Oes yna ffordd lai dychrynllyd o edrych ar bethau? Alla i feddwl am bosibilrwydd mwy cytbwys? Faint ydw i'n credu'r posibilrwydd newydd? 1 (ddim yn credu o gwbl) – 10 (credu'n sicr)

hun mewn stad ac yn dechrau darogan gwae, mae'n gwenu ac yn dweud: 'Iawn, beth sy'n digwydd i dy feddyliau di?' Mae hyn yn fy stopio ar unwaith; dwi'n sylweddoli beth sy'n digwydd. Dwi'n ei alw'n fy 'meddwl A i Y' gan 'mod i'n neidio i gasgliadau eithafol heb ystyried y gallai fod yna rai opsiynau sy'n dod rhwng A ac Y. Dwi'n gweld 'mod i'n gallu cael persbectif gwell ar bethau cyn gynted ag y bydda i'n sylwi ar hyn. Weithiau mae pethau'n disgyn i'w lle wedyn ac mi fydda i'n teimlo'n dawelach fy meddwl.

Artie: Fe wnes i gadw cofnod o'r pethau oedd yn mynd drwy fy meddwl pan oeddwn i'n mynd yn nerfus a dan straen yn y gwaith. Pan edrychais i 'nôl dros yr hyn o'n i wedi ei ysgrifennu, fe sylwais ar rai tueddiadau cynnil yn y ffordd roeddwn i bob amser yn gweld pethau. I ddechrau, fe sylwais fod gen i agwedd eithaf llym tuag ataf fy hun – roeddwn i'n rhyw dybio bod pethau'n anodd am fy mod i wedi gwneud rhywbeth twp neu am fy mod i'n wan. Roedd hyn yn gwneud i mi gasáu fy hun ac wedyn ro'n i'n teimlo mor ddihyder. Yn ail, ar ôl i mi lwyddo i fanylu ar y pethau oedd yn mynd drwy fy meddwl, fe welais fy mod i'n rhedeg rhyw fath o fideo drwy fy mhen a 'mod i bob amser yn brwydro. Roeddwn i wastad yn neidio i'r casgliad na fyddwn i'n ymdopi, roeddwn i wastad yn meddwl y gwaethaf. Doeddwn i ddim wedi sylweddoli hyn o'r blaen, ond nawr roedd hi'n glir pam roeddwn i'n mynd mor nerfus. Nawr 'mod i'n gwybod sut dwi'n tueddu i feddwl, dwi'n gwneud fy ngorau glas i fod yn fwy caredig wrthyf fy hun (ac mae dim ond gwneud hynny yn help mawr), ond dwi hefyd yn gwybod bod angen i mi ddechrau gweithio ar y pethau dwi'n eu darogan. Mae angen i mi ddysgu sut i asesu'r sefyllfa a meddwl yn wahanol am bethau. Dwi'n gwybod efallai na fydd hyn yn hawdd, ond dwi'n teimlo'n fwy gobeithiol nawr.

Cam 3: Canfod ffordd gytbwys, amgen o feddwl

Erbyn hyn mae'n debyg y byddwch yn gyfarwydd â'r meddyliau a'r delweddau sy'n eich gwneud chi'n orbryderus a hefyd â'r meddyliau anghytbwys rydych chi'n dueddol o'u cael. Felly, gallwch gymryd y trydydd cam nawr, a dechrau chwilio am ddewisiadau amgen, adeiladol yn hytrach na meddyliau sydd wedi eu gorliwio. Pan fyddwch chi'n barod i wneud hyn, byddwch yn teimlo'n llai ofnus ac yn fwy hyderus ynglŷn ag ymdopi â heriau. Byddwn yn edrych ar ddelio â gorbryderon a phryderon realistig yn ddiweddarach yn y llyfr.

Os yw eich meddyliau'n anghytbwys a heb fod yn realistig, mae chwe chwestiwn i ymateb iddyn nhw:

1. Pam mae'n ddealladwy fod gen i'r meddwl pryderus (neu'r ddelwedd bryderus) yma?
2. Oes yna resymau dros *beidio* â phryderu neu fod ag ofn?
3. Beth yw'r peth gwaethaf allai ddigwydd?
4. Pe bai'r gwaethaf yn digwydd, sut byddwn i'n delio â hynny?
5. Oes yna ffordd fwy cytbwys o edrych ar fy ofn gwreiddiol?
6. Sut galla i ymchwilio i'r posibilrwydd newydd yma?

Bydd Dyddiadur 5 (gweler tudalennau 236–7) yn eich helpu i ymateb i'r cwestiynau yma.

Cwestiwn 1: Pam mae'n ddealladwy fod gen i'r meddwl pryderus (neu'r ddelwedd bryderus) yma?

Byddwch yn gweld fod y cam cyntaf yma'n adolygu pam y gallai fod gennych feddwl pryderus neu'ch bod yn neidio i gasgliadau dychrynllyd. Gallai hyn deimlo'n od: erbyn hyn rydych wedi penderfynu efallai nad yw eich pryderon yn realistig a'ch nod yw cael safbwynt mwy cymedrol. Felly, pam mae gofyn i chi gyfiawnhau eich pryderon? Wel, bydd y cam cyntaf hwn yn eich helpu i ddangos mwy o ddealltwriaeth ohonoch eich hun. Dyma'r cam sy'n eich annog i ddweud: 'Does dim syndod fy mod i wedi teimlo mor ofnus neu bryderus ...' Drwy wneud hyn rydych chi'n llai tebygol o fod yn feirniadol ohonoch eich hun ac yn fwy tebygol o ddechrau'r ymarferiad hwn ag agwedd dosturiol. Byddwch hefyd yn gallu canfod yr elfen fach o wirionedd yn eich ofnau (os oes yna un) a gweld eich mannau gwan neu'r pethau sy'n sbarduno eich pryderon yn rheolaidd. Felly, gobeithio y byddwch yn teimlo'i bod hi'n werth treulio amser ar y cam cyntaf hwn hyd yn oed os yw'n ymddangos yn gwestiwn rhyfedd ar yr olwg gyntaf.

Cwestiwn 2: Oes yna resymau dros *beidio* â phryderu neu fod ag ofn?

Nawr gallwch symud ymlaen i ystyried beth allai wrthbwyso eich pryderon. Mae nifer o gwestiynau defnyddiol y gallwch eu gofyn i chi'ch hun ar y pwynt hwn, cwestiynau fel:

- beth ydw i'n ei wybod sydd ddim yn cefnogi fy ofnau neu fy mhryderon o gwbl?
- pa brofiadau ydw i wedi eu cael sydd ddim yn cyd-fynd â 'mhroblemau?

- pan dwi'n teimlo'n hyderus, sut byddwn i'n gweld pethau?
- beth fyddwn i'n ei ddweud wrth ffrind oedd yn ofnus neu'n bryderus?
- beth fyddai ffrind yn ei ddweud wrtha i pe byddai'n ceisio fy nhawelu neu fy nghysuro?

Drwy ofyn cwestiynau fel hyn i chi eich hun, gallwch ddechrau gweld eich ofnau mewn goleuni gwahanol. Mae hon yn strategaeth allweddol mewn therapi gwybyddol: dod o hyd i bosibiliadau eraill ac ehangu eich safbwynt. Mwya'n y byd y gwnewch chi hyn, mwyaf medrus fyddwch chi a hawsa'n y byd fydd hi i chi gynnig safbwyntiau amgen, mwy buddiol.

Cwestiwn 3: Beth yw'r peth gwaethaf allai ddigwydd?

Mae'r cwestiwn yma'n aml yn un anodd iawn i'w wynebu, ond os gallwch chi ei ateb, yna rydych wedi enwi'r ofn gwaethaf a byddwch yn gwybod yn union beth sydd ei angen arnoch i fynd i'r afael ag ef. Mae hyn yn arbennig o bwysig os yw eich meddyliau dychrynllyd yn dod ar ffurf: 'Beth os ...?'; 'Beth fyddan nhw'n ei feddwl ohona i?'; 'Sut fydda i'n ymdopi?' Does neb ohonom yn gallu mynd i'r afael â chwestiynau fel hyn, felly mae angen i chi eu troi'n ddatganiad fel: 'Mae gen i ofn fod gen i salwch difrifol' neu 'Dwi'n credu y bydd pobl yn chwerthin ar fy mhen' neu 'Dwi'n poeni y bydda i'n llewygu o flaen pobl'. Unwaith y byddwch wedi canfod y peth gwaethaf i chi, eich rhagfynegiad dychrynllyd, yna gallwch geisio ateb y cwestiwn nesaf.

Dyddiadur 5: Dal a phrofi'r hyn sy'n mynd drwy ein meddyliau

Ble a phryd	Sut oeddwn i'n teimlo?	Beth aeth drwy fy meddwl?	Pam mae'n ddealladwy fod gen i'r meddwl pryderus/y ddelwedd bryderus yma?
Pryd wnes i deimlo'n orbryderus? Ble roeddwn i a beth oeddwn i'n ei wneud?	Pa emosiwn/ emosiynau oeddwn i'n eu teimlo? Pa mor gryf oedden nhw? 1 (dim o gwbl) – 10 (y cryfaf posib)	Pa feddyliau neu ddelweddau oedd gen i yn fy meddwl? I ba raddau roeddwn i'n credu ynddyn nhw? 1 (ddim yn credu o gwbl) – 10 (credu'n sicr)	Pa brofiadau ydw i wedi eu cael sy'n gwneud synnwyr o'm hofnau neu f mhryderon?

)es yna resymau dros beidio â phryderu neu ofni?	Beth yw'r peth gwaethaf allai ddigwydd? Sut byddwn i'n ymdopi?	Oes yna ffordd arall o edrych ar bethau?	Sut galla i ymchwilio i hyn?
eth ydw i wedi'i rofi sydd ddim ı cyd-fynd m hofnau neu mhryderon? eth ydw i'n ei ybod allai fy ghalonogi?	Pa sgiliau a chefnogaeth sydd gen i i'm helpu i ddelio â'm hofn?	Alla i feddwl am bosibilrwydd mwy cytbwys? Faint ydw i'n credu'r posibilrwydd newydd? 1 (ddim yn credu o gwbl) – 10 (credu'n sicr)	Sut galla i roi fy syniad newydd ar waith? Beth sydd ei angen arna i i weld a ydw i'n iawn?

Cwestiwn 4: Pe bai'r gwaethaf yn digwydd, sut byddwn i'n delio â hynny?

Efallai y byddai enwi'r peth gwaethaf y gallwch chi ei ddychmygu ac yna gallu cynnig ateb iddo yn dod â'ch pryderon i ben ar unwaith gan y byddech chi'n cael y teimlad 'Gallaf ddelio â hyn os bydd raid i mi'. Hyd yn oed os na fydd hynny'n ddigon i'ch cysuro, byddwch wedi dechrau newid eich safbwynt dim ond drwy feddwl am syniadau am ymdopi. Mae'n gam defnyddiol ac mae'n mynd i'r afael â'r her o wynebu beth yn union sydd wrth graidd eich ofnau. Dyma gyfle i chi fyfyrio ar eich cryfderau a phethau sy'n eich cefnogi, meddwl sut rydych chi wedi ymdopi yn y gorffennol a dechrau gweld eich ffordd drwy eich anawsterau. Mae rhai'n ei chael hi'n ddefnyddiol iawn dychmygu llun ohonyn nhw'u hunain yn ymdopi, yn delio â sefyllfa mewn ffordd sy'n gwneud iddyn nhw deimlo'n gryf ac yn abl. Mae mwy a mwy o ymchwil yn dangos i ni fod defnyddio delweddau yn ddull pwerus o newid ein teimladau, felly pam na rowch chi gynnig arni?

Cwestiwn 5: Oes yna ffordd fwy cytbwys o edrych ar fy ofn gwreiddiol?

Nawr gallwch ddwyn eich syniadau newydd ynghyd a'u crynhoi fel posibilrwydd newydd nad yw mor ddychrynllyd. Wrth i chi edrych yn ôl dros gwestiynau 1–4 byddwch yn gweld fod gennych chi sawl ffordd newydd o edrych ar eich ofnau gwreiddiol. Felly, ceisiwch fynd ati nawr i grynhoi eich safbwynt newydd mewn ffordd sy'n gytbwys ac yn llai dychrynllyd. Gan fod delweddaeth ymdopi'n gallu meithrin ein hyder, gallech chi hefyd greu delwedd feddyliol o'ch ffordd newydd, gytbwys o edrych ar bethau. Gallech chi ddychmygu ymdopi mewn ffordd wahanol, effeithiol. Os gallwch chi, darluniwch eich hun yn wynebu eich ofn, 'gwelwch' hyn yn eich meddwl a dychmygwch deimlo'n fwy tawel eich meddwl ac yn hyderus. Nid dyma'r amser i adrodd rhyw ystrydeb gysurlon i chi'ch hun, rhywbeth nad ydych chi wir yn ei gredu; mae'n amser cymryd golwg gonest ar y gwaith rydych chi wedi'i wneud a dod i gasgliad gonest. Dim ond os ydych chi'n credu eich datganiad newydd y byddwch yn cael eich cysuro. Felly, mae mesur yn union faint rydych chi'n ei gredu yn aml yn ddefnyddiol: os yw'ch sgôr yn isel, gallwch fynd yn ôl at bob cwestiwn a gweld a allwch chi ddod o hyd i ddadleuon mwy grymus. Weithiau, fodd bynnag, mae'r sgôr credu yn isel gan nad ydyn ni'n cael ein darbwyllo'n hawdd gan eiriau neu gan ddelweddau ohonom ein hunain yn ymdopi (y ddadl wybyddol); mae angen mwy o brawf arnom. Dyma lle mae ochr ymddygiadol CBT yn dod i mewn iddi: i brofi yn union pa mor realistig yw ein datganiad newydd. Mae hon yn agwedd iach, amheugar ac yn un y dylech ei chofleidio – chwiliwch am brawf bob amser. Mae hyn wedyn yn ein harwain at gwestiwn 6.

Cwestiwn 6: Sut galla i ymchwilio i'r posibilrwydd newydd yma?

Hyd yma rydych chi wedi bod yn defnyddio eich meddwl (eich gallu gwybyddol) i gael syniadau newydd. Rydych chi wedi bod yn 'athronydd'. Nawr mae hi'n amser bod yn 'wyddonydd' a phrofi eich syniadau. Y ffordd orau o wirio a yw posibilrwydd newydd yn realistig yw ei roi ar waith ac wedyn gweld beth sy'n digwydd. Byddwch yn wyddonol am hyn: mae hynny'n golygu bod yn chwilfrydig a pheidio barnu. Rhowch gynnig ar hyn i weld sut mae'n gweithio. Weithiau bydd pethau'n mynd yn dda a bydd eich hyder yn gwella, ac weithiau bydd anhawster a bydd angen i chi fynd yn ôl i fod yn 'athronydd' er mwyn meddwl beth allech chi ei wneud yn wahanol i gael gwell canlyniad y tro nesaf. Mae hwn yn batrwm pwysig mewn CBT: symud yn ôl ac ymlaen rhwng meddwl yr 'athronydd' a gweithredu'r 'gwyddonydd'.

- ATHRONYDD (dadansoddi canlyniadau a chanfod syniadau newydd)
- GWYDDONYDD (profi syniadau newydd a bod yn chwilfrydig am y canlyniad)

Weithiau bydd yr anhawster yn digwydd dim ond am ein bod yn ceisio gwneud gormod yn rhy fuan. Efallai fod y syniadau newydd yn rhai da; weithiau mae angen i ni eu profi'n raddol neu gam wrth gam.

Roedd Angharad yn nerfus ynghylch dweud beth roedd hi eisiau; roedd ganddi anawsterau wrth geisio bod yn bendant. Fe weithiodd hi drwy gwestiynau 1–5 a llunio datganiad newydd roedd hi'n ei gredu 98 y cant: 'Mae hi'n ddealladwy 'mod i'n nerfus, dydw i erioed wir wedi cael fy annog gan fy rhieni. Ond dwi'n gwybod fy mod i'r un mor alluog a theilwng â phawb arall, ac mae gen i hawliau a dwi'n haeddu cael fy nghlywed.' Meddyliodd am ffordd o roi prawf ar hyn: 'Gallaf roi prawf ar hyn drwy godi fy llais drosof fy hun. Mae angen i mi ddweud wrth bobl be dwi ei angen a be dwi ei eisiau.' Fodd bynnag, fe aeth ati i ymrafael â'i rheolwr a mater ei chyflog ar unwaith, a phrofodd hyn yn llawer rhy anodd. Fe fethodd gael unrhyw effaith wirioneddol ar ei rheolwr ac roedd hi'n teimlo'n eithaf gofidus wedyn. Roedd ei syniad ei bod hi'n haeddu cael ei chlywed ac y byddai hi'n elwa o fod yn bendant wedi bod yn gwbl gywir – doedd yr anhawster ddim wedi digwydd am fod ei ffordd o feddwl yn anghywir – ond roedd angen iddi dreulio mwy o amser yn cynllunio. Ar ôl pwyso a mesur (yn null yr athronydd), fe sylweddolodd y gallai hi feithrin ei hyder yn well pe bai hi'n ymgymryd â thasgau fyddai'n ei hymestyn ond heb y perygl o'i llethu. Felly, nesaf fe aeth hi â phâr o esgidiau oedd â rhywbeth yn bod arnyn nhw yn ôl i'r siop a gofyn am ei harian yn ôl – tasg haws ac un lwyddiannus yn y pen draw a wnaeth iddi deimlo'n dda amdani ei hun, yn fwy hyderus ac yn barod i ymgymryd â her arall.

Os edrychwch chi'n ôl dros Gam 3 (Chwilio am / Dod o hyd i ffordd gytbwys, amgen o feddwl), fe welwch ei fod yn cynnwys cyfres o gamau ynddo'i hun, pob un yn adeiladu ar y nesaf. Felly mae'n dipyn o her. Pan fyddwch chi'n dechrau gweithio eich ffordd drwy'r chwe chwestiwn yng Ngham 3, gallwch ddisgwyl i hynny gymryd amser ac mae'n debyg y gwelwch chi fod angen i chi gadw nodiadau eithaf manwl. Fodd bynnag, gallwch hefyd ddisgwyl iddo fynd yn llawer haws. Gydag amser, mae'r rhan fwyaf o bobl yn darganfod eu bod yn cyrraedd pwynt lle maen nhw'n gallu adolygu eu meddyliau (neu eu delweddau) difudd yn awtomatig, heb orfod defnyddio nodiadau neu orfod gweithio'n ymwybodol drwy bob cam. Os ydych chi erioed wedi dysgu iaith newydd neu os ydych chi'n yrrwr car, byddwch wedi cael y profiad yma o gyfnerthu sgìl. Yn ystod y dyddiau cynnar byddech wedi gorfod cyfeirio at eich nodiadau ar eirfa a gramadeg er mwyn llunio brawddeg ddealladwy, neu siarad drwy bob un o'r camau sydd ynghlwm wrth gael y car i gychwyn a symud ar hyd y ffordd; ond ymhen amser (ar ôl llawer o ymarfer) byddwch yn gwneud y pethau hyn yn awtomatig. Bydd pethau'r un fath wrth adolygu meddyliau a delweddau di-fudd. Rydw i wedi rhoi rhai enghreifftiau yn y testun er mwyn i chi allu gweld sut i weithio eich ffordd drwy'r cwestiynau yng Ngham 3: rydw i wedi dewis tri pherson fyddai'n gallu dilyn Cam 3 yn llwyddiannus gan fy mod i eisiau dangos i chi sut mae'n cael ei wneud a sut y gallai weithio i chi. Os yw'r enghreifftiau yma'n gwneud iddi edrych ychydig yn haws nag rydych chi'n ei chael hi ar y dechrau, peidiwch â digalonni, dim ond dweud wrthych eich hun y bydd angen mwy o ymarfer arnoch chi. Weithiau byddwch yn canfod fod ffordd fwy defnyddiol o feddwl yn dod y tro cyntaf y gwnewch chi hyn, ond yn eithaf aml bydd angen i chi adolygu'r broses a rhoi cynnig arall arni. Yn y pen draw, fodd bynnag, gallwch chi edrych ymlaen at allu gwneud hyn yn gynt ac yn gynt.

Canfod ffordd gytbwys o feddwl ar waith, 1: Gorbryderon am ffrind

'Mae Sara'n hwyr i'n cyfarfod. Efallai ei bod wedi cael damwain car ac wedi'i hanafu.'

Dwi'n credu hyn 5/10 ac mae fy ofn yn 8/10.

1. Pam mae'n ddealladwy fod gen i'r meddwl pryderus yma? Oes yna resymau dros feddwl fel hyn? Oes: dwi'n darllen am bobl yn cael eu lladd mewn damweiniau car, ac mae hi'n teithio ar ffordd fawr lle gallai hi gael damwain. Dydw i ddim yn bod yn hollol wirion. Efallai fod gan bobl eraill ofnau tebyg.

2. Oes yna resymau dros *beidio* â phryderu neu ofni? Oes, wrth i mi feddwl am y peth, mae yna resymau: mae digon o bobl yn defnyddio'r ffordd yna bob dydd ac erioed wedi cael damwain. Mae'r tywydd heddiw'n dda iawn ar gyfer gyrru, felly mae cael damwain hyd yn oed yn llai tebygol nag arfer. Hyd yn oed pe bai Sara mewn damwain, does dim rhaid ei bod wedi ei hanafu'n ddrwg – mae nifer o'm ffrindiau wedi cael damweiniau a dim ond anafiadau mân gawson nhw, os o gwbl. Mae yna waith ffordd ar y ffordd mae hi'n ei defnyddio – gallai hynny fod yn rheswm pam ei bod hi'n hwyr. Dwi'n teimlo'n well yn barod. Wrth i mi feddwl am y peth, dwi'n sylweddoli efallai ei bod wedi camgymryd y dyddiad ac efallai nad ydy hi hyd yn oed ar ei ffordd yma.

3. Beth yw'r peth gwaethaf allai ddigwydd? Y peth gwaethaf fyddai ei bod wedi cael damwain ac wedi ei hanafu.

4. Pe bai'r gwaethaf yn digwydd, sut byddwn i'n delio â hynny? Sut byddwn i'n ymdopi â hyn? Does dim amheuaeth na fyddai hon yn sefyllfa anodd i mi, ond gallwn gael fy ngŵr i 'nghefnogi i. Bydden ni'n cysylltu â'r adran ddamweiniau yn yr ysbyty i gael gwybod pa mor ddrwg yw ei hanafiadau. Byddwn eisiau mynd i'w gweld hi a gallwn i fynd â 'ngŵr gyda fi. Byddwn yn f'atgoffa fy hun y byddai hi'n cael gofal da yn yr ysbyty.

5. Oes yna ffordd fwy cytbwys o edrych ar fy ofn gwreiddiol? Ffordd fwy adeiladol o edrych ar y sefyllfa yw ei bod hi'n annhebygol fod Sara wedi cael damwain a'i bod yn hwyr oherwydd gwaith ar y ffordd, mae'n debyg, neu am ei bod hi wedi anghofio am y cyfarfod. Er 'mod i'n gwybod fod hyn yn debyg o fod yn wir, dwi'n dal i deimlo'n nerfus. Mae angen i mi f'atgoffa fy hun nad ydy hi o anghenraid wedi cael anafiadau difrifol os ydy hi wedi cael damwain; a phe byddai hi wedi ei hanafu, gallwn gysuro fy hun mai staff yr ysbyty yw'r bobl orau i ddelio â hyn a gallwn ddefnyddio fy ngŵr i 'nghysuro i pe bawn i'n teimlo'n ofidus. Dwi'n credu hyn 100 y cant ac mae fy ofn wedi mynd i lawr i 2/10.

6. Sut galla i ymchwilio i'r posibilrwydd newydd yma? Mae'n hawdd yn y bôn: fe ffonia i ei ffôn symudol gan ei bod hi'n bosib y gall hi ei ateb a bydd hynny'n tawelu fy meddwl. Os na fydd hi'n ateb, dydy hynny ddim yn golygu fod rhywbeth yn bod – efallai ei bod hi'n gyrru ac yn methu ateb. Os na fydd hi'n ateb, fe rodda i chwarter awr arall iddi i weld a fydd hi'n cyrraedd. Does dim pwynt pryderu o gwbl, felly fe dynnaf fy sylw oddi ar hyn drwy ddarllen y nodiadau dwi wedi eu paratoi ar gyfer y cyfarfod. Os na fydd hi wedi cyrraedd mewn chwarter awr, fe wna i ffonio fy ngŵr a gofyn iddo beth mae e'n meddwl y dylwn i ei wneud. Mae dau ben yn aml yn well nag un.

Canfod ffordd gytbwys o feddwl ar waith, 2: Delio â symptomau corfforol

'Dwi'n teimlo'n chwil ac yn benysgafn. Dwi'n dechrau chwysu ac yn teimlo fel chwydu. Dwi'n siŵr 'mod i'n mynd i lewygu yn y siop yma a gwneud ffŵl ohonof fy hun.'

Cyfradd credu: 8.5/10. Cyfradd ofn: 8.5/10.

1. Pam mae'n ddealladwy fod gen i'r meddwl pryderus yma? Mae'n debyg ei fod yn ddealladwy achos bod fy ffrind yn gweithio mewn siop a'i fod yn dweud iddo gael dau berson yn teimlo'n benysgafn ac yn llewygu yn ei siop, ac mae pobl yn llewygu mewn mannau cyhoeddus. Fe lewygais i unwaith yn yr ysgol, felly dwi'n gwybod fod hynny'n bosib. Dydy hi ddim yn afresymol pryderu am hyn. Pan fydda i'n edrych ar beth sy'n mynd drwy fy meddwl pan dwi'n orbryderus, dwi'n sylweddoli fod gen i ail ofn; dwi'n ofni y bydda i'n gwneud ffŵl ohonof fy hun, y bydd pobl yn fy meirniadu. Mae'n ddealladwy fod gen i'r pryder hwnnw gan 'mod i wedi cael fy herian yn yr ysgol a dwi'n gwybod fod pobl yn gallu bod yn galed ac yn greulon.

2. Oes yna resymau dros *beidio* â phryderu neu ofni? Gadewch i mi weld – oes yna resymau imi beidio â chael y meddwl yma? Oes: dwi'n gwybod o brofiad 'mod i'n aml yn teimlo fel hyn pan fydda i'n orbryderus. Mae'n debyg fy mod i'n profi symptomau gorbryder. Dwi'n gwybod fod pryderu a goranadlu'n gwneud y penysgafnder yn waeth, a dwi mor llawn tensiwn nes 'mod i'n siŵr o fod yn goranadlu. Byddai fy ffrind yn dweud wrtha i am atgoffa fy hun fod ymarferiad ymlacio cyflym a hyd yn oed rhai ymarferion anadlu bob amser yn fy nhawelu, ac wedyn dwi'n gallu cael pethau'n ôl dan reolaeth. Byddai hefyd yn fy atgoffa i fod y cwsmeriaid yn ei siop wedi gwella a bod pawb yn garedig iawn tuag atyn nhw. Pan wnes i lewygu yn yr ysgol doedd hynny ddim wir yn amhleserus, wnes i ddim anafu fy hun ac roedd y bobl o 'nghwmpas i'n garedig. Roeddwn i hefyd yn sâl pan ddigwyddodd hynny a dydw i ddim yn sâl bellach, felly dydw i ddim yn debygol o lewygu. Pan dwi'n cofio cael fy herian, plant eraill oedd yn gwneud hynny; mae'n siŵr bod oedolion yn fwy sensitif.

3. Beth yw'r peth gwaethaf allai ddigwydd? Y peth gwaethaf fyddai i mi lewygu yma yn y siop a byddwn i'n edrych yn dwp. Ond nawr 'mod i wedi dechrau meddwl drwy'r peth, dydw i ddim yn credu y byddwn i'n edrych yn dwp, dydw i ddim yn meddwl y byddai pobl yn gwneud hwyl am fy mhen. Mae'n rhyfedd sut mae meiddio meddwl am ofnau mewn gwirionedd yn helpu i'w rhoi mewn persbectif.

4. Pe bai'r gwaethaf yn digwydd, sut byddwn i'n delio â hynny? Pe bawn i'n llewygu, sut byddwn i'n ymdopi? Dwi'n credu fod yna siawns go dda y byddai rhywun yn dod i fy helpu: mae fy ffrind yn dweud fod staff y siop bob amser yn barod i ddelio â'r math yma o argyfwng. Mae'n debyg y byddwn i'n dod ataf fy hun fel y gwnes i o'r blaen ac y byddwn i'n gofyn i rywun fy helpu pe bawn i'n teimlo'n sigledig. Ond dwi wir wedi dechrau meddwl ei bod hi'n debygol na fydda i'n llewygu.

5. Beth fyddai'n ffordd fwy cytbwys o edrych ar fy ofn gwreiddiol? Nawr dwi'n meddwl yn hollol wahanol – dwi'n sylweddoli ei bod hi'n boeth iawn fan hyn ac y gallai hynny fod wedi sbarduno'r teimladau amhleserus yma. Mae'n debyg fod fy ngorbryder yn eu gwneud nhw'n waeth a dwi'n gwybod y galla i reoli pethau drwy gymryd munud i ymlacio a gwirio fy anadlu. Hyd yn oed pe bawn i'n llewygu, byddwn i'n gwella ac yn teimlo'n iawn, fel y gwnes i pan lewygais i yn yr ysgol. Mae fy ffrind yn dweud fod pobl yn teimlo'n benysgafn mewn siopau mawr, felly fyddai aelod o'r staff ddim yn synnu pe bawn i'n gofyn am help. Dydw i byth yn meddwl fod rhywun yn dwp os yw'n teimlo'n sâl, felly mae'n annhebygol y bydd pobl yn meddwl hynny amdana i. Dwi'n credu mai dim ond gorbryderus ydw i ac nad ydw i'n mynd i lewygu – 8/10, a dwi'n credu y byddai pobl yn deall ac yn fy helpu a fydden nhw ddim yn meddwl 'mod i'n dwp – 9/10. Pan fydda i'n edrych ar bethau fel hyn mae fy ngorbryder yn mynd i lawr i 2/10 a dwi'n teimlo'n llawer gwell.

6. Sut galla i ymchwilio i'r posibilrwydd newydd yma? Gallaf wirio'r posibilrwydd yma mai dim ond teimlo gorbryder ydw i drwy gymryd amser i ymlacio, ac fe wnaf i hynny ar unwaith. Dydy gwirio na fyddai pobl yn credu 'mod i'n dwp ddim cweit mor hawdd. Dwi'n gwybod – fe hola i rai o'm ffrindiau. Fe ofynna i beth maen nhw'n feddwl pan fyddan nhw'n gweld rhywun yn llewygu. Y ffordd dwi'n teimlo nawr, dwi'n disgwyl y byddan nhw'n dangos cydymdeimlad – ond fe wna i ofyn iddyn nhw er mwyn i mi fod yn siŵr.

Canfod ffordd gytbwys o feddwl ar waith, 3: Ofn pryfed cop

'Gwe pry cop yw hwnna. Mae hynny'n golygu pry cop – fydda i ddim yn gallu ymdopi – rhaid i mi adael yr ystafell.'

Dwi'n credu fod yna bry cop fan hyn ac na fydda i'n ymdopi –100 y cant. Mae fy lefelau ofn yn 8/10.

1. Pam mae'n ddealladwy fod gen i'r meddwl pryderus yma? Mae gwe pry cop a phryfed cop yn mynd efo'i gilydd. Mae hi mor syml â hynny. Dwi'n gwybod o brofiad 'mod i'n gallu mynd yn rhacs os bydda i'n gweld pry cop. Dwi wedi teimlo'n hysterig cyn hyn.

2. Oes yna resymau dros *beidio* â phryderu neu fod ag ofn? Weithiau dwi wedi camgymryd craciau a darnau o wallt am we pry cop, felly mae'n debyg ei bod hi'n bosib nad gwe pry cop dwi wedi'i weld. Dwi hefyd yn gwybod yn fy meddwl nad yw pryfed cop ym Mhrydain yn rhai peryglus, a dwi wedi dweud hyn wrth fy mhlant pan maen nhw wedi bod yn ofnus – dwi'n credu hynny pan dwi'n dweud wrthyn nhw. Yn ddiweddar dwi wedi cael profiadau o allu delio â phryfed cop bach iawn, felly *efallai* na fydda i'n mynd yn rhacs fel roeddwn i yn y gorffennol.

3. Beth yw'r peth gwaethaf allai ddigwydd? Gallai fod yn we pry cop, gallwn i weld pry cop a gallwn i fynd yn ofnus iawn a theimlo fel chwydu neu gael sterics.

4. Pe bai'r gwaethaf yn digwydd, sut byddwn i'n delio â hynny? Sut byddwn i'n ymdopi? Yn ddiweddar iawn roedd yn rhaid i mi gael gwared ar ddau bry cop bach, bach oedd wedi ymgartrefu yn fy stafell ddosbarth. Fe wnes i lwyddo i ymddangos yn dawel o flaen y plant (fe anadlais yn araf gan fy nghysuro fy hun y byddai popeth yn iawn) ac fe es i â gwydryn a darn o gerdyn a'u dal nhw un ar y tro. Mae'n siŵr y gallwn i atgoffa fy hun o hyn ac efallai y byddai hyn yn fy nhawelu. A dweud y gwir, wrth i mi redeg y llun drwy fy meddwl dwi'n teimlo'n dawelach yn barod. Dwi'n gwybod 'mod i'n gallu gwneud hyn – dwi'n 'gweld' fy hun yn ei wneud. Pe bai'r pry cop yn un mawr faswn i ddim cweit mor hyderus, ond pe bai hi'n dod i'r gwaethaf gallwn i bob amser adael yr ystafell: does dim rhaid i mi aros a chael sterics.

5. Oes yna ffordd fwy cytbwys o edrych ar fy ofn gwreiddiol? Os edrycha i'n ôl dros yr hyn dwi newydd ei ysgrifennu, gallaf weld pethau'n wahanol. Efallai fod gwe pry cop yn yr ystafell neu efallai nad oes 'na un (does dim rhaid i mi neidio i'r casgliad fod yna un), a gallai hynny olygu bod pry cop yma neu nad oes un yma. Hyd yn oed os oes pry cop yma, gallai fod yn ddigon bach i mi ymdopi ag e neu gallwn lwyddo i aros yn gymharol ddigynnwrf. Os bydda i'n teimlo 'mod i'n cael fy llethu, gallwn adael y stafell – er mai dim ond ar ôl i bopeth arall fethu y byddwn i'n gwneud hynny. Nawr dwi ddim ond yn credu 'mod i wedi gweld gwe pry cop – 7/10, a dydw i ddim yn cymryd yn ganiataol bod hyn yn golygu y bydda i'n gweld pry cop. Pe bawn i'n gweld pry cop dwi nawr ddim ond yn credu 2/10 y byddwn i'n mynd yn hysterig. Mae lefel fy ofn i lawr i 4/10.

6. Sut galla i ymchwilio i'r posibilrwydd newydd yma?

Wel, fe af i edrych ar y gwe pry cop i weld ai dyna sydd yno mewn gwirionedd. Os nad yw'n we pry cop, wel dyna ddiwedd ar fy mhryderon, felly mae'n werth bod yn ddewr ac ymchwilio i'm hofnau. Os mai gwe pry cop yw e, yna bydda i'n aros fan hyn ac yn gweld sut bydda i'n dod ymlaen drwy f'atgoffa fy hun 'mod i'n gallu ymdopi â rhai pryfed cop, ac fe gadwaf fy anadlu'n araf ac yn gyson a thrio ymlacio cymaint â phosib. Fe wna i gadw delwedd feddyliol o ymdopi yn fy nghof, gan fod hynny'n helpu. Fe fyddaf yn gweld a fydd pry cop yn ymddangos (ac erbyn hyn dwi'n credu efallai na fydd hynny'n digwydd) ac os bydd un yn ymddangos, fe wna i weld pa mor gryf ydw i. Os bydd yn rhaid i mi adael y stafell, dydw i ddim yn mynd i fod yn llawdrwm arna i fy hun gan fy mod i'n gwybod y byddaf wedi gwneud fy ngorau i ddelio â'm hofnau.

Mae'r enghreifftiau yma'n codi rhai pwyntiau pwysig y gallai fod angen i chi eu cadw mewn cof wrth i chi ailwerthuso eich gorbryderon eich hun:

- Gallwch weld fod rhywbeth sy'n ymddangos fel un pryder weithiau'n ddau bryder neu ragor; mae'n bwysig eich bod yn datrys y gwahanol linynnau yn eich meddyliau dychrynllyd fel eich bod yn gallu mynd i'r afael â phob agwedd ar eich ofnau. Peidiwch â gadael unrhyw garreg heb ei throi! Yn yr enghraifft uchod roedd yna dair rhan i ofn y fenyw yma: y dybiaeth ei bod wedi gweld gwe pry cop; y rhagfynegiad y byddai yna bry copyn yn agos; y casgliad na fyddai hi'n ymdopi. Yn ei hadolygiad olaf, fe aeth i'r afael â'r tair agwedd ac yna fe wnaeth hi rywbeth arall sydd hefyd yn arfer da iawn ...

- ... yn yr un enghraifft fe welsoch hi'n barod i'w chanmol ei hun am geisio delio â'i hanawsterau, a doedd hi ddim yn mynd i fod yn llawdrwm arni ei hun os na fyddai'n ymdopi'n rhy dda. Roedd hynny'n benderfyniad doeth gan y byddai'n ei helpu i feithrin ei hunanhyder a'i hannog i ddal ati i drio.

- Yn yr holl enghreifftiau, fe welsoch chi bobl yn gwneud rhywbeth i wirio a oedd yna sail i'w hofnau (fe aethon nhw i'r afael â Chwestiwn 6). Yn yr enghraifft gyntaf, fe wiriodd y cyd-weithiwr pryderus ei phryderon yr eiliad honno. Fe ddeliodd â'r mater ar ei hunion, ac roedd hynny'n briodol ar gyfer y pryder penodol hwnnw. Yn yr ail enghraifft, y dyn oedd yn ofni y byddai'n llewygu, fe welsoch ei fod wedi mynd â'i waith 'gwyddonol' y tu hwnt i'r eiliad honno a'i fod yn cynllunio i wirio'i ofnau ymhellach drwy ofyn i'w ffrindiau am eu hagweddau tuag at bobl sy'n sâl neu sy'n llewygu'n gyhoeddus. Byddai hyn yn ei helpu i adeiladu 'cronfa ddata' y gallai gyfeirio ati'r tro nesaf y byddai'n teimlo'n bryderus y byddai'n cael ei feirniadu. Felly, gallwch weld fod hon yn ffordd arbennig o dda o fynd i'r afael â gorbryderon cyson ac ailadroddus. Mae mor ddefnyddiol yn wir nes fy mod i am dreulio ychydig mwy o amser yn ei thrafod nawr.

Ailwerthuso eich meddyliau a'ch ofnau: y gwyddonydd o'ch mewn

Gadewch i ni edrych eto ar yr ail enghraifft ac fe alwn ni'r dyn yma'n Steff. Nododd Steff ei ddau ofn: (i) ofn fod ei anghysur corfforol yn golygu ei fod ar fin llewygu; (ii) ofn y byddai eraill yn ei feirniadu pe bai'n llewygu. Roedd y rhain yn ofnau cyson a oedd wedi dod yn ofnau mor gryf nes bod Steff wedi dechrau osgoi mynd allan i fannau cyhoeddus iawn. Drwy arsylwi a phrofion cyson, fe gasglodd gorff o dystiolaeth a wnaeth ei helpu i ailwerthuso'i bryderon hirdymor. Fe ddefnyddiodd dair strategaeth:

- profi rhagfynegiad drwy adolygu 'Damcaniaeth A vs. Damcaniaeth B'
- rhoi cynnig ar ddefnyddio ymddygiad newydd ac adolygu'r canlyniad
- holi eraill am eu barn.

1. Profi rhagfynegiad drwy adolygu 'Damcaniaeth A vs. Damcaniaeth B'

Mae'r dull gwyddonol a ddefnyddiodd Steff i roi prawf ar ei ragfynegiad fod anghysur corfforol yn golygu ei fod yn mynd i lewygu yn aml yn cael ei alw'n 'Damcaniaeth A vs. Damcaniaeth B' oherwydd eich bod yn archwilio dwy ddamcaniaeth sy'n cystadlu yn erbyn ei gilydd – dau bosibilrwydd. Mae'n strategaeth a ddyfeisiwyd gan yr Athro Paul Salkovskis, therapydd gwybyddol, a'i defnyddiodd i helpu pobl â gorbryderon iechyd. Fodd bynnag, fe welwch fod modd ei defnyddio i brofi pob math o gredoau gorbryderus. O'i roi mor syml â phosib, mae yna ddwy ddamcaniaeth (A a B) y byddwch yn eu profi: un ddamcaniaeth yw bod sail gywir i'ch ofn a'i bod yn wir, a'r ail ddamcaniaeth yw mai eich gorbryderon sy'n achosi'r broblem. I ddechrau, cofiwch nad oes dim wedi ei benderfynu eto. Dydych chi ddim yn ceisio profi un ddamcaniaeth yn erbyn un arall, rydych chi'n cadw meddwl agored. Wedyn byddwch yn casglu tystiolaeth a gweld pa ddamcaniaeth sy'n cael y gefnogaeth fwyaf. Nid tric i'ch twyllo i feddwl mewn ffordd arbennig yw hyn, ond arbrawf gwirioneddol i weld beth sy'n fwyaf tebygol mewn gwirionedd. Mae damcaniaethau Steff yn edrych fel hyn:

- **Damcaniaeth A:** Mae fy nheimladau corfforol yn golygu 'mod i'n mynd i lewygu
- **Damcaniaeth B:** Mae fy nheimladau corfforol yn normal neu'n ganlyniad i'm gorbryderon – y naill ffordd neu'r llall maen nhw'n ddiniwed

I ddechrau, fe gadwodd gofnod syml o'r amseroedd pan oedd yn teimlo'n gorfforol sâl ac fe gofnododd y canlyniad. Roedd ei 'gorff o dystiolaeth' yn edrych yn debyg i hyn:

Sefyllfa	Teimladau Corfforol	Meddyliau/ Delweddau	Beth ddigwyddodd	Damcaniaeth A neu B
Dydd Mercher: yn y dafarn gyda ffrindiau	Ychydig yn benysgafn	Dwi'n mynd i lewygu – gallaf ei deimlo	Fe eisteddais i lawr ac roeddwn yn iawn o fewn munud neu ddau. Mae'n rhaid 'mod i wedi rhoi clec i'r peint cyntaf a'i fod wedi mynd yn syth i 'mhen.	Damcaniaeth B
Dydd Iau: ar y trên i'r gwaith	Penysgafn, ddim yn hawdd anadlu	Dwi'n mynd i lewygu. Mi fydda i'n disgyn yma yn y coridor	Fe arhosais ar fy nhraed, yn edrych allan drwy'r ffenest a disgrifio (i mi fy hun) beth roeddwn yn ei weld. Doeddwn i ddim yn wych ond wnes i ddim llewygu ac roeddwn i'n iawn erbyn i mi gyrraedd y dref. Roedd y trên yn orlawn ac roeddwn i'n sefyll – dim rhyfedd 'mod i'n teimlo'n od.	Damcaniaeth B
Dydd Sadwrn: siopa ar y Stryd Fawr	Brest yn dynn, 'niwl' yn fy mhen, teimlo ychydig yn sâl	Dwi'n casáu siopa – ac yn methu ymdopi. Dwi'n mynd i lewygu	Neidio ar y bws am adref. Teimlo'n well yn syth bin.	Dydw i ddim yn gwybod am 'mod i wedi rhedeg i ffwrdd
Llun: mewn cyfarfod	Calon yn curo'n gyflym, sigledig, penysgafn	Dwi'n nerfus ac mae'n achosi'r teimladau yma a dwi'n mynd i lewygu	Fe arhosais yn y cyfarfod a rhoi fy nghyfwyniad. Cyn gynted ag yr oedd wedi ei wneud fe ymlaciais a theimlo'n well. Wnes i ddim llewygu.	Damcaniaeth B

Cadwodd Steff y dyddiadur yma am dros wythnos gan gasglu llawer mwy o brofiadau. Adolygodd y dyddiadur wedyn, gan gadw meddwl mor agored â phosib. Pan edrychodd yn ôl dros ei gofnodion i gyd daeth i'r casgliad hwn:

Ar y cyfan, mae Damcaniaeth B wedi profi ei hun: Wnes i ddim llewygu er imi deimlo'n benysgafn a chwil ar adegau. Felly dwi wedi dysgu, pan fydda i'n teimlo'n od fod hynny'n normal, mae'n debyg, neu mae fy ngorbryderon yn gwneud i mi deimlo'n waeth, ac yn bwysicaf oll dwi'n gwybod nawr 'mod i'n gallu teimlo'n anghysurus a pheidio â llewygu. Dwi hefyd wedi dysgu bod meddwl am rywbeth arall yn gallu fy helpu os dwi mewn sefyllfa wirioneddol annymunol, fel cael fy ngwasgu mewn trên gorlawn.

2. Rhoi cynnig ar ddefnyddio ymddygiad newydd ac adolygu'r canlyniad

Wrth iddo ennill hyder, aeth Steff â phethau gam ymhellach drwy ei roi ei hun mewn sefyllfaoedd fyddai wedi bod yn anodd iddo yn y gorffennol. Er enghraifft, doedd hi ddim yn hawdd iddo, ond fe aeth i ganolfan siopa oedd yn fwy na'i ganolfan leol a gweld ei fod yn gallu ymdopi yno; doedd hi ddim yn hawdd iddo ond fe ddysgodd ei fod yn gallu llwyddo a chafodd hwb i'w hyder. Wedi ei ysbrydoli gan ei lwyddiant, trefnodd i fynd i sinema aml-sgrin. Roedd hon yn her enfawr iddo, felly fe drefnodd ei fod yn mynd gyda ffrind, ac eto fe aeth yn eithaf da. Gwelodd Steff mai'r hyn oedd ei angen arno oedd ailadrodd tasgau fel hyn er mwyn dechrau teimlo'n iawn. Gwelodd y byddai ei ymdrech gyntaf yn llwyddiannus ond y byddai'n aml yn teimlo'n anghysurus, ond wrth wneud hyn dro ar ôl tro byddai'n teimlo'n fwy esmwyth bob tro. Un o nodweddion mawr Steff oedd ei chwilfrydedd – yn hytrach nag ystyried heriau ag ofn dechreuodd feddwl sut fyddai pethau'n mynd a gwnaeth hynny iddo fod yn barod i roi cynnig ar bethau. Mae meddwl agored a chwilfrydig bob amser yn fonws wrth oresgyn gorbryderon.

3. Holi eraill am eu barn

Aeth Steff i'r afael â'i ail ofn – y byddai gan bobl lai o feddwl ohono – drwy gynnal arolwg ymysg ei ffrindiau. Anfonodd e-bost at saith o bobl (y teimlai y gallai ymddiried ynddyn nhw i fod yn onest) gyda'r neges ganlynol:

Shw'mae. Fyddech chi'n fodlon ateb cwestiwn cyflym i mi? Dim ond munud fydd hyn yn ei gymryd. Hoffwn i gael gwybod: pe baech chi'n gweld rhywun yn llewygu mewn man cyhoeddus, beth fyddech chi'n ei feddwl ohono? Diolch – Steff

Fe gafodd ei atebion yn eithaf cyflym ac roedden nhw'n cynnwys datganiadau fel:

Fe fyddwn i'n teimlo trueni drosto – ac fe fyddwn i eisiau helpu pe gallwn i.

Fe fyddwn i'n meddwl 'druan bach' ac yn teimlo'n bryderus.

Dwi wedi cael y profiad yma fy hun, felly dwi'n dychmygu y byddai'r person yn teimlo'n fregus ac wedi'i ysgwyd; felly mi fyddwn i'n gwneud yn siŵr ei fod yn iawn.

Fe fyddwn i'n meddwl tybed ydy o'n sâl – ac yn edrych o gwmpas i weld oedd rhywun yn gofalu amdano.

Pe bai'n digwydd y tu allan i dafarn neu far fe fyddwn i'n meddwl tybed ydy'r person yma wedi meddwi, a fyddwn i ddim wir yn hapus am y peth.

Byddwn i'n cymryd nad oedd o'n teimlo'n dda – efallai fod y siop yn rhy boeth, neu'r trên yn rhy lawn – a'i fod wedi llewygu. Mae pobl yn gwneud hyn, 'sdim bai arnyn nhw.

Dwi'n gwybod am y teimlad, felly byddwn i'n cydymdeimlo.

Aeth Steff dros yr ymatebion i gyd a nodi yn union faint o'i ffrindiau a ddywedodd y bydden nhw'n teimlo cydymdeimlad; dim ond un oedd yn negyddol, a hynny dim ond pe bai'n meddwl fod y person a lewygodd wedi meddwi. Y casgliad y daeth Steff iddo oedd: hyd yn oed pe bawn i'n llewygu (a bellach dydw i ddim yn meddwl fod hynny'n debygol), mae'n debyg na fyddai pobl yn gweld yn chwith ac fe fydden nhw eisiau fy helpu i. Dwi'n credu hyn 100 y cant. Gallwch weld fod hon yn ffordd dda iawn o wirio ydy'r ffordd rydych chi'n 'darllen meddwl' yn gywir.

Roedd ffordd arall o brofi ei ofnau hefyd wedi croesi meddwl Steff. Roedd wedi gweld rhaglen deledu lle roedd menyw oedd yn ofni llewygu wedi mynd i archfarchnad gyda'i therapydd. Roedd y therapydd wedi ffugio llewygu er mwyn i'r claf weld beth fyddai'n digwydd (fe welodd hi fod un neu ddau o bobl yn help mawr, llawer o bobl yn meindio'u busnes a doedd neb wedi gwneud ffws fyddai'n codi cywilydd arni). Rhoddodd hyn yr hyder i'r fenyw ffugio llewygu ei hun (mewn siop arall, wrth gwrs), ac unwaith eto fe welodd nad oedd unrhyw beth drwg wedi digwydd ac mewn gwirionedd fod pobl yn ystyriol a gofalgar. Fe lwyddodd i oresgyn ei hofnau'n gyflym. Fodd bynnag, doedd Steff ddim yn gallu dychmygu gwneud hyn heb gymorth therapydd, felly fe gadwodd at ei arolwg. Ond yn ddiddorol, roedd ei wraig yn nyddiau cynnar beichiogrwydd a dechreuodd hi lewygu oherwydd pwysedd gwaed isel. Roedd hyn yn golygu bod Steff yn gallu bod yn dyst i rywun yn llewygu'n gyhoeddus, ac fe ddaeth yn hyderus iawn ei bod hi'n iawn hyd yn oed os bydd rhywun yn llewygu: roedd ei wraig bob amser yn cael digon o amser i sadio'i hun neu i ofyn am help, ac ym mhob un achos fe brofodd hi garedigrwydd. Defnyddiodd Steff, y ditectif, ei arsylwadau i feithrin ei hyder.

Wrth i chi weithio drwy'r cwestiynau yng Ngham 3, efallai y byddwch yn ei chael hi'n ddefnyddiol i grynhoi eich meddyliau yn Nyddiadur 5, yn ogystal â'r enghraifft yn y testun; mae rhai templedi gwag ar ddiwedd y llyfr (gweler tudalennau 421–7). Dylai hyn eich helpu i ddal eich meddyliau a'u hadolygu'n gyflymach, gan ei gwneud hi hyd yn oed yn haws i chi gydbwyso eich meddyliau. Yn y pen draw, fydd dim angen y dyddiadur arnoch chi oherwydd byddwch wedi datblygu arfer newydd o gamu'n ôl ac adolygu meddyliau a delweddau dychrynllyd, ond efallai y bydd angen peth cymorth arnoch chi wrth i chi feithrin y sgìl yma.

Anhawster i wrthbwyso meddyliau a delweddau gorbryderus

'Fedra i ddim credu ei fod mor syml â hynny'

Efallai fod yr enghreifftiau hyn yn gwneud iddi ymddangos fel petai gwrthbwyso pryderon ac ofnau yn rhywbeth hawdd i'w wneud – ac weithiau mae hynny'n wir. Ond dydy hi ddim mor syml bob amser: pe bai hi, byddech chi'n gwneud hynny drwy'r amser a fyddai dim angen i chi ddarllen y llyfr yma. Fel pob sgìl, mae'n gwella wrth ymarfer, ac felly mae'n rhaid i chi ddyfalbarhau. Lle mae'n bosib, ewch ati i ymarfer pan nad ydych chi'n teimlo'n rhy orbryderus; bryd hynny rydych chi'n fwy tebygol o fod mor wrthrychol â phosib. Gallech chi adolygu eich meddyliau gorbryderus rywbryd ar ôl y digwyddiad, pan fyddwch chi'n teimlo'n dawelach eich meddwl efallai, neu pan fydd gennych chi ffrind i'ch helpu chi. Defnyddiwch Ddyddiadur 5 i'ch helpu i strwythuro ymateb manwl i'ch meddyliau gorbryderus. Ymhen amser byddwch yn gallu gwneud hyn yn rhwydd a byddwch yn gallu gweithio drwy'r chwe chwestiwn yn gyflym, a bydd cydbwyso eich meddyliau gorbryderus yn dod yn fwy awtomatig. Yn y pen draw, byddwch yn gallu gwneud hyn yn y fan a'r lle gan gael canlyniadau mwy 'parod': mae wir yn gallu bod mor syml â hynny.

'Dydw i ddim yn gallu dal fy ngafael ar fy meddyliau pryderus'

Os yw hyn yn broblem i chi, dydych chi ddim ar eich pen eich hun. Eich strategaeth orau yw cofnodi eich meddyliau cyn gynted ag y gallwch chi, gan fod rheoli meddyliau'n fwy effeithiol os gallwch chi ddiffinio eich pryderon yn glir. Defnyddiwch eich ffôn neu ddarn o bapur – beth bynnag sydd wrth law – i geisio dal yr hyn sy'n rhedeg drwy eich meddwl ar y pryd.

'Dydw i ddim yn gallu mynd i'r afael ag adolygu fy meddyliau'

Mae meddyliau pryderus yn aml yn dod ar ffurf cwestiynau: 'Beth sy'n mynd i ddigwydd, fydda i'n llewygu?' neu 'Ydyn nhw'n meddwl 'mod i'n edrych yn dwp?' Os mai dyma'r math o feddyliau rydych chi'n eu cael, yna does dim syndod nad ydych chi'n gallu eu hadolygu nhw; fedrwch chi ddim dadlau â chwestiwn a fedrwch chi ddim ei roi ar brawf, felly trowch y cwestiwn yn ddatganiad. 'Dwi'n pryderu y bydda i'n llewygu', neu 'Dwi'n pryderu y byddan nhw'n meddwl 'mod i'n dwp'. Os oes angen help arnoch chi i ddysgu sut i adolygu eich meddyliau neu'ch delweddau problemus, gofynnwch am help. Gall ffrindiau a phartneriaid fod yn gefnogol iawn a gallan nhw fod yn arbennig o dda am gynnig posibiliadau neu safbwyntiau amgen.

'Mae'r un math o feddyliau'n codi dro ar ôl tro'

Mae hyn yn beth da gan y bydd hi wedyn yn haws rheoli eich delweddau neu'ch meddyliau pryderus. Mae bod â thema benodol i'n pryderon yn gyffredin – ac mae hyn yn golygu y gallwn ni baratoi gwrthddadl 'un ateb sy'n addas i bopeth'. Er enghraifft, os yw eich pryderon yn ymwneud â bod yn sâl, yna gallech chi lunio datganiad i roi sicrwydd i chi'ch hun mewn ymateb i lawer o wahanol bryderon iechyd: 'Dwi'n gwybod 'mod i'n tueddu i orbryderu am faterion iechyd, ond dwi hefyd yn gwybod bob tro dwi wedi mynd i weld fy meddyg teulu nad yw hi wedi dod o hyd i unrhyw destun gofid. Mae'n debyg 'mod i'n orsensitif ac y gallaf fforddio rhoi fy mhryderon o'r neilltu.' Wrth gwrs, mae hi'n bwysig eich bod chi'n credu'r hyn rydych chi'n ei ddweud wrthych eich hun; fel rydyn ni wedi sôn yn barod, fydd ystrydeb syml ddim yn gweithio os nad ydych chi'n ei chredu.

'Dydw i ddim yn gallu dal fy ngafael ar fy meddwl newydd, cytbwys'

Does dim syndod – mae hwn yn safbwynt newydd a gall

gymryd amser i 'setlo'. Mae'n siŵr y byddwch chi'n ei chael hi'n ddefnyddiol i ysgrifennu eich datganiadau newydd, cytbwys yn llawn. Byddan nhw'n cael mwy o effaith os byddwch chi'n eu hysgrifennu. Yn ogystal, byddwch yn gallu datblygu'r sgìl o reoli eich meddyliau'n well os byddwch yn mynd i'r arfer o archwilio eich ofnau a'ch gorbryderon yn drylwyr iawn. Gall adolygiad amhendant arwain at bosibilrwydd newydd amhendant a fydd hyn ddim yn rhoi cystal sicrwydd â datganiad clir.

'Mae'n cymryd yn rhy hir i ddechrau gweithio'

Yn y pen draw, gall yr ymateb cytbwys i feddwl neu ddelwedd bryderus fod mor awtomatig ag yw'r ymateb gorbryderus nawr. Serch hynny, dylech chi ddisgwyl cael dyddiau 'da' a dyddiau 'drwg': mae pawb yn profi hynny. Fe fydd yna adegau pan nad ydych chi'n teimlo'n dda, neu pan ydych chi'n teimlo'n flinedig neu'n rhy ofidus i adolygu eich meddyliau yn y sefyllfa sy'n achosi straen i chi. Peidiwch â phoeni am hyn chwaith! Ceisiwch ddefnyddio technegau tynnu sylw fel ffordd o ymdopi â'r gorbryder a phan fyddwch chi'n teimlo'n dawelach eich meddwl, yna meddyliwch am y safbwynt cytbwys. Hefyd, os ydy hi wedi bod yn arbennig o anodd gwrthbwyso'ch pryderon, ceisiwch ddeall pam roedd hynny'n anodd i chi'r tro yma: fe fydd yna reswm ac mae'n bwysig eich bod yn sylweddoli beth yw eich gwendidau.

Crynodeb

- Mae'r hyn sy'n mynd drwy ein meddyliau yn effeithio ar y ffordd rydyn ni'n teimlo a'r ffordd rydyn ni'n ymddwyn

- Mae gorbryderon yn aml yn cael eu gyrru gan 'feddwl anghytbwys'

- Gallwn adolygu'r ffordd rydyn ni'n meddwl a phenderfynu a ydy'r pryder, y gorbryder, yn realistig

- Os nad yw'n realistig, gallwn ddod o hyd i ddewis cytbwys a rhesymegol

12

Wynebu eich ofnau I: ymarfer graddedig

Roedd fy nhad wastad yn dweud, os byddech chi'n syrthio oddi ar eich ceffyl y dylech chi fynd yn ôl ar ei gefn cyn gynted â phosib. Roedd yn iawn a dyna ydw i wedi dysgu ei wneud, ond dwi hefyd wedi dysgu nad oes raid i chi fynd yn ôl ar gefn y ceffyl mewn un naid. Dwi wedi dysgu wynebu fy ofn drwy gymryd pethau un cam ar y tro gan feithrin fy hyder yn y broses. Weithiau mae hon yn broses araf, ac weithiau mae'n galw am lawer o gynllunio, ond dwi bob amser yn cyrraedd y nod yn y pen draw.

Fel y gwelsoch yn Rhan Un o'r llyfr hwn, mae gan bobl lawer o ofnau gwahanol: ofn uchder, siarad yn gyhoeddus, dadleuon, teithio, anifeiliaid, salwch, cael eu cywilyddio, llefydd prysur ... mae'r rhestr yn ddiddiwedd. Bydd osgoi neu ohirio wynebu ofn yn ei gynnal yn well nag unrhyw ymddygiad arall, felly mae Penodau 12 a 13 yn canolbwyntio ar strategaethau i'ch helpu i wynebu eich ofnau fel nad ydych chi'n eu hosgoi neu'n eu gohirio. Erbyn hyn rydych chi'n deall pam y gallech chi fod yn ofnus neu'n bryderus ac mae gennych chi rai strategaethau ar gyfer delio â straen – corfforol a meddyliol – ofn a gorbryder, felly rydych chi mewn lle da i ddechrau wynebu eich ofnau.

Lle mae hynny'n bosib, mae'n well gwneud hyn *ar eich cyflymder eich hun,* sy'n golygu peidio â cheisio gwneud gormod yn rhy fuan, ac mae'r dull yma, **ymarfer graddedig**, wedi'i gynllunio i'ch helpu i wneud yn union hynny, sef amseru eich hun. Ond cyn dechrau sôn am fanylion ymarfer graddedig, mae'n realistig cydnabod efallai na fydd gennych chi amser i wneud hyn bob tro – weithiau mae'n rhaid i ni ymateb i her ar unwaith ac ar yr achlysuron hyn strategaeth **datrys problemau** (Pennod 13) fydd yn eich helpu chi i ymdopi. Dwi'n sôn am hyn nawr gan fy mod i eisiau i chi wybod fod yna ffyrdd o ddelio â phroblemau uniongyrchol neu broblemau sydd ar fin codi, yn ogystal â ffyrdd o ddelio â'r rhai y gallwn gymryd ein hamser i'w datrys. Mae yna benodau eraill hefyd fydd yn ei gwneud hi'n haws i chi wynebu eich ofnau: mae Pennod 14 yn eich dysgu sut i fod yn bendant, fydd yn eich helpu i wynebu sefyllfaoedd rhyngbersonol anodd, a bydd 'Rheoli amser – yn gryno' (tudalen 375) yn eich helpu i ddelio â thasgau y byddech fel arall yn eu gohirio.

Wynebu ofn drwy ymarfer graddedig

I ddechrau, mae'n rhaid i chi ddeall eich ofn: gan fod gwahanol bobl yn ofni pethau mewn ffordd wahanol, mae angen i chi wybod yn union beth sy'n eich dychryn chi.

- Dau berson â ffobia pryfed cop: mae un person yn gallu goddef pry cop maint canolig sydd yr ochr arall i'r ystafell, a dim ond os bydd y pry cop hwnnw'n symud yn nes y bydd yn mynd yn ofnus; mae'r llall yn teimlo panig dim ond wrth edrych ar lun o bry cop bach.
- Mae gan ddau berson ffobia cymdeithasol: mae un person yn ofni baglu dros ei eiriau wrth siarad ac mae'n ofni y

bydd pobl eraill yn credu ei bod hi'n dwp; mae'r person arall hefyd yn ofni edrych yn dwp, ond dim ond os ydy hi'n crynu pan fydd hi'n llofnodi ei henw yn gyhoeddus.

- Dau berson sy'n ofni teithio: mae un yn methu teithio ymhell gan fod arno ofn bod yn sâl pan fydd yn bell o'i gartref neu'n bell o ysbyty; dydy'r llall ddim hyd yn oed yn gallu mynd ar deithiau byr ar drafnidiaeth gyhoeddus rhag ofn iddo lewygu'n gyhoeddus.

Gallwch weld bod hyd yn oed ofnau sydd ar y dechrau'n ymddangos yn debyg mewn gwirionedd yn gallu bod yn hollol wahanol i'w gilydd. Felly, mae angen i chi holi eich hun:

1. *Beth yn union sy'n sbarduno fy ofn?* Beth sy'n mynd drwy fy meddwl? Beth yw maint pry cop sy'n fy ngwneud i'n orbryderus? Beth yn union ydw i'n ofni fydd yn digwydd pan fydda i allan yn gyhoeddus? Beth sy'n fy ypsetio i gymaint am deithio? Mae ystyried eich cryfderau hefyd yn ddefnyddiol:

   _____

   _____

   _____

2. *Beth alla i ei gyflawni'n barod?* Pa mor agos ata i alla i ddygymod â phry cop? Pa bethau alla i eu gwneud yn gyhoeddus? Pa mor bell alla i deithio, a sut? Wedyn, meddyliwch am y manylion:

   _____

   _____

   _____

3.   *Beth sy'n ei gwneud hi'n haws i mi?* Meddyliwch am faint
     o'r gloch fydd hi, am wahanol lefydd, pwy fydd gyda chi,
     a holwch eich hun beth sy'n lleddfu eich gofid:

_____

_____

_____

Ar ôl i chi ateb y cwestiynau hyn, byddwch yn gallu disgrifio eich
ofn yn fanylach. Pe bai gennych chi ffobia pryfed cop, fe allech
deimlo fel hyn:

*Dwi'n meddwl y bydda i'n mynd yn rhacs os bydda i'n agos
o gwbl at bry cop. Ond dim ond rhai o faint canolig neu
fawr sy'n sbarduno fy ngorbryder; a dweud y gwir, dwi'n
gallu dioddef rhai bach. Fedra i ddim dioddef cael pry cop
mawr yn yr un stafell â fi, ond dwi'n gymharol gysurus os
dwi'n gwybod fod yna un mewn ystafell arall. Dwi'n llai
ofnus o bryfed cop yn ystod y dydd neu mewn golau da (pan
dwi'n gallu eu gweld nhw) a dwi'n teimlo'n llawer llai
gorbryderus pan fydd rhywun gyda fi. Dwi hefyd yn well
mewn ystafell gyfarwydd gan 'mod i'n meddwl 'mod i'n
gwybod lle gallai pryfed cop fod yn llechu.*

Os oedd eich ofn yn canolbwyntio ar siarad cyhoeddus, drwy
holi cwestiynau penodol i chi'ch hun fe allech deimlo fel hyn:

*Fy mhroblem i yw ofni siarad o flaen cynulleidfa o ryw
ddwsin o bobl mewn sefyllfa led ffurfiol. Dwi'n pryderu y
bydda i'n gwneud ffŵl ohonof fy hun. Does gen i ddim ofn
trafod mewn grwpiau bach, anffurfiol, na rhoi darlithoedd*

mawr, ffurfiol iawn, pan fydda i'n darllen sgript. Dwi'n
gwybod ei bod hi'n anoddach i mi os ydw i eisoes dan straen
– pan fydda i dramor, er enghraifft, neu'n flinedig iawn.
Dwi'n ei chael hi'n haws os bydd cyd-weithiwr yn rhannu'r
cyfrifoldeb â mi ac os ydw i wedi cynllunio fy nghyflwyniad
yn drylwyr ymlaen llaw.

Os mai ofn mynd ar deithiau byr ar drafnidiaeth gyhoeddus sydd arnoch chi, fe allech deimlo fel hyn:

Dwi'n ofni llewygu'n gyhoeddus, a dwi'n teimlo'n fwyaf
tebygol o lewygu fel hyn ar drafnidiaeth gyhoeddus lle
dwi'n cael fy nghau i mewn ac yn aml yn teimlo nad
ydw i'n cael digon o aer. Dwi'n gallu defnyddio tacsis ac
mae yna fws mini lleol sy'n iawn gan 'mod i'n adnabod
y gyrrwr, sy'n gadael i mi eistedd wrth ymyl drws gyda
ffenest, a dwi'n gwybod y byddai'n gadael i mi adael y bws
pe bai angen i mi wneud hynny. Dwi'n well ar ffyrdd bach
lle mae'n hawdd tynnu i mewn a dwi'n fwy hyderus pan
dwi'n cymryd un o'r tabledi beta-blocker mae fy meddyg
wedi eu rhoi i mi er mwyn helpu gyda fy ngorbryder. Fel
arall, gallaf fynd ychydig ymhellach os yw fy merch gyda fi.

Efallai fod gennych fwy nag un ofn; os felly, gwnewch yr ymarfer hwn ar gyfer pob un ohonyn nhw. Y cam cyntaf yw disgrifio eich ofn yn gywir: mae lle ar dudalen 268 i chi nodi eich ofnau'n fanwl. Fe welwch fod yna enghraifft yno.

Unwaith y byddwch yn gallu disgrifio eich problem(au) yn fanwl, byddwch yn meddu ar yr wybodaeth sydd ei hangen arnoch i greu cynllun o ymarfer *graddedig* – cynllun a fydd yn adeiladu ar eich cryfderau a'ch cyflawniadau. Er y gall y syniad o wynebu eich ofn fod yn ddychrynllyd, gallwch ei wneud yn raddol, fel nad oes raid i chi deimlo'n ofnus *iawn*. *Ymestyn eich hun*, nid *gosod straen arnoch eich hun* – dyna eich nod.

Mae'r dull graddedig hwn wedi'i gynllunio i'n helpu i oresgyn ofnau drwy roi cyfle inni feithrin ein hyder gam wrth gam, gan ddysgu nad yw rhai sefyllfaoedd (neu wrthrychau) yn beryglus mewn gwirionedd ac y gallwn ni ymdopi. Bydd yn eich herio chi gan nad yw wynebu ein hofnau'n beth hawdd, ond gallwch ei gwneud hi'n haws drwy gynllunio a pharatoi. Y peth gorau yw wynebu rhywbeth cymharol hawdd i ddechrau, ac yna symud ymlaen at sefyllfaoedd mwy heriol ar eich cyflymder eich hun. Fel hyn byddwch yn adeiladu ar eich llwyddiannau ac yn magu hyder.

Fy ofn	Sut brofiad yw hyn i mi go iawn
Ffobia pryfed cop	*Mae fy ngorbryder yn cael ei sbarduno gan bryfed cop o faint canolig neu fawr; dwi'n gallu dioddef rhai bach. Fedra i ddim dioddef cael pry cop mawr yn yr un ystafell â fi, ond dwi'n gymharol gysurus os dwi'n gwybod fod yna un mewn ystafell arall. Dwi'n llai ofnus o bryfed cop yn ystod y dydd neu mewn golau da (pan dwi'n gallu eu gweld nhw) a dwi'n teimlo'n llawer llai gorbryderus pan fydd rhywun gyda fi. Dwi hefyd yn well mewn ystafell gyfarwydd gan 'mod i'n meddwl 'mod i'n gwybod lle gallai pryfed cop fod yn llechu.*

Mae tri cham i ymarfer graddedig:

- Gosod targedau: cadarnhau eich amcan tymor hir.
- Graddio tasgau: cynllunio camau yn ofalus i adeiladu ar lwyddiant.
- Ymarfer: rhoi cynlluniau ar waith, dro ar ôl tro.

1. Gosod targedau

Edrychwch ar eich disgrifiad o'r hyn sy'n codi ofn arnoch chi. Yna ystyriwch beth rydych chi eisiau gallu ei wneud. Byddwch yn realistig ac yn fanwl. Eich disgrifiad o'r hyn rydych chi eisiau gallu ei wneud yw eich **targed.** Os oes gennych chi nifer o ofnau, bydd angen i chi wneud hyn ar gyfer pob un ohonyn nhw. Efallai y bydd eich targedau'n debyg i hyn:

Dwi eisiau eistedd mewn ystafell sydd heb ei goleuo'n dda a theimlo'n gysurus. Dwi eisiau gallu aros yno hyd yn oed os oes yna bry cop o faint canolig neu fawr yn cropian ar hyd y wal neu'r llawr, a dwi eisiau gallu gwneud hyn hyd yn oed os ydw i ar fy mhen fy hun a hyd yn oed os bydd y pry cop yn dod yn agos ataf (llai na metr i ffwrdd). Dwi eisiau bod yn ddigon hyderus i fynd i mewn i'r sied yn yr ardd ar fy mhen fy hun.

Dwi eisiau gallu cyflwyno prosiect gwaith o flaen cynulleidfa o ryw ddwsin o bobl neu mewn lleoliad lled ffurfiol. Dwi eisiau gallu gwneud hyn heb ddefnyddio sgript a dwi eisiau gallu gwneud hyn hyd yn oed pan fydda i dan straen a phan dwi'n perfformio ar fy mhen fy hun.

Dwi eisiau gallu defnyddio'r system fysiau leol i fynd o amgylch y sir. Yn benodol, dwi eisiau teithio i Lanaber i ymweld â fy merch a'm hwyrion, a dwi eisiau gallu gwneud

hyn ar fy mhen fy hun unrhyw bryd yn ystod y dydd ac
eistedd yn unrhyw sedd ar y bws. Dwi hefyd eisiau gallu
gwneud hyn heb ddefnyddio beta-blockers.

Mae'r targedau hyn yn gymharol fanwl – er y byddai rhai
datganiadau'n elwa o gael ychydig mwy o fanylion. Er enghraifft,
beth mae 'heb ei goleuo'n dda' yn ei feddwl, a faint ydy 'rhyw
ddwsin o bobl'? Efallai y byddwch yn meddwl tybed pam mae
hi'n bwysig diffinio eich targedau mor glir. Mae targedau sydd
wedi eu diffinio'n glir yn rhoi cyfarwyddyd manwl i ni (fel ein
bod yn gwybod yn union beth yw ein nod) ac maen nhw'n
diffinio'r pwynt terfyn yn glir (er mwyn i ni wybod pryd rydyn
ni wedi cyrraedd y nod). Mae'n hawdd iawn i ni gael ein bwrw
oddi ar dargedau niwlog ac mae hefyd yn hawdd iawn i ni beidio
â chydnabod a chanmol ein hunain am eu cyflawni nhw, felly
mae'n dda bod yn fanwl.

Os oes gennych chi fwy nag un targed, penderfynwch pa un
i'w gyrraedd gyntaf – gwnewch un ar y tro. Mae'n aml yn syniad
da i chi ddelio â'r un hawsaf gyntaf, ond weithiau mae angen
blaenoriaethu targed sy'n arbennig o bwysig. Hyd yn oed os na
fyddwch chi'n dewis y targed hawsaf, gallwch ei wneud yn haws
drwy ei rannu'n dasgau y gellir eu cyflawni.

2. Graddio tasgau

Nawr mae'n bryd cynllunio cyfres o gamau bach, penodol sy'n
mynd yn gynyddol anodd, gyda'r nod yn y pen draw o gyflawni
eich targed. Mae'n rhaid i'r dasg gyntaf fod yn un y gellir ei
gwneud: cofiwch – *ymestyn, nid achosi straen.* Felly holwch
eich hun: 'Fedra i ddychmygu fy hun yn gwneud hyn gydag
ychydig o ymdrech?' Os byddwch chi'n ateb 'Na', yna gwnewch

y dasg yn haws. Er bod angen i chi ymestyn eich hun, does dim angen i chi fentro a chymryd risgiau: nod ymarfer graddedig yw adeiladu ar gyfres o lwyddiannau, felly ceisiwch gynllunio ar gyfer llwyddiant. Wrth ddisgrifio eich ofn, fe wnaethoch holi eich hun: 'Beth sy'n ei gwneud hi'n haws i mi?' Nawr gallwch ddefnyddio'r wybodaeth hon i deilwra eich cynlluniau i gyfateb i'ch gallu. Bydd hyn yn golygu ei bod hi'n fwy tebygol y bydd y tasgau cyntaf yn rhai y gallwch eu gwneud. Wrth i chi fynd yn eich blaen, bydd y tasgau'n mynd yn fwy heriol – ond ar gyflymder y gallwch ymdopi ag ef.

Wrth raddio cyfres o gamau, ystyriwch eich man cychwyn neu eich llinell sylfaen i ddechrau – beth allwch chi ei wneud yn awr. Ac adeiladwch ar hyn drwy holi eich hun: *Os galla i wneud y cam hwn, beth alla i ddychmygu ei wneud nesaf?* Eto, mae bod yn fanwl yn bwysig.

Bydd y gyfres o dasgau'n amrywio o un person i'r llall oherwydd mae angen i chi bersonoli eich rhaglen – gwneud iddi weithio ar eich cyfer *chi*. Fodd bynnag, gallai person â ffobia pryfed cop lunio dull graddedig tebyg i hwn:

Man cychwyn: eistedd mewn ystafell gyfarwydd, â golau da (ein hystafell fyw) gyda fy mhartner: gwylio'r teledu neu ddarllen gyda'r nos.

Cam 1: eistedd mewn ystafell gyfarwydd, â golau da, ar fy mhen fy hun: gwylio'r teledu neu ddarllen.

Cam 2: pylu'r golau (hanner ffordd) mewn ystafell gyfarwydd gyda fy mhartner: gwylio'r teledu neu ddarllen.

Cam 3:   pylu'r golau (hanner ffordd) mewn ystafell gyfarwydd ar fy mhen fy hun: gwylio'r teledu neu ddarllen.

Cam 4:   eistedd yn yr ystafell, y golau'n isel, â phry cop byw mewn jar wrth y ffenest (tua 3 llathen i ffwrdd). Gyda fy mhartner.

Cam 5:   eistedd yn yr ystafell, y golau'n isel, â phry cop byw mewn jar tua 2 lathen i ffwrdd. Gyda fy mhartner.

Cam 6:   eistedd yn yr ystafell, y golau'n isel, â phry cop byw mewn jar tua llathen i ffwrdd. Gyda fy mhartner.

Cam 7:   eistedd yn yr ystafell, y golau'n isel, â phry cop byw mewn jar wrth fy nhraed. Gyda fy mhartner.

Cam 8:   Eistedd yn yr ystafell, y golau'n isel, â phry cop byw mewn jar wrth fy nhraed. Ar fy mhen fy hun.

Cam 9:   eistedd yn yr ystafell, y golau'n isel, â phry cop byw yn rhydd yn yr ystafell. Gyda fy mhartner. Fy nod fydd aros yno am o leiaf bum munud.

Cam 10:   eistedd yn yr ystafell, y golau'n isel, â phry cop byw yn rhydd yn yr ystafell. Ar fy mhen fy hun. Fy nod fydd aros yno am o leiaf bum munud.

Cam 11:   mynd i mewn i'r sied yn yr ardd gyda fy mhartner.

Cam 12:   mynd i mewn i'r sied yn yr ardd ar fy mhen fy
               hun: byddaf wedi cyflawni fy nharged!

Dim ond un ffordd o fynd i'r afael â ffobia pryfed cop yw hon. Gallai rhestr o dasgau graddedig rhywun arall fod yn hollol wahanol. Y peth pwysig yw bod eich rhestr *chi* wedi'i theilwra i'ch anghenion *chi*. Efallai y byddai person arall wedi teimlo'r angen i edrych ar luniau o bryfed cop cyn cael un go iawn yn yr ystafell, neu gael pry cop marw mewn jar cyn defnyddio un byw. Mae'r cynllun penodol hwn yn dibynnu ar gymorth person arall, ond dydy'r opsiwn hwnnw ddim gan bawb, felly mae'n rhaid cymryd pethau fel hyn i ystyriaeth. Ond hyd yn oed ar ôl i chi bersonoli eich tasgau graddedig, dydy'r camau ddim yn rhai digyfnewid – mae modd eu haddasu os bydd angen. Er enghraifft, wrth weithio drwy eich hierarchaeth o dasgau, efallai y gwelwch eich bod wedi tanamcangyfrif eich gallu a'ch bod mewn gwirionedd yn gallu gwneud dau gam ar y tro, neu efallai y gwelwch eich bod wedi goramcangyfrif eich gallu a bod angen torri un cam yn ddau gam llai. Mae'r addasu parhaus yma yn normal *ac yn angenrheidiol* os ydych chi am greu'r cyfle gorau ar eich cyfer eich hun.

Mynd yr ail filltir: mae ymchwil wedi dangos y gall ymestyn eich hun a rhagori ar eich targed roi hwb go iawn i'ch hyder. Felly gallech ystyried gwneud hyn. Penderfynodd y person yn yr enghraifft uchod 'fynd yr ail filltir' drwy ddal y jar â'r pry cop byw ynddo, gadael y pry cop yn rhydd yn yr ystafell, ei ddal eto gan ddefnyddio jar a darn o gerdyn, ac yna ei adael yn rhydd yn yr ardd. Roedd cyflawni hyn wedi ei hymestyn y tu hwnt i'w tharged ac fe roddodd hwb go iawn i'w hyder i ymdopi.

I'ch helpu i gael gwell syniad o'r posibiliadau ar gyfer ymarfer graddedig, dyma gamau posib ar gyfer goresgyn ofn siarad yn gyhoeddus ac ofn defnyddio trafnidiaeth gyhoeddus.

Ofn siarad yn gyhoeddus:

Man cychwyn:	siarad yn anffurfiol o flaen pedwar neu bump o gyd-weithwyr neu ddarllen sgript o flaen cynulleidfa fawr, amhersonol. Mewn amgylchedd cyfarwydd (h.y. yn fy swyddfa) lle dwi wedi ymlacio'n weddol ac yn teimlo 'mod i wedi paratoi'n dda. Rhannu cyfrifoldeb am y cyflwyniad.
Cam 1:	siarad yn anffurfiol o flaen pedwar neu bump o gyd-weithwyr neu ddarllen sgript o flaen cynulleidfa fawr, anghyfarwydd. Mewn amgylchedd cyfarwydd lle dwi wedi ymlacio'n weddol ac yn teimlo 'mod i wedi paratoi'n dda. Bod yn gwbl gyfrifol am y cyflwyniad.
Cam 2:	siarad yn anffurfiol o flaen deg i ddeuddeg o gyd-weithwyr. Mewn amgylchedd cyfarwydd lle dwi wedi ymlacio'n weddol ac yn teimlo 'mod i wedi paratoi'n dda. Rhannu cyfrifoldeb am y cyflwyniad.
Cam 3:	siarad yn anffurfiol o flaen deg i ddeuddeg o gyd-weithwyr. Mewn amgylchedd cyfarwydd lle dwi wedi ymlacio'n weddol ac yn teimlo 'mod i wedi paratoi'n dda. Bod yn gwbl gyfrifol am y cyflwyniad.

Cam 4:   siarad yn anffurfiol o flaen deg i ddeuddeg o gyd-weithwyr. Mewn amgylchedd anghyfarwydd (e.e. yn swyddfa Caerdydd neu Lundain) pan dwi wedi ymlacio'n weddol ac yn teimlo 'mod i wedi paratoi'n dda. Bod yn gwbl gyfrifol am y cyflwyniad.

Cam 5:   siarad yn anffurfiol o flaen deg i ddeuddeg o gyd-weithwyr. Mewn amgylchedd anghyfarwydd pan dwi wedi paratoi'n eithaf da ond yn teimlo dan ychydig o straen (efallai y byddaf wedi teithio i'r swyddfa y diwrnod hwnnw, efallai y byddaf wedi gadael rhan o'r cyflwyniad ar gyfer siarad o'r frest, neu efallai y bydd y cyflwyniad dramor). Bod yn gwbl gyfrifol am y cyflwyniad. Byddaf wedi cyflawni fy nharged!

'Yr ail filltir':   bachu ar y cyfle i roi cyflwyniad cwbl fyrfyfyr.

Yn yr enghraifft hon, fe welwch fod yna le ar gyfer dewis a hyblygrwydd; er enghraifft, maint y gynulleidfa neu'r lleoliad. Rhaid i'ch cynllun chi fod yn un realistig, a gall cynnwys opsiynau o'r fath ei wneud yn fwy realistig.

Ofn defnyddio trafnidiaeth gyhoeddus:

Man cychwyn: teithio rhai milltiroedd (hyd at 15 milltir) mewn tacsi neu yn y bws mini lleol (cyn belled â 'mod i wrth y drws gyda ffenest a 'mod i'n gwybod y galla i ymddiried yn y gyrrwr i stopio a gadael i mi fynd oddi ar y bws). Gwneud hyn ar ffyrdd bach a gyda *beta-blocker* <u>neu</u> gyda chymorth fy merch.

Cam 1:   teithio rhai milltiroedd (i Lanaber, 12 milltir
             i ffwrdd) mewn tacsi neu yn y bws mini lleol,
             wrth y drws gyda ffenest a gyrrwr dwi'n
             ymddiried ynddo. Gwneud hyn ar ffyrdd
             bach a gyda fy merch ond heb ddefnyddio
             beta-blockers.

Cam 2:   teithio rhai milltiroedd (i Lanaber, 12 milltir
             i ffwrdd) mewn tacsi neu yn y bws mini lleol,
             wrth y drws gyda ffenest a gyrrwr dwi'n
             ymddiried ynddo. Gwneud hyn ar ffyrdd
             bach ar fy mhen fy hun a heb ddefnyddio
             beta-blockers.

Cam 3:   teithio rhai milltiroedd (i Lanaber, 12 milltir i
             ffwrdd) yn y bws mini lleol, ond yn defnyddio
             sedd yng nghanol y bws. Gwneud hyn ar
             ffyrdd bach, ar fy mhen fy hun.

Cam 4:   teithio rhai milltiroedd (i Lanaber, 12 milltir
             i ffwrdd) yn y bws lleol arferol, yr un sy'n
             defnyddio'r priffyrdd. Fe af ar amser tawel
             (canol dydd) gan eistedd wrth yr allanfa ac
             yn ymyl ffenest. Fe ofynnaf i fy merch ddod
             gyda fi.

Cam 5:   teithio rhai milltiroedd (i Lanaber, 12 milltir
             i ffwrdd) yn y bws lleol arferol. Fe af ar amser
             tawel (canol dydd) gan eistedd wrth yr allanfa
             ac yn ymyl ffenest. Fe af ar fy mhen fy hun.

Cam 6: teithio rhai milltiroedd (i Lanaber, 12 milltir i ffwrdd) yn y bws lleol arferol. Fe af ar adeg brysurach (8.30 a.m.). Fe wna i eistedd wrth yr allanfa ac yn ymyl ffenest, ar fy mhen fy hun. Byddaf wedi cyflawni fy nharged!

'Yr ail filltir': Fe af ar y daith yma ac eistedd ymhellach ac ymhellach o'r allanfa er mwyn i mi allu bod yn hyderus y bydda i bob amser yn gallu gwneud y daith, hyd yn oed os na fydda i'n gallu eistedd yn agos i'r allanfa. Fe fydda i hefyd yn mynd ar daith fws i rywle pellach i ffwrdd: mae'r ddinas agosaf 25 milltir i ffwrdd, felly gallwn drio mynd yno.

Yn yr enghraifft hon, fe welwch eto fod yna le ar gyfer dewis a hyblygrwydd.

Er efallai fod hyn yn amlwg, ond mae angen i chi wneud yn siŵr fod eich cynlluniau'n cyfateb i'ch cyllideb a'ch ffordd o fyw. Mae'n hawdd bod yn rhy uchelgeisiol neu'n rhy optimistig am eich adnoddau. Er enghraifft, fyddai rhywun ar incwm isel ddim yn gallu fforddio defnyddio tacsis yn rheolaidd, a fyddai mam heb fawr o gymorth i ofalu am y plant ddim yn gallu mynd allan ar ei phen ei hun yn aml iawn. Mae angen i chi gynllunio'n ofalus ac yn realistig.

Gallwch ddefnyddio'r blwch ar y dudalen nesaf i'ch helpu i osod allan eich cynllun, ond cofiwch nad yw hwn yn derfynol ac mae'n debyg y bydd angen i chi ei addasu a'i ddiweddaru wrth i chi symud tuag at eich targed.

Fy man cychwyn	
Camau	
Fy nharged	
Fy 'ail filltir'	

3. Ymarfer

Erbyn hyn bydd gennych eich cynllun manwl, wedi'i lunio'n ofalus, ac mae'n amser ei gyfuno â'r hyn rydych chi'n ei wybod am reoli gorbryder a straen. Efallai na fyddwch yn teimlo'n hyderus ar y dechrau – wedi'r cyfan mae gofyn i chi wynebu'r hyn sy'n codi ofn arnoch chi – ond mae angen i chi roi cynnig ar bob cam, defnyddio'ch sgiliau ymdopi, nes i chi allu gwneud y cam heb anhawster. Yna gallwch symud ymlaen at y dasg nesaf, ac yn y blaen. Peidiwch â chael eich digalonni gan deimladau o orbryder – mae hyn yn naturiol gan eich bod yn ymestyn eich hun ac yn dysgu meistroli gorbryder yn hytrach na'i osgoi.

Tair elfen llwyddiant: er mwyn bod yn ddefnyddiol, rhaid i'r ymarfer:

- fod yn **rheolaidd** ac yn ddigon cyson i beidio â cholli'r buddion
- fod yn **werth chweil** – cydnabod eich cyflawniadau a dysgu sut i ganmol eich hun
- gael ei **ailadrodd** nes bod y gorbryder yn diflannu.

Mae'n syniad da cadw cofnod o'ch cynnydd. Bydd cofnod yn eich helpu i weld sut rydych chi'n dod ymlaen a bydd yn eich helpu i adolygu eich cynnydd a dysgu o'r profiadau – wedi'r cyfan, pwrpas hyn yw dysgu rhywbeth newydd. Mae angen i chi benderfynu pa fformat sy'n gweithio orau i chi, ond isod (tudalen 281) mae yna enghraifft o gofnod – efallai y byddwch am ddefnyddio rhywbeth fel hyn neu efallai y byddwch am ei newid i fod yn fwy addas i'ch dibenion. Mae hi bob amser yn bwysig teilwra eich dull i'ch siwtio chi.

Ymarfer graddedig ar waith:

Rheoli ffobia pryfed cop

Dwi wastad wedi bod ag ofn pryfed cop ac roeddwn i'n bryderus iawn y byddwn i'n trosglwyddo hyn i'r plant. Felly, fe ofynnais i ffrind fy helpu i oresgyn fy ofnau drwy fy helpu i wynebu pryfed cop. Doedd ganddi hi ddim ffobia pryfed cop ac felly fe lwyddodd hi i ddal un enfawr a'i gadw mewn jar er mwyn i mi arfer ag e; yna, fe roddodd sioc i mi un diwrnod drwy roi'r peth reit o 'mlaen i. Dwi'n dweud ei bod wedi rhoi sioc i mi, ond mewn gwirionedd roeddwn wedi dychryn yn fawr iawn ac fe ddechreuais grio ac roedd fy ofn yn fwy nag erioed. Fe ddysgais yn gyflym mai'r peth gorau i mi yw cymryd pethau'n raddol. Dyna pam y lluniais i'r cynllun graddedig gyda fy mhartner.

Er mwyn fy mharatoi fy hun, fe ddefnyddiais yr ymarferion ymlacio roeddwn i wedi bod yn eu hymarfer a'r 'mantra' roeddwn i'n gwybod ei fod yn wir: 'Mae llawer o bobl yn ofni pryfed cop, dydy e ddim yn rhywbeth od neu'n dangos gwendid. Ond fydd pryfed cop ddim yn fy mrifo i, a gallaf ddysgu dygymod â nhw.' Roeddwn i'n gwybod hefyd y gallwn i ddefnyddio technegau tynnu sylw i'm helpu i aros yn yr ystafell gyda'r pry cop.

Aeth y cam cyntaf yn dda: fe wnes i ymlacio'n ddigon hawdd a dwi'n meddwl 'mod i wedi tanamcangyfrif fy ngallu fy hun, felly symudais yn syth ymlaen at gam 3 lle'r eisteddais mewn ystafell led dywyll ar fy mhen fy hun. Dim problem! Roedd cael y pry cop mewn jar yn yr ystafell yn llawer anoddach ac roedd yn rhaid i mi ymlacio'n ymwybodol a defnyddio technegau tynnu sylw i aros yn yr ystafell. Fe roddais sgôr o 9/10 i'm gorbryder. Fe fues i'n ymarfer y cam hwn (unwaith y dydd) nes i'r gorbryder

Cam	Gorbryder cynt	Gorbryder wedyn	Sut aeth hi?	Beth ddysgais i?
1	9/10	4/10	Anoddach nag oeddwn i'n ei ddisgwyl, ond gyda chymorth Sue fe lwyddais i a wnes i ddim mynd i banig.	Fe alla i wneud hyn: fe alla i deimlo'n nerfus heb iddo droi'n bwl o banig. Mae'n anodd, mae wir yn anodd, ond mae llwyddo yn deimlad da, felly fe wna i ddal ati a dweud wrthyf fy hun ei fod yn werth ei wneud.
1 (eto)	7/10	2/10	Haws y tro yma ac roedden ni hyd yn oed yn chwerthin ac yn tynnu coes.	Mae ymarfer yn gwneud pethau'n haws. Dwi'n teimlo'n fwy hyderus. Roedd tynnu fy sylw drwy sgwrsio yn helpu, felly fe gofia i hynny.
2	9/10	5/10	Anodd gwneud hyn ar fy mhen fy hun ond defnyddiais fy ymarferion ymlacio ac edrych allan drwy'r ffenest a gweld y wlad er mwyn tynnu fy sylw. Fe gyrhaeddais i Lanaber heb fynd i banig.	Mae'n anoddach ar fy mhen fy hun ac roedd yn rhaid i mi weithio'n galed i ymdopi – ond dwi'n gallu gwneud pethau i'w gwneud hi'n haws (ymlacio a defnyddio technegau tynnu sylw). Dwi'n dysgu 'mod i'n 'gallu gwneud' yn hytrach na 'methu gwneud'.
2 (eto)	8/10	5/10	Roeddwn i'n nerfus eto, felly fe wnes i ymarfer ymlacio wrth aros am y bws mini. Roeddwn i'n teimlo tensiwn ond aeth y daith yn iawn – dim panig. Nawr dwi'n gallu atgoffa fy hun fod pethau'n iawn o'r blaen ac y bydda i'n iawn eto.	Mae'n dal yn eithaf anodd i mi o hyd ond fe wnes i lwyddo. Da iawn fi, yndê? Dwi'n mynd yn fwy hyderus ond dwi'n credu y bydd angen i fi ymarfer y cam hwn ychydig mwy gan ei fod yn dal i fod yn gryn her a dwi eisiau gostwng lefel fy ngorbryder ymhellach cyn i mi symud ymlaen. Gwell diogel nag edifar!

ostwng i ryw 4/10, sy'n lefel y gallaf ei goddef. Yna, fe symudais ymlaen at y cam nesaf (gyda fy ngorbryder yn 8/10) a mynd drwy gyfres debyg o ailadrodd y cam. Fe gyrhaeddais fy nharged yn eithaf cyflym, a dweud y gwir – ond fe ges i ychydig o drafferth pan wnes i geisio dal y pry cop a oedd wedi dianc.

Er 'mod i wedi magu hyder, fe wnaeth ceisio'i ddal fy ysgwyd ac roedd yn rhaid i mi ymarfer hyn sawl gwaith. Ond roedd hi'n werth dyfalbarhau oherwydd, unwaith roeddwn i'n gallu dal pry cop, roeddwn i'n teimlo'n wirioneddol hyderus ac roeddwn i wrth fy modd fod fy mhlant yn gallu fy ngweld yn gwneud hyn. Aeth fy mhartner a fi allan i ddathlu mewn bwyty awyr agored oedd yn cael ei oleuo gan ganhwyllau yn unig – ac roeddwn i'n hollol iawn.

Rheoli ofn o siarad cyhoeddus

Roedd fy ofnau wedi cynyddu dros y blynyddoedd ac roeddwn i wedi cyrraedd pwynt lle roeddwn i'n pryderu y byddai'n niweidio'r rhagolygon ar gyfer fy ngyrfa. Felly roeddwn i wedi fy ysgogi i wneud rhywbeth am y peth. Dwi'n berson hynod drefnus, felly roedd gwneud cynllun graddedig yn apelio ata i. Fe luniais i gynllun lle roeddwn i'n rhestru'r dasg, yn nodi pa mor orbryderus roeddwn i'n ei deimlo yn union cyn ei gwneud ac ar ôl ei gwneud, a byddwn i bob amser yn nodi beth roeddwn i wedi'i ddysgu wrth wneud y dasg. Roedd y cam cyntaf yn ddigon hawdd – fe ddewisais i wneud cyflwyniad anffurfiol gan nad oedd hi'n bosib trefnu cyflwyniad ar raddfa fawr – ond doedd gweddill y camau ddim mor hawdd i'w trefnu, ac er fy mod i'n awyddus i symud ymlaen doeddwn i ddim yn gallu dod o hyd i ddigon o gyfleoedd i gyflwyno i ddwsin o bobl fel y gallwn ymarfer ddigon. Fe soniais am hyn wrth ffrind oedd wedi goresgyn ei ffobia hedfan gyda chymorth therapydd. Dywedodd yntau nad oedd yn gallu mynd i fyny mewn awyren drwy'r amser, felly cafodd ei annog gan ei therapydd i wneud hyn yn ei ddychymyg. Os byddwch chi'n cael delwedd fyw yn eich meddwl, gallwch deimlo'r teimladau gorbryderus a gallwch ymarfer ymdopi yn eich meddwl. A dyma'n union beth wnes i. Lle roedd hynny'n bosib, byddwn yn trefnu cyfleoedd go iawn i siarad, ond byddwn hefyd yn ymarfer yn fy nychymyg ac yn defnyddio fy sgiliau ymlacio a'm hunansiarad i dawelu fy meddwl i'm helpu i gadw rheolaeth yn fy mywyd go iawn ac yn fy nychymyg. Dwi'n credu bod hyn wedi gwneud byd o wahaniaeth ac fe symudais ar hyd fy hierarchaeth o dasgau yn weddol gyflym. Fe ges i un profiad gwael ar gam 4. Roeddwn i yn y swyddfa yn Llundain ac wedi paratoi'n dda ar gyfer fy nghyflwyniad pan ges i'r neges bod tîm o swyddfa dramor y cwmni yn mynd i ymuno â ni ac y byddai'n rhaid i mi newid y cyflwyniad i gymryd hyn i ystyriaeth. Roeddwn i'n fwy nerfus pan ddigwyddodd hyn a dydw i ddim yn credu 'mod i wedi perfformio cystal ag y byddwn i wedi hoffi. Ond fe sylweddolais ei fod yn 'ddigon da', sy'n rhywbeth nad ydw i fel arfer yn ei dderbyn. Roedd cyflwyno rhywbeth nad oedd yn hollol 'berffaith' yn brofiad dysgu da, a sylweddoli ei bod hi'n iawn i wneud hynny. Gwnaeth hyn weddill y tasgau'n haws gan 'mod i wedi gallu ymlacio a pheidio â phryderu am gael popeth yn berffaith. Dwi'n credu mai'r angen yma i fod yn berffaith oedd y tu ôl i 'mhroblem i. Yn ddiweddar fe es i ar awyren i Ddulyn i gynhadledd fach a gofynnwyd i mi gymryd lle cyd-weithiwr oedd yn sâl: dyma fy nghyfle i weld oeddwn i'n gallu mynd 'yr ail filltir'. Roedd gen i'r awr ginio i baratoi – dim digon hir mewn gwirionedd, felly roedd yn golygu 'mod i wedi rhoi cyflwyniad cymharol fyrfyfyr. Fe wnes i gawl o rai o'm llinellau, ond roeddwn i wedi ymlacio ddigon i wneud hwyl am y peth ac roedd fy nghynulleidfa fel petai'n gwerthfawrogi hynny. Y noson honno aeth fy ffrind a fi (y ffrind nad oedd yn ofni hedfan bellach) allan am 'swper goresgyn gorbryder' i gydnabod yr hyn roedden ni wedi'i gyflawni.

Rheoli ofn o ddefnyddio trafnidiaeth gyhoeddus

Flynyddoedd yn ôl fe ges i bwl o banig ar fws a doeddwn i ddim yn gallu gadael y bws. Dwi'n gwybod mai pwl o banig oedd e – dim byd gwirioneddol fygythiol – a dwi'n gwybod ei bod yn debygol 'mod i wedi ei gael am fy mod i dan straen ac yn pryderu am ein sefyllfa ariannol ac am iechyd fy mam ar y pryd. Er 'mod i'n deall hynny, doeddwn i ddim yn gallu defnyddio'r bws ar ôl hynny, ac wrth i'r blynyddoedd fynd heibio byddwn i'n osgoi mynd ar fysys yn llwyr ac fe es i'n llai a llai hyderus. Yna symudodd fy merch i Lanaber a doeddwn i ddim yn gallu ei gweld hi heb fynd mewn tacsi neu fws mini (cyn belled â bod Roger yn gyrru gan 'mod i'n ymddiried ynddo i adael i mi eistedd lle roeddwn i eisiau eistedd a stopio pan fyddwn i'n gofyn iddo). Roedd y tacsi'n ddrud iawn a doedd Roger ddim yn gweithio shifftiau rheolaidd, felly roedd hi'n anodd i mi gynllunio fy ymweliadau ac roeddwn i wedi cyrraedd y pwynt lle roedd ofn arna i hyd yn oed i ddefnyddio'r tacsi neu'r bws mini heb gymryd *beta-blocker*, felly fe benderfynais wynebu fy ofn a dysgu defnyddio'r bws eto. Fe helpodd fy merch fi i wneud hyn mewn camau bach, gan fy nghefnogi lle gallai hi. Fe ddywedon ni wrth Roger beth roedden ni'n ei wneud ac roedd e'n gefnogol dros ben hefyd. Y peth cyntaf y penderfynais ei wneud oedd stopio defnyddio tawelyddion o bryd i'w gilydd – ac roeddwn i'n hapus iawn 'mod i wedi llwyddo i wneud hyn o'r dechrau'n deg. Roeddwn i'n gwybod am ymarfer ymlacio byr y gallwn ei ddefnyddio wrth eistedd ar y bws; mae'n ymarfer cynnil iawn – fyddai neb yn gwybod 'mod i'n rheoli fy nhensiwn a'm hanadlu ac yn meddwl am ddelwedd i 'nhawelu wrth i mi eistedd yno – ond roedd yn effeithiol iawn. Roeddwn i hefyd yn ei ddefnyddio cyn i mi fynd ar y bws gan ei fod yn rhoi cychwyn da i mi. Bob tro y byddwn i'n llwyddo i gymryd cam, byddwn yn holi fy hun: 'Beth wyt ti wedi'i ddysgu heddiw? Dwi wedi dysgu 'mod i'n gallu gwneud hyn, 'mod i'n gryf ac efallai y byddaf yn teimlo tensiwn ond dydw i ddim yn teimlo panig bellach. Da iawn fi!' Dwi wir yn credu bod hyn wedi rhoi hwb i'm hyder. Y cam anoddaf oedd symud o ddefnyddio'r bws mini i ddefnyddio'r bws lleol arferol. Roedd yn rhaid i mi ailadrodd y cam yma sawl gwaith cyn i fy ngorbryder leihau. Roedd gwir angen cefnogaeth arna i a doedd fy merch ddim bob amser ar gael, felly fe ofynnais i ffrind ddod gyda fi yn gyfnewid am de prynhawn yn Llanaber. Roedd hyn yn fonws gwirioneddol gan ein bod yn cael amser hyfryd allan gyda'n gilydd ac roedd hi hefyd yn mwynhau gweld fy wyrion. Ar y cyfan, gweithiodd y cynllun yn dda ac roedd gwobr ar y diwedd bob tro gan fy mod i'n gweld fy wyrion a'm merch. Dim ond rhyw fis gymerodd hi i mi allu defnyddio'r bysys ar fy mhen fy hun a'r unig adegau dwi heb wynebu'r bws yw pan dwi ddim wedi bod yn teimlo'n dda. Er enghraifft, fe es i mewn tacsi ar ôl i mi gael fy mhigiad ffliw gan 'mod i'n teimlo braidd yn sâl. Doeddwn i ddim eisiau bod ynghanol pawb ar y bws, felly fe benderfynais sbwylio fy hun. Dwi'n gwybod y gallwn i fod wedi mynd ar y bws pe bai wirioneddol raid, ond dewisais beidio. Dyna'r gwahaniaeth – erbyn hyn mae gen i ddewis go iawn.

Mae pob un o'r enghreifftiau hyn yn darlunio rhai themâu

cyffredin mewn ymarfer graddedig:

- yr angen i wobrwyo eich hun am eich cyflawniadau
- yr angen i adolygu eich cynnydd ar bob cam (mae'n syniad arbennig o dda i adolygu eich cynnydd gan ddefnyddio cofnod gweladwy a rhoi canmoliaeth a sicrwydd haeddiannol i chi'ch hun)
- yr angen i fod yn hyblyg
- yr angen i ymarfer ac ailadrodd y cam nes eich bod yn teimlo'n ddigon hyderus i symud ymlaen.

Mae'r enghreifftiau hefyd yn ein hatgoffa fod angen i ni fod yn greadigol weithiau – er enghraifft, defnyddio'r dychymyg i'n helpu i ymarfer pan nad oes cyfle i ni ei wneud go iawn, neu alw ar ffrind i helpu. Mae ymarfer yn eich dychymyg yn ddull rhad ac effeithiol o fagu hyder; mae ymchwil yn dangos y gall ymarfer yn eich dychymyg fod yn bwerus dros ben. Ers rhai degawdau mae therapïau corfforol a chwaraeon wedi bod yn defnyddio symudiadau gwell *yn y dychymyg* i gyflawni hynny mewn gwirionedd – gwella'r defnydd o freichiau neu goesau a anafwyd neu welliant mewn perfformiad chwaraeon. Nawr rydyn ni'n gweld y gall ymarfer meddyliol fod yr un mor effeithiol yn gwella ein cyflwr meddyliol. Yn y bennod ar dechnegau tynnu sylw, rydych chi eisoes wedi darllen y gall dychmygu delweddau tawelu fod yn gyfrwng i dawelu, ac mae tystiolaeth hefyd y gall dychmygu delweddau ymdopi roi hwb i'n hyder a gwneud gwahaniaeth i'n perfformiad. Mae'n rhad ac am ddim – gallwch ei wneud yn unrhyw le, bron iawn – ac mae'n werth rhoi cynnig arno, oherwydd os yw'n gweithio i chi mae'n adnodd grymus arall ar gyfer eich pecyn cymorth ymdopi.

Anawsterau wrth ddefnyddio ymarfer graddedig
'Fedra i ddim cario ymlaen: dwi wastad yn methu'

Os ydych chi'n gweld bod tasg yn rhy anodd, peidiwch â rhoi'r gorau iddi na theimlo eich bod wedi methu – wedi bod yn rhy uchelgeisiol ydych chi. Yn hytrach, edrychwch am ffyrdd i wneud y dasg yn haws – rhannu'r dasg yn ddau neu dri cham llai, efallai. Rhaid disgwyl baglu weithiau – mae hynny'n naturiol – a phan fydd hynny'n digwydd, meddyliwch am eich tasg. Wnaethoch chi oramcangyfrif beth y gallech chi ei wneud a gwneud y dasg yn rhy anodd? Wnaethoch chi ymarfer pan oeddech chi'n teimlo'n sâl, wedi blino neu dan straen? Oedd yna bethau eraill ar eich meddwl oedd yn golygu nad oeddech chi'n gallu rhoi digon o ymdrech i'ch ymarfer? Os byddwch yn cadw cofnod o'ch ymarfer, mae'n haws gweld pam rydych chi'n cael anawsterau ar rai dyddiau penodol. Yna byddwch yn deall yn well sut i deilwra ac addasu eich ymarfer er mwyn cael y budd pennaf ohono.

'Dydw i ddim yn cyrraedd unman'

Wrth i chi symud ar hyd eich hierarchaeth o dasgau, mae'n llawer rhy hawdd wfftio neu fethu gwerthfawrogi eich cynnydd. Ydych chi'n eich cael eich hun yn dweud: 'O, gallai unrhyw un wneud hynny', neu 'Dim ond mynd ar daith fer / dim ond defnyddio lifft cyffredin / dim ond edrych ar bry cop ydw i ... dydy hynny ddim yn fawr o beth'? Os ydych chi'n goresgyn eich ofn, yna mae'r rhain yn bethau mawr. Nod ymarfer graddedig yw meithrin eich hyder, ac er mwyn gwneud hyn mae angen i chi gydnabod eich cyflawniadau a chanmol eich hun amdanyn nhw. Os bydd cam yn mynd yn hawdd, rhowch ganmoliaeth i chi eich hun; os nad yw'n mynd yn hawdd, yna ceisiwch ddeall pam a newidiwch eich cynlluniau yn sgil hyn. Byddwch yn garedig wrthych chi'ch hun ac anogwch eich hun. Bydd cadw dyddiadur neu lòg yn creu cofnod o'ch cyflawniadau a gallwch adolygu hwn i'ch atgoffa eich hun o'ch cynnydd.

Yn gryno, canmolwch eich hun am eich cyflawniadau, waeth pa mor fach ydynt. Ceisiwch beidio ag wfftio eich llwyddiannau a cheisiwch beidio â'ch beirniadu eich hun: anogaeth sy'n gweithio orau. Fel hyn, byddwch yn llwyddo i gyflawni eich amcanion ac wynebu eich ofnau yn hyderus.

Hefyd, gwnewch yn siŵr fod eich cynlluniau'n cyd-fynd â'ch ffordd o fyw. Rydych chi'n siŵr o lithro os byddwch chi'n gwneud cynlluniau nad ydych chi'n gallu eu fforddio neu nad ydych chi'n gallu eu dilyn oherwydd cyfyngiadau eich ffordd o fyw. Cofiwch wneud yn siŵr bod eich cynlluniau'n realistig bob amser.

Crynodeb

- Mae'n rhaid i ni wynebu ein hofnau er mwyn eu goresgyn. Mor syml â hynny!

- Mae modd gwneud hyn mewn camau bach, diogel fel ein bod yn adeiladu ar lwyddiant

- Mae cynllunio manwl yn bwysig iawn ac mae angen i hyn gynnwys sut i ymdopi pan fyddwn ni'n baglu

- Mae ymarfer drosodd a throsodd yn hanfodol ar gyfer magu hyder

13

Wynebu eich ofnau II: datrys problemau

Dydw i'n dal ddim yn dda am gadw'n hollol ddigynnwrf mewn sefyllfa anodd, ond o leiaf nawr dwi'n gallu gwneud rhywbeth adeiladol mewn argyfwng. Mae gen i fformat datrys problemau a dwi'n defnyddio hyn i lywio sut dwi'n meddwl ac yn cynllunio. Mae'n tynnu llawer o bwysau oddi arnaf oherwydd dwi bob amser yn gwybod beth yw'r cam nesaf. Mae pobl eraill yn meddwl 'mod i'n ddigynnwrf gan 'mod i bob amser yn gofyn cwestiynau synhwyrol, yn cynnig llawer o ddatrysiadau neu atebion, a dwi'n drefnus iawn wrth eu rhoi ar waith. Dwi'n synnu faint dwi'n gallu'i gyflawni, hyd yn oed pan dwi wedi ypsetio, dim ond drwy ddilyn protocol datrys problemau. Mae gwybod fod hyn gen i wrth gefn hefyd yn fy helpu i gadw fy ngorbryderon dan reolaeth; dydw i ddim yn pryderu cymaint am orfod wynebu her ac wedyn dwi'n meddwl 'mod i'n well am ymdopi.

Ymarfer graddedig yw'r ffordd orau o wynebu eich ofn os oes gennych chi'r amser i drefnu rhaglen ar eich cyfer eich hun. Weithiau dydy hyn ddim yn bosib gan fod yna ddigwyddiad sy'n achosi straen ar y gorwel a does dim amser i chi ddilyn dull cam wrth gam. Mae digwyddiadau fel priodasau, arholiadau neu wyliau'n tueddu i fod wedi eu trefnu ymlaen llaw a gallwn sylweddoli'n sydyn eu bod nhw ar ein gwarthaf. Beth bynnag yw'r sefyllfa, gall cael problem yn eich wynebu yn y fan a'r lle beri dychryn, ac yna, fel rydych chi'n gwybod, mae'n anoddach fyth cynllunio sut i ymdopi. Mae'r dull datrys problemau yn rhoi fframwaith i chi fel y gallwch chi drefnu eich meddyliau a'ch cynlluniau, hyd yn oed pan fyddwch chi dan straen neu'n wynebu her.

Efallai y byddwch yn wynebu digwyddiad cwbl annisgwyl, neu y bydd raid i chi fynd i'r afael â rhywbeth rydych chi wedi'i wynebu yn y gorffennol (ond y tro yma does dim llawer o amser i chi baratoi ar ei gyfer). Gall y dull datrys problemau strwythuro a ffocysu eich meddwl fel eich bod yn gallu dod o hyd i atebion i'ch problem yn hytrach na mynd i banig. Bydd yn eich helpu i ddefnyddio eich creadigrwydd a bydd hyn yn rhoi mwy o syniadau i chi, a gyda hynny, mwy o obaith.

Mae chwe cham i ddatrys problemau:

1. Diffinio eich problem(au)
2. Gwyntyllu rhai atebion
3. Edrych ar eich adnoddau
4. Gwerthuso manteision ac anfanteision pob ateb a'u rhoi mewn trefn
5. Dewis ateb a chynllunio i'w roi ar waith
6. Adolygu'r canlyniad.

Cam 1: Diffinio eich problem(au)

Mae'n bwysig iawn bod yn benodol am y dasg sydd o'ch blaen; mae hi hefyd yn bwysig peidio â drysu rhwng nifer o dasgau. Weithiau un her unigol fydd y broblem sy'n eich wynebu, ond weithiau bydd yn cynnwys nifer o bethau anodd. Felly, treuliwch amser yn ystyried y sefyllfa ac yn pwyso a mesur y gwahanol agweddau, os oes angen. Os byddwch chi'n nodi nifer o elfennau gwahanol i'ch problem, gwnewch gynllun ar gyfer pob un ohonynt. Er enghraifft, gallai priodas ar y gorwel sbarduno'r meddyliau canlynol yn Aesha:

Mae'n rhaid i mi fynd i briodas Rebecca'r wythnos nesaf a sefyll wrth ei hymyl fel ei ffrind gorau yn yr eglwys ac yn y wledd – heb gael panig!

Ar y dechrau, fe allai hyn ymddangos fel un broblem, ond mewn gwirionedd mae'n adlewyrchu nifer o heriau, ac mae angen disgrifio pob un ohonyn nhw'n fanwl:

1. 'Mae'n rhaid i mi ddelio gyda fy nghlawstroffobia yn yr eglwys. Mae hynny'n golygu gallu sefyll am awr o leiaf, mewn lle cyfyng, yn eithaf pell o'r drws a heb gefnogaeth fy mhartner.'

2. 'Mae'n rhaid i mi ymdopi â bod yn ganolbwynt sylw am o leiaf bedair neu bum awr – yn yr eglwys ac yn y wledd wedyn – heb fynd yn rhy hunanymwybodol na chael panig.'

3. 'Mae disgwyl i mi fynd i wledd briodas lle bydd yna tua hanner cant o westeion. Mi fydda i heb fy mhartner mewn lle cyfyng (y *marquee*) am dair neu bedair awr a bydd angen i mi aros yn ddigon digynnwrf i gymysgu â phobl.'

Fe sylwch fod tair her Aesha wedi eu disgrifio'n fanwl: beth sydd angen iddi ei wneud, ymhle, gyda phwy, am ba mor hir. Bydd hyn yn gymorth mawr iddi wrth gynllunio gan ei bod yn gwybod yn union beth mae'n rhaid iddi ddelio ag ef – mae bod yn annelwig yn ei gwneud hi'n anoddach dod o hyd i atebion cadarn.

Os gwelwch chi fod eich problem yn cynnwys sawl her, ceisiwch ddatrys y broblem drwy ddelio ag un dasg ar y tro. Dydych chi'n arbed dim i neb drwy geisio mynd i'r afael â mwy nag un anhawster ar yr un pryd oherwydd gall hynny ddrysu pethau. Ar ôl i chi gwblhau'r cam cyntaf yn y broses ddatrys problemau, bydd gennych chi naill ai un cynllun datrys problemau neu ddau neu dri o gynlluniau a fydd, gyda'i gilydd, yn mynd i'r afael â phob agwedd ar eich anhawster. Os oes gennych chi fwy nag un her, gallwch ddewis yn union beth rydych chi am ganolbwyntio arno gyntaf. Weithiau bydd pobl yn ymgymryd â'r dasg hawsaf gyntaf am ei bod yn teimlo'n haws i'w gwneud ac yn rhoi dechrau da iddyn nhw; weithiau bydd pobl yn ymgymryd â'r dasg anoddaf gyntaf gan y byddan nhw'n teimlo'n fwy hyderus os byddan nhw'n llwyddo i gael gwared ar y dasg honno. Chi biau'r dewis – y peth pwysig yw gwneud un ar y tro. Felly, dewiswch eich tasg a'i disgrifio'n benodol iawn. Mae Enghraifft 1 isod yn adlewyrchu'r drydedd agwedd ar broblem Aesha. Fe ddewisodd hi ddelio â hon gyntaf gan fod ganddi eisoes brofiad o ymdopi mewn gwledd briodas, felly meddyliodd mai dyma fyddai'r her hawsaf iddi fynd i'r afael â hi. Yn Enghraifft 2, byddwch yn cwrdd ag Alun, sy'n gorfod delio â mater sy'n ei wynebu yn y gwaith. Roedd wedi bod yn anwybyddu'r peth a bellach dim ond dau ddiwrnod sydd ganddo ar ôl i fynd i'r afael â'r peth.

Enghraifft 1: Aesha – 'Mae'n rhaid i mi fynd i wledd briodas Rebecca ar fy mhen fy hun ddydd Sadwrn nesaf. Mi fydda i'n eistedd gyda Rebecca ar gyfer y cinio ac yna'n cymysgu â rhyw hanner cant o westeion am dair neu bedair awr.'

Enghraifft 2: Alun – 'Mae'n rhaid i mi weld fy rheolwr a chyflwyno fy nadl dros gael codiad cyflog o fewn dau ddiwrnod neu golli'r cyfle i gael cynnydd yn fy nghyflog.'

Cam 2: Gwyntyllu rhai atebion

Dyma gyfle i fod mor greadigol â phosib, er mwyn dod o hyd i gynifer o ffyrdd i ddelio â'r broblem ag y gallwch chi. Er mwyn cael y budd pennaf o Gam 2, mae angen i chi adael i'ch dychymyg redeg yn rhydd a pheidio â beirniadu eich syniadau. Ar y cam hwn, rydych chi'n anelu at feddwl am amrywiaeth eang o gamau gweithredu posib a byddwch yn arafu'r broses os byddwch yn oedi i ystyried eich ymatebion. Gorau po fwyaf o atebion y byddwch yn eu cynhyrchu; gallwch eu pwyso a'u mesur yn ddiweddarach.

Nodwch eich holl syniadau, waeth pa mor ddibwys neu eithafol y maen nhw'n ymddangos: efallai mai rhai o'ch atebion 'dibwys' neu 'eithafol' fydd y rhai mwyaf defnyddiol yn y pen draw. Mae'n aml yn ddefnyddiol eich gosod eich hun yn sefyllfa rhywun arall ac ystyried sut byddai ffrind neu'ch partner neu'ch rheolwr yn ymateb pe bydden nhw'n gorfod cynnig syniadau. Os yw hynny'n bosib, gallech ofyn am gymorth gan rywun arall: mae dau ben yn aml yn well nag un.

Yn yr enghraifft isod, fe wnaeth Aesha wyntyllu'r atebion ar ei phen ei hun, ac fe welwch ei bod wedi nodi atebion wrth iddyn nhw ddod i'w phen – wnaeth hi ddim aros i'w pwyso a'u mesur – felly, efallai y bydd rhai'n ymddangos braidd yn od neu'n eithafol. Mantais peidio ag oedi yw na wnaeth hi dorri ar draws llif meddyliau oedd yn gynhyrchiol iawn. Byddwch yn gweld mai ei syniad cyntaf oedd osgoi'r sefyllfa (mae hwn yn fan cychwyn cyffredin), ond wrth iddi barhau i ystyried, daeth ei hatebion yn fwy adeiladol. Pe bai hi wedi oedi ac adolygu ei syniadau cyntaf, byddai wedi colli llif ei phroses o wyntyllu syniadau ac efallai na fyddai wedi gallu cynnig yr atebion rhagorol a ddaeth yn ddiweddarach.

Datrys problemau ar waith: Aesha

Problem: 'Mae'n rhaid i mi fynd i wledd briodas Rebecca ar fy mhen fy hun ddydd Sadwrn nesaf. Mi fydda i'n eistedd gyda Rebecca ar gyfer y cinio ac yna'n cymysgu â rhyw hanner cant o westeion am dair neu bedair awr.'

Doedd eistedd gyda Rebecca yn y wledd ddim yn achosi llawer o broblem i Aesha gan ei bod yn gwybod y byddai'r sgwrsio'n tynnu ei sylw oddi ar y peth. Felly, canolbwyntiodd ei meddyliau ar yr her o gymysgu â'r gwesteion ar ôl y wledd.

Atebion

- Aros yn y gwely – cuddio dan y dwfe a dweud fy mod i'n sâl er mwyn gallu osgoi'r holl beth
- Osgoi'r holl beth ac ymddiheuro, gan esbonio fy mhroblem
- Cymryd *beta-blocker* i 'nhawelu i cyn y wledd
- Anfon fy merch yn fy lle
- Yfed digon yn y wledd er mwyn i mi gael 'dewrder potel gwrw'
- Cofio sut gwnes i ymdopi y tro diwethaf i mi fynd i ddigwyddiad cyhoeddus a defnyddio'r strategaethau hynny eto
- Cynllunio ffyrdd o ddianc y gallwn i eu defnyddio os ydw i'n meddwl 'mod i'n mynd i banig

- Ymarfer 'mân siarad' gyda fy mhartner fel fy mod i'n teimlo fod gen i rywbeth i'w ddweud wrth y gwesteion
- Gofyn i Rebecca a ga i ddod â'm merch gyda fi i'm cefnogi
- Eistedd a siarad am fy holl ofnau gyda ffrind neu gyda 'mhartner gan fod hyn yn rhoi pethau mewn persbectif
- Treulio'r bore cyn y briodas yn ymlacio cymaint â phosib
- Cymryd sawl hoe – gallaf adael y *marquee* o bryd i'w gilydd i ymlonyddu ac yna mynd yn ôl i mewn
- Gwrando ar gerddoriaeth ymlaciol pan fydda i'n cymryd hoe – mae gen i nifer o draciau da ar fy ffôn.

Datrys problemau ar waith: Alun

Problem: 'Mae'n rhaid i mi weld fy rheolwr a chyflwyno fy nadl dros gael codiad cyflog o fewn dau ddiwrnod neu golli'r cyfle i gael cynnydd yn fy nghyflog.'

Atebion

- Ymddiswyddo i osgoi gwrthdaro neu'r embaras o beidio â chyflwyno dadl ddigon da
- Dweud 'mod i'n sâl er mwyn ennill amser i mi fy hun
- Gofyn i gyd-weithiwr sut gallwn i eirio fy nghais
- Gofyn i fy ffrind Ali ymarfer beth allwn i ei ddweud – a chwarae rôl gyda fi
- Mynd i'r dafarn ac ymlacio cyn y cyfarfod
- Gwneud rhywbeth i ymlacio cymaint â phosib – dwi'n eithaf da am wneud myfyrdodau ioga a dwi'n gallu tynnu sylw oddi ar y peth drwy ddarllen llyfr da (dwi'n cario un gyda mi bob amser)
- Gofyn am estyniad amser er mwyn i mi allu paratoi fy hun yn well

- Gofyn a gaf i gyflwyno fy nadl drwy e-bost
- Cadw fy mhen i lawr a cholli'r cyfle i gael codiad cyflog eleni
- Atgoffa fy hun nad yw hi'n ddiwedd y byd os nad ydw i'n cael codiad cyflog, ond o leiaf gallaf ganmol fy hun am roi cynnig arni.

Cam 3: Edrych ar eich adnoddau

Rydych chi'n mynd i edrych yn feirniadol ar eich syniadau yng Ngham 4, ond i ddechrau mae angen i chi ystyried y gefnogaeth a'r adnoddau sydd gennych i'ch helpu. Efallai y bydd yr adnoddau hyn o'ch cwmpas chi (teulu a ffrindiau a llif arian, er enghraifft) neu o'ch mewn (sgiliau cymdeithasol da, cof da, er enghraifft). Pan wnaeth Aesha'r rhan yma o'r ymarferiad, fe sylweddolodd fod ganddi bartner cefnogol iawn fyddai'n gwneud popeth o fewn ei allu i'w helpu cyn y diwrnod mawr, er na fyddai yno ar gyfer y briodas; roedd ganddi ferch oedd bob amser yn gadarnhaol ac yn gefnogol ac yn gallu tynnu ei sylw mewn ffordd ddefnyddiol iawn; roedd Rebecca ei hun yn ffrind da a sensitif fyddai'n deall ymdrechion Aesha; roedd Aesha wedi dysgu rhai sgiliau rheoli straen y gallai eu defnyddio – defnyddio cerddoriaeth ymlaciol i dynnu ei sylw, er enghraifft.

Pan wnaeth Alun arolwg tebyg, sylweddolodd fod ganddo ffrind da iawn yn Ali, ac yn y gwaith roedd ei gyd-weithiwr Joanne yn hynod garedig a dibynadwy. Roedd hefyd yn gwybod fod ganddo deulu cariadus fyddai'n dangos dealltwriaeth beth bynnag y byddai'n ei wneud, a chododd hyn beth o'r pwysau oddi arno. Roedd yn gwybod y byddai eu sefyllfa ariannol yn ddigonol hyd yn oed heb godiad cyflog. Yn olaf fe sylweddolodd ei fod ar bapur yn feddyliwr clir a chroyw, yn fwy felly na llawer o'i gyd-weithwyr.

Cam 4: Gwerthuso manteision ac anfanteision pob ateb a'u rhoi mewn trefn

Mae Cam 2 yn rhoi rhestr o atebion posib i chi, a nawr gallwch graffu arnyn nhw a phenderfynu pa rai i'w cadw a pha rai i'w gwrthod. Mae angen i chi wneud hyn yng ngoleuni'r hyn y gwnaethoch chi ei ddysgu yng Ngham 3. Felly, cymerwch gam yn ôl ac ystyried manteision ac anfanteision pob un ohonyn nhw: bydd hyn yn eich helpu i benderfynu pa atebion sy'n dda i ddim, pa rai sy'n arbennig o dda a pha rai sydd rywle yn y canol. Wrth i Alun ystyried manteision ac anfanteision: *Ymddiswyddo i osgoi gwrthdaro neu'r embaras o beidio â chyflwyno dadl ddigon da*, fe benderfynodd nad oedd unrhyw fanteision i hyn ac y byddai'r anfanteision yn enfawr; felly roedd hi'n hawdd ei ddileu. Fodd bynnag, wrth iddo ystyried: *Gofyn a gaf i gyflwyno fy nadl drwy e-bost*, doedd hynny ddim mor syml: y manteision oedd y byddai wedi ymlacio mwy ac yn gallu gwneud ei bwyntiau'n gliriach ac yn gryfach mewn e-bost; yr anfanteision fyddai ei fod yn meddwl y byddai'n ymddangos yn od ac yn swil pe byddai'n cyflwyno'i gais fel hyn. Felly penderfynodd gadw'r syniad hwn, ond fel 'ateb pan fydd popeth arall wedi methu'. Wrth iddo adolygu'r atebion posib: *Gofyn i gyd-weithiwr sut gallwn i eirio fy nghais*, a *gofyn i fy ffrind Ali ymarfer beth allwn i ei ddweud*, roedd hi'n amlwg iddo fod y ddau yma'n syniadau da heb unrhyw anfanteision ac felly bydden nhw'n aros ar frig ei restr neu tua'r brig. Ar ben hyn, sylweddolai bellach mai Joanne fyddai'r cyd-weithiwr delfrydol i ymgynghori â hi.

Ar ôl i chi wneud yr ymarferiad hwn eich hun, bydd rhestr o syniadau defnyddiol ar ôl y gallwch eu gosod yn nhrefn pa mor ddefnyddiol ydyn nhw. Rhowch yr un mwyaf defnyddiol a hawdd ei wneud ar frig eich rhestr a gweithio i lawr o'r fan honno. Erbyn hyn, efallai y byddwch yn gweld fod rhai o'r syniadau yn ategu ei gilydd ac y byddan nhw'n gweithio'n dda gyda'i gilydd. Er enghraifft, sylweddolodd Alun y gallai ofyn cyngor Joanne i ddechrau ynghylch geirio ei gais ac yna symud ymlaen i chwarae rôl gydag Ali er mwyn paratoi ar gyfer y cyfarfod.

Datrys problemau ar waith: Aesha

Problem: 'Mae'n rhaid i mi fynd i wledd briodas Rebecca, ar fy mhen fy hun, ddydd Sadwrn nesaf a chymysgu â rhyw hanner cant o westeion am dair neu bedair awr.'

Pan edrychodd Aesha dros ei syniadau fe gafodd wared ar dri ohonyn nhw'n gyflym gan nad oedden nhw'n cynnwys unrhyw fanteision iddi hi:

Gwrthod yr atebion hyn:

- aros yn y gwely – cuddio dan y dwfe a dweud fy mod i'n sâl er mwyn gallu osgoi'r holl beth
- osgoi'r holl beth drwy anfon fy ymddiheuriadau, gan esbonio fy mhroblem
- anfon fy merch yn fy lle.

Yna fe ystyriodd hi weddill y syniadau a llunio rhestr. Ei hateb cyntaf oedd treulio amser yn atgoffa'i hun sut gwnaeth hi ymdopi'r tro diwethaf; meddyliodd y gallai dawelu a chysuro'i hun dim ond drwy wneud hyn. Fel arall, roedd yna bethau eraill y gallai hi roi cynnig arnyn nhw: trafod y sefyllfa â rhywun, ymarfer sgwrsio cymdeithasol, ac ati. Gallwch weld ei rhestr isod a gallwch weld beth benderfynodd hi oedd yr 'atebion pan fydd popeth arall wedi methu'; fe roddodd y rhain yn nhrefn pa mor ddefnyddiol oedden nhw hefyd. Roedd hi wir yn gobeithio na fyddai raid iddi gyrraedd y pwynt lle byddai'n cymryd *beta-blocker*, felly rhoddodd hyn ar waelod y rhestr – ond fe'i cadwodd yno gan ei fod yn opsiwn pan fyddai popeth arall wedi methu.

Fy rhestr o atebion:

- cofio sut gwnes i ymdopi'r tro diwethaf i mi fynd i ddigwyddiad cyhoeddus a defnyddio'r strategaethau hynny eto
- eistedd a siarad am fy holl ofnau gyda ffrind neu gyda 'mhartner gan fod hyn yn rhoi pethau mewn persbectif
- ymarfer 'mân siarad' gyda fy mhartner er mwyn i mi deimlo fod gen i rywbeth i'w ddweud wrth y gwesteion
- treulio'r bore cyn y briodas yn ymlacio cymaint â phosib
- cymryd sawl hoe – gallaf adael y *marquee* o bryd i'w gilydd i ymlonyddu ac yna fynd yn ôl i mewn
- gwrando ar gerddoriaeth ymlaciol pan fydda i'n cymryd hoe – mae gen i nifer o draciau da ar fy ffôn fydd yn fy helpu i ymdawelu.

Cadw fel 'atebion pan fydd popeth arall wedi methu':

- cynllunio ffyrdd o ddianc y gallwn i eu defnyddio os ydw i'n meddwl 'mod i'n mynd i banig
- yfed digon yn y wledd er mwyn i mi gael 'dewrder potel gwrw' (newid hyn i ddiod neu ddau)
- gofyn i Rebecca a ga i ddod â'm merch gyda fi yn gefnogaeth
- cymryd *beta-blocker* i 'nhawelu i cyn y wledd.

Datrys problemau ar waith: Alun
Problem: Mae'n rhaid i mi weld fy rheolwr a chyflwyno fy nadl

dros gael codiad cyflog o fewn dau ddiwrnod neu golli'r cyfle i gael cynnydd yn fy nghyflog.

Edrychodd Alun dros ei restr atebion gan wrthod nifer o syniadau. Fe gafodd wared ar y rhai canlynol yn gyflym gan ei fod yn meddwl mai dim ond gwneud pethau'n waeth iddo fydden nhw yn y tymor hir:

Gwrthod yr atebion hyn:

- ymddiswyddo i osgoi gwrthdaro neu'r embaras o beidio â chyflwyno dadl ddigon da
- dweud 'mod i'n sâl er mwyn ennill peth amser i mi fy hun
- cadw fy mhen i lawr a cholli'r cyfle i gael codiad cyflog eleni.

Yna aeth drwy'r atebion oedd ar ôl a llunio'i restr derfynol gyda chyfres o 'atebion pan fydd popeth arall wedi methu'. Ei ddewis cyntaf oedd trafod ei gais gyda Joanne ac yna ymarfer gwneud y cais gydag Ali. Pe na bai hyn yn ei dawelu a'i gysuro ddigon, gallai ddefnyddio ymlacio a thechnegau tynnu sylw a hunansiarad i'w helpu. Pe byddai popeth arall yn methu, roedd ganddo'i restr o opsiynau 'pan fydd popeth arall wedi methu'.

Fy rhestr o atebion:

- gofyn i Joanne sut gallwn i eirio fy nghais
- gofyn i fy ffrind Ali ymarfer beth allwn i ei ddweud – a chwarae rôl gyda fi
- Gwneud rhywbeth i ymlacio cymaint â phosib: dwi'n eithaf da am wneud myfyrdodau ioga a dwi'n gallu tynnu sylw oddi ar rywbeth drwy ddarllen llyfr da (dwi'n cario un bob amser)

- atgoffa fy hun nad yw hi'n ddiwedd y byd os nad ydw i'n cael codiad cyflog, ond o leiaf gallaf ganmol fy hun am drio.

Cadw fel 'atebion pan fydd popeth arall wedi methu':

- gofyn am estyniad fel fy mod yn gallu paratoi fy hun yn well
- mynd i'r dafarn ac ymlacio cyn y cyfarfod (ond peidio ag yfed mwy nag un uned o alcohol)
- gofyn a gaf i gyflwyno fy nadl drwy e-bost.

Cam 5: Dewis ateb a chynllunio i'w roi ar waith

Unwaith y byddwch wedi llunio eich rhestr, ewch at eich dewis cyntaf a chynlluniwch sut i'w roi ar waith. Byddwch yn benodol ac ymarferol iawn: cofiwch fod bod yn annelwig fel arfer yn ei gwneud hi'n anoddach i ddilyn cynllun. Gwnewch yn siŵr eich bod yn ateb y cwestiynau canlynol:

- beth fydda i'n ei wneud?
- sut bydda i'n gwneud hynny?
- pryd fydda i'n gwneud hyn?
- pwy sy'n cymryd rhan?
- ble fydd hyn yn digwydd?
- beth yw fy nghynllun wrth gefn?

Cynllun wrth gefn yw cynllun y gallwch ei roi ar waith os yw eich tasg yn anoddach na'r disgwyl, neu os bydd rhywbeth annisgwyl yn digwydd ac yn eich rhwystro rhag dilyn eich cynllun gwreiddiol. Er enghraifft, gallai Aesha gario rhif ffôn ffrind y gallai ei ffonio pe byddai angen gair o anogaeth arni hi.

Datrys problemau ar waith: Aesha

Tasg: Cofio sut gwnes i ymdopi'r tro diwethaf i mi fynd i ddigwyddiad cyhoeddus a defnyddio'r strategaethau hynny eto.

Gweithred: Y prynhawn yma, fe wna i eistedd yn fy ystafell wely (sy'n dawel a chysurus) lle na fydd dim na neb yn tarfu arna i. Byddaf yn ceisio cofio manylion y wledd briodas ddiwethaf i mi fynd iddi ac fe wna i ysgrifennu popeth a wnes i fel fy mod wedi gallu aros yno. Bydd hyn yn f'atgoffa i 'mod i'n gallu ymdopi. Fe gadwaf fy rhestr yma gyda fi i 'nghysuro. Os bydda i'n cael trafferth meddwl am syniadau, fe wna i ffonio fy mhartner; er ei fod yn gweithio oddi cartref ar hyn o bryd, dwi'n gwybod y bydd yn treulio amser yn siarad ar y ffôn gyda fi. Os na fedra i feddwl am syniadau na chael gafael ar fy mhartner, fe gysylltaf ag un o'm ffrindiau da. Os na fydd yr ateb hwn yn gweithio i mi, dydy hi ddim yn ddiwedd y byd gan y bydda i'n mynd ymlaen i ateb 2, sy'n golygu y bydda i'n dechrau drwy siarad drwy'r broblem gyfan gyda ffrind a fydd yn fy helpu i roi pethau mewn persbectif.

Datrys problemau ar waith: Alun

Tasg: Gofyn i Joanne sut gallwn i eirio fy nghais.

Gweithred: Dwi'n mynd i anfon neges destun at Joanne nawr yn esbonio fy sefyllfa ac yn gofyn ydy hi ar gael i siarad gyda fi. Fe hoffwn i wneud hyn cyn gynted â phosib. Fe wna i beth bynnag sy'n ei siwtio hi: mynd draw i'w lle hi neu ei chyfarfod yma yn y stydi. Fe wnaf i nodiadau a cheisio mynd drwy sawl opsiwn er mwyn i ni allu dewis yr un gorau. Dwi'n gwybod 'mod i'n dda gyda geiriau os nad ydw i dan bwysau, felly dwi'n meddwl y byddwn ni'n gallu meddwl am rai syniadau da. Os nad yw

Joanne ar gael, gallwn i drio Jude neu Chris, neu hyd yn oed Joe. Os bydda i, am ryw reswm, yn methu ysgrifennu sgript fach gyda chyd-weithiwr, fe wna i ysgrifennu un fy hun a mynd at opsiwn 2, sef chwarae rôl gydag Ali.

Efallai y bydd yr holl gynllunio yma eisoes wedi lliniaru peth ar orbryder Aesha ac Alun; gall bod â chynllun clir a strategaeth wrth gefn yn aml roi'r cysur sydd ei angen arnom i fagu hyder. Yn amlwg, mae'n rhaid i ni roi ein cynlluniau ar waith a gall hyn fod yn straen; felly, lle mae'n bosib, mae'n syniad da ymarfer delio â'r dasg. Gallwch wneud hyn naill ai yn eich dychymyg (mynd drwy'r dasg yn eich meddwl nes eich bod yn teimlo wedi ymlacio mwy amdani) neu, yn well fyth, gyda rhywun a allai chwarae rôl gyda chi. Syniad da arall yw sganio eich atebion i gyd i weld a allwch chi eu cyfuno er mwyn bod yn fwy effeithiol. Er enghraifft, efallai y gwelwch fod 'Gofyn i fy ffrind ymarfer beth allwn i ei ddweud gyda mi' yn cysylltu'n dda gyda 'Paratoi fy hun drwy ymlacio cyn i mi weld fy rheolwr'.

Unwaith y byddwch wedi gwneud cymaint ag y gallwch i baratoi, y cam nesaf yw rhoi hyn ar waith: ei wneud!

Gweithredu

Dyma eich cyfle i roi eich ateb ar waith, gan wneud yn siŵr fod eich cynlluniau wrth gefn yn eu lle a'ch bod wedi paratoi'n iawn yn gorfforol ac yn feddyliol. Rydych chi wedi cynllunio'n dda, felly gallai pethau fynd yn iawn, ond mae bywyd go iawn yn golygu bod rhwystrau neu broblemau na chawsant eu rhag-weld yn gallu codi weithiau. Felly, byddwch yn agored i ganlyniadau gwahanol. Rydyn ni'n aml yn dysgu llawer o'r rhwystrau ddaw ar ein traws, felly dydyn nhw ddim yn ddiwedd y byd – o bell ffordd. P'un a ydych chi'n ystyried eich gweithred fel un lwyddiannus ai peidio, mae angen i chi ei hadolygu wedyn a gweld beth allwch chi ei ddysgu.

Cam 6: Adolygu'r canlyniad

Os yw eich ateb yn gweithio ac yn ddigonol, cofiwch longyfarch eich hun, a chofiwch am y profiad llwyddiannus hwn at y dyfodol. Cofiwch ddadansoddi popeth yn drylwyr a holi eich hun pam roedd yn llwyddiannus: beth wnaethoch chi ei ddysgu am eich cryfderau a'ch anghenion? Drwy wneud hyn gallwch 'deilwra' eich strategaethau ymdopi fel eu bod yn adlewyrchu eich anghenion a'ch bod yn manteisio ar eich cryfderau.

Os nad yw eich ateb yn datrys eich problem, ceisiwch ddeall pam: efallai eich bod yn rhy uchelgeisiol, efallai nad oeddech chi'n teimlo'n gryf y diwrnod hwnnw, efallai eich bod wedi camddehongli ymateb rhywun arall i chi. Beth bynnag fydd eich casgliad, cofiwch *na wnaethoch chi fethu*. Efallai eich bod wedi cael eich baglu neu wedi gorfod wynebu rhwystrau, ond mae hyn yn wahanol iawn i 'fethiant'. Gallwn ddysgu a thyfu o'r hyn sy'n ein baglu. Rhaid disgwyl rhai siomedigaethau, ond canmolwch eich hun am eich bod wedi rhoi cynnig arni. Dysgwch gymaint ag y gallwch o'r profiad ac ewch yn ôl at eich rhestr o atebion a dewis yr un nesaf.

Gallwch fynd yn ôl at eich rhestr o atebion mor aml ag y bydd angen. Mwya'n y byd o atebion y gallwch eu cynhyrchu, mwya'n y byd o opsiynau fydd gennych chi i fynd yn ôl atyn nhw.

Anawsterau wrth ddefnyddio datrys problemau

'Wnaeth fy ateb i ddim gweithio a doeddwn i ddim yn gwybod beth i'w wneud!'

Cofiwch pa mor bwysig yw hi i baratoi'n drylwyr. Mae gwyntyllu atebion yn drylwyr yn hanfodol ar gyfer datrys problemau; heb hyn, byddwch yn brin o atebion a chynlluniau wrth gefn. Pan fyddwch chi'n gwneud cynlluniau penodol ar gyfer gweithredu, gofynnwch bob amser i chi'ch hun beth allai fynd o'i le a pharatowch ateb wrth gefn, gan wneud yn siŵr fod gennych gynlluniau wrth gefn. Os gwnewch chi hyn, bydd gennych chi gynllun wrth gefn os na fydd eich dewis cyntaf yn gweithio. Mae hyn yn gymorth nid yn unig am fod gennych chi rywbeth y gallwch droi ato petai rhaid, ond meddyliwch gymaint mwy hyderus a thawel eich meddwl y byddwch chi o wybod fod gennych chi opsiynau.

'Fedra i wir ddim cynnwys atebion mor ddi-fudd ag osgoi a defnyddio cyffuriau'

Pam lai? Dydy osgoi a chymryd meddyginiaeth ddim yn ddelfrydol ac yn bendant nid yw'n ateb tymor hir, ond os oes raid i chi wynebu ofn a'r amser heb fod yn iawn i chi fynd i'r afael â'r broblem yn uniongyrchol, yna gall hyn fod yn gyfaddawd derbyniol. Mae angen i chi ystyried opsiynau eraill gyntaf, ond os ydych chi wedi rhoi cynnig ar ffyrdd eraill o ymdopi cyn defnyddio eich ateb 'di-fudd', derbyniwch eich bod wedi gwneud eich gorau. Weithiau mae'n rhaid i bob un ohonom ddelio ag anawsterau mewn ffyrdd nad ydyn nhw'n ein plesio ni'n llwyr. Gydag amser ac wrth ymarfer delio â sefyllfaoedd problemus, byddwch yn dod yn well am ddefnyddio strategaethau rydych chi'n hapusach â nhw.

Gair i gloi: mae datrys problemau yn dechneg ddefnyddiol pan fyddwch yn eich cael eich hun mewn sefyllfa sy'n galw am weithredu ar fyrder. Fodd bynnag, mae hi bob amser yn well cynllunio ymhell ymlaen llaw os gallwch chi; felly ceisiwch beidio ag osgoi meddwl am dasg anodd tan y funud olaf.

Crynodeb

- Weithiau does dim llawer o amser i baratoi ar gyfer wynebu ofn

- Bryd hynny gallwn ddefnyddio camau datrys problemau i gynhyrchu syniadau

- Mae hyn yn golygu: diffinio'r broblem/problemau a gwyntyllu atebion yng nghyd-destun adnoddau personol ac adolygu'r canlyniad yn drylwyr

- Mae'n rhoi fframwaith i ni i strwythuro ein cynllunio ac mae hyn yn mynd â pheth o'r straen o'r sefyllfa

14

Bod yn bendant

Roedd y peth yn dipyn o jôc i'r lleill – roeddwn i naill ai fel llygoden neu fel tarw gwyllt. Doeddwn i ddim fel petawn i'n gallu cael y cydbwysedd yn iawn mewn gwrthdaro. Doeddwn i byth yn cyflawni'r hyn roeddwn i wir ei eisiau – roedd y peth mor rhwystredig. Fe helpodd hyfforddiant pendantrwydd fi i ddod o hyd i safbwynt oedd ddim fel llygoden nac fel tarw, a mwya'n byd y byddwn yn ymarfer bod yn bendant, hawsa'n byd ddaeth pethau. Fe ffeindiais fy mod i hyd yn oed yn gallu gwneud hyn pan fyddwn i wedi ypsetio: gallwn fod yn bwyllog ac yn deg hyd yn oed yng ngwres yr eiliad. Roeddwn i'n mwynhau fy ngwaith yn well ac roedd y gweithwyr o 'nghwmpas i'n gallu ymlacio gan eu bod yn ymddiried ynof i fod yn rhesymol.

Mae pendantrwydd yn sgìl arall all eich helpu i reoli pryder, ofnau a gorbryderon. Mae'n disgrifio ffordd o gyfleu eich anghenion, eich teimladau neu'ch hawliau i eraill ond gan barhau i ddangos parch tuag atynt. Felly, mae'n arbennig o ddefnyddiol wrth ddelio â straen sy'n codi pan fydd yn rhaid i ni ddelio â rhywbeth anodd sy'n ymwneud â pherson arall – dweud 'Na' er enghraifft, neu fynd â nwyddau yn ôl i siop, neu gadw eich tymer dan reolaeth pan fydd rhywun yn eich croesi.

Mae pendantrwydd yn ymwneud â chydbwysedd: cydbwyso

eich anghenion a'ch hawliau ag anghenion a hawliau pobl eraill. Yn wahanol i rai syniadau, nid mater ydyw o gael beth rydych chi ei eisiau waeth beth fo'r gost – bwlio yw hynny a byddai hynny'n amharchu pobl eraill. Ond gallai ildio i alwadau pobl eraill fod yn amharchus i'ch anghenion a'ch hawliau *chi*. Efallai y byddwch yn teimlo'i bod yn werth gwneud hynny – ei bod hi'n haws osgoi gwrthdaro drwy ildio i eraill – a gallech chi fod yn iawn. Ond dylech feddwl am y canlyniadau tymor hir hefyd. Os nad yw ildio yn anfantais wirioneddol i chi, digon teg. Ond os yw'n golygu y byddwch yn cael eich tanseilio fwy a mwy, neu os byddwch chi'n teimlo eich bod yn cael eich tanbrisio, neu os yw'n mynd yn anoddach ac yn anoddach – er enghraifft, i reoli eich plant neu sicrhau bod eich anghenion yn cael eu diwallu – yna mae'n debyg bod angen i chi ystyried bod yn fwy pendant.

Er bod rhai pobl ffodus yn ei chael hi'n hawdd bod yn bendant, mae llawer iawn yn ei chael hi'n anodd. Felly, unwaith eto dydych chi ddim ar eich pen eich hun os yw bod yn bendant, yn anodd i chi. Mae'r rhesymau dros gael trafferth â hyn yn amrywio o beidio â gwybod rheolau sylfaenol bod yn bendant, neu beidio â bod yn hyderus am eich hawliau, i fod â hunan-barch isel a pheidio â theimlo'n deilwng neu gael anawsterau yn rheoli dicter. Yn ffodus, mae'n hawdd datrys y broblem o beidio â gwybod prif bwyntiau bod yn bendant: fe awn ni dros y rhain yn gyflym yn y bennod hon. Byddwn hefyd yn edrych yn fanwl ar eich hawliau a sut gallwch eu mynegi nhw'n effeithiol. Fodd bynnag, os ydych chi'n teimlo eich bod yn cael eich dal yn ôl oherwydd eich lefel isel o hunan-barch ac yn sgil hynny eich bod yn ei chael hi'n anodd rhoi eich anghenion yn gyntaf, yna efallai y bydd darllen llyfr arall yn y gyfres hon yn ddefnyddiol: gweler Darllen Pellach, tudalen 408.

Y rheolau sylfaenol

Fel rydyn ni wedi'i ddysgu eisoes, mae bod yn bendant yn golygu cyfathrebu mewn ffordd sy'n glir ac yn dangos parch tuag atom ein hunain ac eraill. Mae hyn yn golygu peidio â bod yn oddefol neu'n ymosodol na bod yn ystrywgar, gan nad oes un o'r dulliau yma'n dangos parch tuag at y naill a'r llall. Mae person ystrywgar yn aml yn defnyddio ymddygiad ymosodol â 'gwên deg', ac felly gall fod yn anodd sylwi ei fod yn ymddwyn yn amharchus: mae hyn yn ei wneud yn ddull pwerus o ymosod. Bydd y math hwn o berson yn gwenieithio ac yn canmol: 'Dwi ddim ond yn gofyn i ti wneud hyn am dy fod ti mor glyfar'; 'Dwi ddim ond yn meddwl am beth sy'n dda i ti wrth ddweud "Na" '. Mae'n hawdd cael eich twyllo i dybio nad ydych chi'n cael eich bwlio.

Mae pendantrwydd yn gorwedd rywle rhwng bod yn oddefol a bod yn ymosodol neu'n ystrywgar.

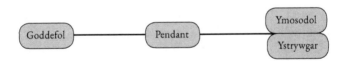

Yn syml, os ydyn ni'n oddefol, dydyn ni ddim yn parchu ein hunain, ac os ydyn ni'n ymosodol neu'n ystrywgar, dydyn ni ddim yn parchu pobl eraill. Nod bod yn bendant yw sicrhau math arbennig o ryngweithio nad yw'n tanseilio unrhyw ochr ac sy'n cynnwys *cydbwysedd*. Dydy bod yn oddefol ddim yn gytbwys gan ei fod yn golygu osgoi gwrthdaro ond gan amharchu eich hun yn y broses. Mae bod yn ymosodol neu'n ystrywgar yn newid y cydbwysedd i'r cyfeiriad arall: y nod yma yw ennill, heb roi sylw i hawliau'r person arall.

Mae'r **Person Goddefol** yn tueddu i osgoi gwrthdaro, mae'n methu gwneud penderfyniadau ac yn ceisio plesio pobl eraill bob amser. Os ydych chi fel hyn, mae'n bosib y byddwch yn rhwystredig iawn gan nad yw eich anghenion *chi* yn cael eu diwallu ac efallai y byddwch yn dechrau teimlo'n chwerw ac wedi'ch tanbrisio – a does yr un o'r rhain yn dda i'ch hunan-barch na'ch lefelau straen.

Gall y **Person sy'n Amlwg yn Ymosodol** ymddangos yn ymwthgar, hyd yn oed yn fwli, gan anwybyddu hawliau ac anghenion eraill yn yr ymgais i ennill. Os ydych chi'n tueddu i fod yn ymosodol, yna byddwch chi'n cael yr hyn rydych chi ei eisiau yn y tymor byr ond mae angen i chi holi eich hun ydy'r dull hwn wir yn gweithio i chi yn y tymor hir. All eich perthynas ag eraill oroesi? Ydych chi'n teimlo'n dda amdanoch eich hun?

Mae gweithred ymosodol y **Person Ystrywgar** yn cael ei chuddio mewn modd medrus. Gall y person ymddangos yn ystyriol ond bydd yn defnyddio blacmel emosiynol â gwên deg, neu efallai y bydd yn dweud pethau sydd wedi eu bwriadu i danseilio hyder y person arall. Dydy'r person yma ddim yn chwarae'n deg. Unwaith eto, os ydych chi'n tueddu i gymryd safbwynt ystrywgar, holwch eich hun ydy hyn yn gweithio'n dda i chi yn y tymor hir neu ydych chi'n gweld eich bod yn colli ffrindiau ac yn colli ymddiriedaeth a pharch pobl eraill.

> Mae'r **Person Pendant** yn cymryd golwg eang ar y sefyllfa ac yn ystyried pob ochr o'r ddadl er mwyn gallu cyflwyno achos da ynghylch yr hyn sy'n deg. Y nod yw dweud beth mae ei eisiau yn glir ac yn barchus – sy'n wahanol iawn i fathau goddefol ac ymosodol o bobl.

Os byddwch chi'n sylweddoli bod angen i chi fod yn bendant, eich man cychwyn gorau yw paratoi'n drylwyr: paratowch eich datganiad pendant a pharatowch eich hun. Gydag ymarfer gallwch fod yn fwy 'digymell', ond yn y dyddiau cynnar bydd angen i chi fuddsoddi mewn amser paratoi. Mae pedwar cam i'w dilyn:

Cam 1: Penderfynu beth rydych chi ei eisiau
Cam 2: Datgan beth rydych chi ei eisiau
Cam 3: Paratoi ar gyfer cael eich gwrthod a'ch trin mewn ffordd ystrywgar
Cam 4: Paratoi i drafod

Cam 1: Penderfynu beth rydych chi ei eisiau (... a gwnewch yn siŵr ei fod yn rhesymol)

Gosodwch eich hun ar ganol y llwyfan a gofyn: *Beth ydw i ei eisiau?* Mae'n swnio mor amlwg, ond os ydych chi wedi arfer rhoi pobl eraill yn gyntaf, mae'n gallu bod yn eithaf anodd ystyried eich anghenion *chi* yn unig. Felly, anghofiwch am bawb arall am eiliad a meddyliwch am eich dymuniadau chi eich hun a'u datgan yn glir. Er enghraifft, efallai eich bod eisiau cyfrifiadur newydd ar gyfer eich gwaith ('Mi faswn i'n hoffi cael cyfrifiadur gwaith newydd'); efallai eich bod am i'ch plant dacluso eu teganau bob nos ('Dwi eisiau i chi roi'ch teganau i gadw cyn i chi fynd i'r gwely'); efallai eich bod eisiau gwrthod cais eich ffrind i'w helpu i symud tŷ ('Fedra i ddim dy helpu i symud tŷ wythnos nesa'). Dylech chi hefyd feddwl sut rydych chi'n teimlo am y sefyllfa bresennol, gan y gallai hynny fod yn berthnasol i'ch dadl. Ydych chi'n teimlo wedi eich brifo, wedi ypsetio, yn rhwystredig?

Nawr mae'n amser ystyried safbwynt pobl eraill. Cydbwyswch eich dymuniadau chi ag anghenion a hawliau pobl eraill drwy holi eich hun: *Ydw i'n bod yn rhesymol?* Mae hyn yn fwy o her os ydych chi'n tueddu tuag at ben ymosodol neu ystrywgar y sbectrwm, ond ceisiwch roi eich hun yn esgidiau'r person arall a gweld pethau o'i safbwynt ef neu hi. Bydd dadl gytbwys yn fwy tebygol o ennyn cydymdeimlad na dadl ymosodol, a chofiwch nad ennill waeth beth fo'r gost yw eich nod, ond cyflwyno cynnig rhesymol ac ystyriol. Ar ôl i chi ystyried popeth, efallai y byddwch yn dod i'r casgliadau canlynol:

- ei bod hi'n rhesymol gofyn am gyfrifiadur newydd gan fod gan aelodau eraill eich tîm gyfrifiaduron mwy diweddar, er efallai y gallech fod yn ymwybodol fod arian yn brin yn yr adran

- ei bod hi'n rhesymol gofyn i'ch plant dacluso cyn iddyn nhw fynd i'r gwely gan fod eich cartref yn eithaf bach a'i bod hi'n hawdd i'r ardal fyw droi'n llanast, ac oherwydd bod angen iddyn nhw ddysgu'r arfer o dacluso'u pethau; serch hynny, efallai y byddwch hefyd yn meddwl y gallan nhw gael mwy o ryddid yn eu hystafelloedd gwely eu hunain

- ei bod hi'n rhesymol gwrthod cais eich ffrind gan na roddodd hi fawr o rybudd i chi a'ch bod wedi ymrwymo i wneud pethau eraill yn barod.

Nesaf, ystyriwch eich dadl a cheisiwch feddwl am y canlyniadau pe bai'r person arall yn cydweithredu. Gallai'r rhain fod yn gadarnhaol – 'Byddai'n fy helpu i wneud fy ngwaith yn llawer mwy effeithiol a pheidio â gwastraffu amser oherwydd problemau gyda'r cyfrifiadur'; 'Os byddwch chi'n tacluso bob nos am wythnos, fe rodda i arian poced ychwanegol i chi' – neu'n ymarferol – 'Os ydych chi'n teimlo na allwch chi awdurdodi rhoi cyfrifiadur newydd i mi, yna gallaf fynd at y Pencadlys Rhanbarthol a gwneud y cais yno'. Neu gallai fod yn neges negyddol – 'Os byddi di'n dal i ffonio i ofyn i mi dy helpu i symud, yna bydd raid i mi beidio ateb fy ffôn gan fod y galwadau'n tarfu ar fy ngwaith'. Ar y cyfan, mae canlyniadau cadarnhaol yn fwy effeithiol – mae gwobrwyo'n gweithio'n well na chosbi. Felly, er enghraifft, yn y pen draw mae'n well gwobrwyo eich plant am ymddygiad da na'u cosbi am ymddygiad annymunol.

Cam 2: Datgan beth rydych chi ei eisiau

Nawr mae gennych sail ar gyfer datganiad pendant: rydych chi'n gwybod beth rydych chi ei eisiau, yn credu ei fod yn rhesymol ac rydych chi wedi meddwl am y canlyniadau. Mae'n amser ymarfer beth rydych chi am ei ddweud, a gallwch wneud eich dadl yn fwy effeithiol os byddwch chi'n dilyn y rheolau canlynol:

- bod yn gadarnhaol a dangos dealltwriaeth
- bod yn wrthrychol – dim ymosodiadau personol
- datgan y canlyniadau
- bod yn gryno.

Mae arna i angen cyfrifiadur newydd. Dydy'r hen un ddim yn ddibynadwy, ac er 'mod i'n sylweddoli nad oes gennym ni gyllideb fawr bellach, mae angen cyfrifiadur newydd arna i er mwyn gallu gwneud fy ngwaith yn iawn. Pe gallech chi drefnu hyn, mi fyddwn i'n ddiolchgar iawn ond os nad ydych chi'n gallu ei awdurdodi, fe wnaf y cais drwy'r Pencadlys.

Mae Dad a fi'n hapus iawn gyda'r ffordd rydych chi'n gofalu am eich teganau, a nawr rydyn ni am i chi fynd â nhw i'w cadw o'r ystafell fyw cyn i chi fynd i'r gwely. Does dim ots gen i os oes rhai teganau o gwmpas y lle yn eich ystafelloedd gwely, ond mae'r ystafell fyw yn lle i ni i gyd a dwi am ei gweld yn daclus ar ddiwedd y dydd. Os byddwch chi'n gwneud hyn, bydd Dad a fi yn hapus iawn a byddwn ni'n rhoi ychydig mwy o arian poced i chi ar ddiwedd yr wythnos.

Fel arfer, byddwn i'n hapus iawn i helpu, yn enwedig gan 'mod i'n sylweddoli fod symud yn dipyn o straen i ti, ond fedra i ddim bod yna'r tro yma. Dwi eisoes wedi ymrwymo i wneud pethau eraill yr wythnos nesaf. Fe alla i dreulio awr neu ddwy dros y penwythnos yn dy helpu i bacio, ond fydda i ddim yn gallu helpu gyda'r symud ei hun.

Fe welwch nad yw unrhyw un o'r datganiadau yma'n gymhleth neu'n hir, ond mae pob un ohonyn nhw'n gwrtais ac mae pob un yn dechrau'n eithaf cadarnhaol. Dyna hanfod dadl dda. Mae dadl dda yn denu'r person arall i'ch ochr chi, yn dal ei sylw fel ei fod yn gwrando arnoch chi. Os ydych chi'n feirniadol neu'n negyddol, rydych mewn perygl o golli ei sylw yn ogystal ag unrhyw obaith o gydweithredu.

Unwaith y bydd gennych chi ddadl dda, mae angen i chi ei chyflwyno yn y ffordd orau bosib. Dim ond wrth roi sylw i iaith eich corff a'ch dewis o eiriau, gallwch roi'r neges nad ydych chi'n swil nac yn ymosodol wrth i chi wneud eich cais. I wneud hyn yn haws, dyma rai awgrymiadau ar gyfer gwneud y gorau o'ch cyflwyniad:

- **Mynegiant wyneb:** ceisiwch ddefnyddio mynegiant cadarn a chyfeillgar. Dylech osgoi edrych yn ymosodol ac yn llawn tensiwn, neu fynegiant sy'n awgrymu eich bod yn nerfus.
- **Osgo:** cadwch eich pen i fyny (ond nid mor uchel nes eich bod yn edrych yn ffroenuchel!) – bydd ei gadw i lawr yn gwneud i chi edrych fel pe baech chi'n ildio.
- **Pellter:** ddim yn rhy agos, ond yn ddigon agos i gael eich clywed ac i wneud cyswllt llygaid da.
- **Ystumiau:** dylent fod yn ymlaciol a ddim yn fygythiol – dim pwyntio bys, er enghraifft. Ond gwnewch yn siŵr nad ydych chi'n gwneud ystumiau nerfus fel gwasgu eich dwylo.
- **Cyswllt llygaid:** peidiwch â syllu ar y person arall, ond peidiwch ag ofni edrych i fyw ei lygaid. Patrwm cysurus yw symud eich ffocws rhwng llygaid a cheg y person arall yn ystod sgwrs.
- **Llais:** ceisiwch reoli tôn, lefel a chyflymder eich llais fel ei fod yn cyfleu eich bod yn feddylgar ac yn ddigynnwrf. Ceisiwch beidio â gadael i draw na lefel eich llais godi: gall hyn ddigwydd yn hawdd pan fyddwn ni dan straen.
- **Geirfa:** defnyddiwch eiriau ac ymadroddion adeiladol sydd ddim yn barnu: eich nod yw cael y person arall i gytuno â chi, nid creu gwrthdaro. Cofiwch gydnabod ochr arall y ddadl, dangoswch gydymdeimlad a pheidiwch byth ag ymosod.

Efallai mai'r cyngor gorau un yw **Aros yn Ddigynnwrf** neu beidio â chynhyrfu. Fel rydych chi eisoes yn gwybod, mae'n aml yn haws dweud na gwneud, ond erbyn hyn mae gennych chi ddealltwriaeth dda o strategaethau rheoli straen ac efallai y byddwch wedi eu teilwra fel eu bod yn addas i chi. Serch hynny, dyma rai pwyntiau cryno i'ch atgoffa o brif agweddau cadw'n ddigynnwrf:

- cofiwch baratoi: os gallwch chi, gwnewch yn siŵr fod gennych ffeithiau i gefnogi eich achos ac ewch ati i ymarfer yr hyn rydych chi eisiau ei ddweud. Rhowch gynnig ar eich datganiad gyda ffrind a chael adborth
- byddwch yn ymwybodol o'ch teimladau a cheisiwch 'gamu'n ôl' oddi wrthyn nhw – peidiwch â'u hanwybyddu
- daliwch nerfusrwydd a dicter mor gynnar â phosib – mae'n haws delio â nhw'n gynt nag yn hwyrach, ac erbyn hyn mae'n debyg y bydd gennych chi set o sgiliau da ar gyfer rheoli'r meddyliau y tu cefn i deimladau di-fudd
- byddwch â'ch 'mantra' eich hun i'ch helpu i gadw'n ddigynnwrf
- defnyddiwch dechnegau ymlacio corfforol ac anadlu tawel a rheolaidd
- gadewch i rywbeth arall dynnu'ch sylw chi os bydd angen
- cadwch at y pwynt: peidiwch â mynd ar gyfeiliorn, ac ailadroddwch eich pwynt mor aml ag sydd raid i chi.

Maddeuwch yr ailadrodd, ond mae'n bwynt mor bwysig nes ei fod yn werth ei ddweud eto: nid ennill waeth beth fo'r gost yw nod bod yn bendant, ond yn hytrach dod o hyd i ateb sy'n rhesymol i bawb. Mae hyn felly'n gallu cynnwys **trafod a chyfaddawdu**. Eich safle cryfaf yw un lle rydych chi eisoes wedi

meddwl pa mor bell y byddech chi'n fodlon mynd i gyfaddawdu
– felly:

- penderfynwch, ymlaen llaw, i ba raddau y byddwch chi'n cyfaddawdu
- gosodwch eich ffiniau a byddwch yn barod i lynu wrthyn nhw oni bai fod eich trafod wir wedi newid eich meddwl
- os byddwch chi'n dal eich tir, derbyniwch y bydd yna ganlyniadau; efallai y bydd y person arall yn gwrthod cydweithredu neu hyd yn oed yn ymosodol – ond byddwn yn edrych ar ffyrdd o ddelio â hyn yng Ngham 3.

Yn yr enghreifftiau uchod, efallai y byddai cyfaddawdu yn debyg i hyn:

Bod yn barod i aros am gyfrifiadur newydd tan y flwyddyn dreth nesaf pan fydd gan yr adran gyllideb newydd – ond peidio ag aros yn hirach na hyn.

Caniatáu i'r plant adael eu teganau allan yn eu hystafelloedd gwely eu hunain a helpu'r plant i roi'r teganau yn yr ystafell fyw i gadw os ydyn nhw wedi blino – ond cadw'r cyfrifoldeb arnyn nhw.

Bod ar gael ar ben arall y ffôn i dderbyn negeseuon testun ar ddiwrnod y symud tŷ i gynnig cyngor os bydd angen.

Cam 3: Paratoi ar gyfer cael eich gwrthod a'ch trin mewn ffordd ystrywgar

O'r diwedd rydych chi'n barod i fod yn bendant. Os byddwch chi wedi paratoi'n dda a'ch bod yn teimlo'n hyderus, mae siawns dda y byddwch yn cael gwrandawiad da. Fodd bynnag, mae angen i chi hefyd fod yn barod os na fydd y person arall yn 'chwarae'r gêm' – yn gwrthod gwrando arnoch chi gyda pharch. Os bydd y person arall yn gwrthod eich cais neu'n gwrthod derbyn eich dadl, yna gallwch barhau'n ddigynnwrf, gan wybod eich bod wedi meddwl drwy'r canlyniadau: fe ewch chi at rywun ag awdurdod uwch, byddwch chi'n rhoi'r gorau i dderbyn galwadau ffôn, ac ati. Mae'n drueni eich bod chi nawr yn cael eich gorfodi i wneud hyn ond mae'n well nag ildio.

Mae'n anoddach delio â'r bobl 'ystrywgar' gan y byddan nhw'n defnyddio gwên deg neu'n bwlio i gael eu ffordd. Byddan nhw naill ai'n eich gorganmol neu'n gwneud i chi deimlo'n euog er mwyn eich tanseilio. Ond sut ydyn ni'n gwybod fod rhywun yn bod yn 'ystrywgar'? Un arwydd yw ein bod yn teimlo'n wael am wneud ein cais.

Dychmygwch eich bod wedi dweud fod eich rheolwr yn rhoi gormod o waith i chi ei wneud. Roeddech chi wedi meddwl am hyn ac wedi ei drafod gyda ffrind, ac er eich bod yn cydnabod fod eich adran yn brysur iawn, roeddech chi'n dal i deimlo eich bod yn cael eich gorweithio mewn ffordd afresymol a bod eich cais am gael llai o waith yn un teg. Yn hytrach na pharchu eich datganiad ac ystyried eich safbwynt, mae eich rheolwr yn ymateb drwy ddefnyddio beirniadaeth ystrywgar gyda'r nod o wneud i chi deimlo'n euog neu'n dwp. Gallai eich rheolwr ddefnyddio triciau fel:

- *Cwyno:* 'Dim ots am hynny, wyt ti wedi gorffen eto? Dy broblem di ydy dy fod ti'n rhy araf. Nawr 'mlaen â dy waith.'
- *Pregethu:* 'Wel, mae hi'n *hollol amlwg* mai'r broblem go iawn yw nad wyt ti'n trefnu dy hun yn ddigon da a dyma ddylet ti ei wneud ...'

- *Sarhau:* 'Menywod! Yn methu ymdopi yn y byd go iawn.'
- *Brifo:* Nawr ti wedi gwneud i mi deimlo'n ofnadwy ...'

Efallai y bydd eich rheolwr yn fwy cynnil na hyn ac yn defnyddio 'consýrn' ystrywgar gyda'r nod o'ch gadael yn teimlo'i fod yn eich cefnogi ac y dylech fod yn ddiolchgar fod eich cais neu eich safbwynt heb gael ei dderbyn. Mae hon yn strategaeth fwy pwerus gan y gallwn deimlo'n dda am y sefyllfa i ddechrau heb sylweddoli ein bod wedi ein trin mewn ffordd ystrywgar. Gall y realiti ein bwrw ni'n ddiweddarach. Os oedd eich rheolwr yn defnyddio consýrn ffug, fe allech glywed y canlynol:

- *Gofalgar:* 'Digon teg, ond dwi wir yn meddwl mai'r peth gorau i ti fyddai gwella dy sgiliau drwy ymgymryd â llwyth gwaith sylweddol.'
- *Consýrn:* 'Os wyt ti'n cael yr holl broblemau yma, wyt ti'n siŵr dy fod yn addas ar gyfer y swydd yma wedi'r cyfan?'
- *Cyngor:* 'Gad imi ddweud wrthyt ti beth fyddwn i'n ei wneud pe bawn i yn dy le di ...'

Bwriad pob un o'r ymatebion hyn yw gwthio eich hawliau a'ch anghenion i'r naill ochr ac anwybyddu'ch dadl. Er mwyn delio â hyn, bydd angen i chi ddatblygu'r sgiliau a'r hyder i ddal eich tir. Mae yna ddau ddull sy'n arbennig o ddefnyddiol i'ch helpu i fod yn fwy pendant ac i drafod beirniadaeth ystrywgar a 'chonsýrn' ffug:

1. y 'diwn gron'
2. paratoi i gael eich beirniadu.

Mae hi hefyd yn ddefnyddiol atgoffa eich hun o'ch hawliau cymdeithasol sylfaenol. Mae rhai ohonom – yn enwedig y rhai mwy goddefol – yn tueddu i danbrisio ein hawliau, a gall hyn fod yn rhwystr i ni fod yn wirioneddol bendant. Cofiwch fod gan bob un ohonom yr hawliau canlynol:

- cael ein trin â pharch (mae'n bwysig iawn eich bod yn cofio hyn)
- dweud beth rydyn ni ei eisiau a mynegi barn (gan ddangos parch, wrth gwrs)
- gwneud camgymeriadau (o fewn rheswm)
- newid ein meddwl unwaith y byddwn wedi adolygu sefyllfa
- peidio â gwybod/deall rhywbeth a gofyn am fwy o wybodaeth
- gofyn am eglurhad o ddadl er mwyn i ni wybod â beth rydyn ni'n delio
- cymryd yr amser sydd ei angen arnoch chi – gallwch ddweud, 'Gadewch i mi feddwl am hyn', neu 'Fe ddof yn ôl atoch chi ynglŷn â hyn', neu 'Fedra i ddim gwneud penderfyniad ar hyn o bryd, dwi'n mynd i orfod meddwl ychydig mwy am y peth'.

Bydd cadw eich hawliau mewn cof yn eich helpu i fod yn fwy cadarn a hyderus pan fyddwch chi'n cymryd safbwynt pendant.

Rhywbeth arall fydd yn helpu yw atgoffa eich hun eich bod wedi ystyried eich dadl yn ddwys a'ch bod yn gwybod ei bod hi'n ddadl deg – a gallech chi wastad gadarnhau hyn gyda ffrind os ydych chi'n amheus. Unwaith y byddwch chi'n hyderus fod eich datganiad yn un rhesymol, yna cadwch ato, gan ddefnyddio strategaeth y 'diwn gron'.

Y 'diwn gron'

Techneg yw hon lle rydych chi'n dal i ailadrodd eich dadl drosodd a throsodd. Os nad ydyn ni'n bendant, rydyn ni'n derbyn yr ateb 'Na' yn llawer rhy hawdd a dydyn ni ddim yn dyfalbarhau wrth wneud y pwynt. Un o sgiliau sylfaenol pendantrwydd yw dyfalbarhau ac ailadrodd beth rydych chi ei eisiau – heb gynhyrfu. Cofiwch, rydych chi wedi penderfynu eich bod yn gwneud datganiad teg a rhesymol, felly byddwch yn bendant amdano. Os cewch chi wrthwynebiad afresymol (hynny yw, nad yw'r person arall yn gwrando ar eich dadl), ailadroddwch y ddadl. Yn aml fe welwch chi fod y person arall yn dechrau gwrando.

Mae hwn yn ddull arbennig o ddefnyddiol pan fydd eich hawliau yn amlwg mewn perygl o gael eu cam-drin, neu pan ydych chi'n debygol o gael eich bwrw oddi ar eich echel gan ddadleuon huawdl ond amherthnasol, neu pan fyddwch chi'n teimlo'n fregus am eich bod yn gwybod y bydd y person arall yn defnyddio beirniadaeth i danseilio eich hunan-barch. Y peth mawr yw hyn: unwaith y byddwch wedi paratoi eich 'sgript', gallwch ymlacio ac ailadrodd eich dadl, yn gwybod eich bod yn rhesymol ac yn gwybod beth rydych chi'n mynd i'w ddweud. Mae hyn yn golygu eich bod yn llawer llai tebygol o fynd ar gyfeiliorn, waeth pa mor ymosodol y mae'r person arall yn ceisio bod neu faint mae'n ceisio eich trin mewn ffordd ystrywgar.

Yn amlwg, gall fynd yn ddiflas os byddwch chi'n defnyddio'r un frawddeg drosodd a throsodd heb ei hamrywio, felly gallwch chi newid y ffordd rydych chi'n ei dweud ychydig bob tro. Yn yr enghraifft isod fe welwch sut y gallech ddal eich tir yn erbyn rhywun sy'n defnyddio ystryw ymosodol gyda'r bwriad o wneud i chi deimlo'n euog ac amau eich hun.

Mae angen cyfrifiadur newydd arna i er mwyn gallu gwneud fy ngwaith yn effeithiol

Rheolwr: *Mae'n ddrwg gen i: rwyt ti'n gofyn gormod*

Fydda i ddim ond yn gallu gweithio'n effeithiol os bydd gen i gyfrifiadur dibynadwy a phwerus

Rheolwr: *Rwyt ti'n gwneud pethau'n anodd iawn i mi*

Ond mae angen y cyfrifiadur arna i er mwyn gallu gwneud fy ngwaith yn iawn yr un fath

Rheolwr: *Does neb arall yn gofyn am offer newydd*

Efallai nad ydyn nhw, ond dwi angen y cyfrifiadur

Rheolwr: *Dwi'n siŵr dy fod ti'n gor-ddweud*

Dim o gwbl – er mwyn i mi weithio'n effeithiol mae angen cyfrifiadur da arna i.

Mewn llawer achos, bydd y person rydych chi'n delio ag ef yn dechrau gwrando ar eich dadl. Fodd bynnag, gallai rhai pobl droi'n gas a defnyddio sarhad pur i geisio dylanwadu arnoch, ac os oes yna elfen o wirionedd yn y feirniadaeth, gall hynny eich taflu chi oddi ar eich echel. Dyma nod y person ystrywgar, oherwydd os yw'n gallu eich troi oddi wrth eich dadl mae yna well siawns o danseilio eich ymdrechion. Felly, gwnewch yn siŵr eich bod wedi paratoi eich hun ar gyfer delio â beirniadaeth.

Paratoi i gael eich beirniadu

Gallwch eich diogelu eich hun rhag straen drwy fod yn barod ar gyfer beirniadaeth. Os nad ydych chi'n barod, yna gallai beirniadaeth ystrywgar eich gadael yn teimlo mor wael amdanoch eich hun nes eich bod yn cytuno i wneud rhywbeth y byddai'n well gennych beidio â'i wneud. Mae beirniadaeth sy'n effeithio arnon ni yn aml yn cynnwys elfen o wirionedd: dyna pam mae'n gallu bod mor effeithiol – ond gor-ddweud ydyw.

Er enghraifft, gallai rheolwr ddweud: *Mae hyn yn nodweddiadol ohonot ti – rwyt ti bob amser yn mynnu cael pethau, does dim byd yn ddigon da i ti!*
Efallai ei bod hi'n wir fod gan berson safonau uchel a'i fod wedi gofyn am bethau yn y gorffennol, ond gallai dweud ei fod wastad yn 'mynnu cael pethau' ac nad oes 'dim byd yn ddigon da' fod yn or-ddweud llwyr.

Gallai ffrind ddweud: *Dwyt ti ddim yn meddwl am neb ond ti dy hun – rwyt ti mor hunanol!*
Eto, efallai ei bod hi'n wir fod rhywun yn meddwl am ei hawliau ei hun ar hyn o bryd, ond dydy hynny ddim yn golygu ei fod yn 'hunanol'; efallai ei fod wedi ystyried beth sy'n deg a bod y feirniadaeth yn or-ddweud.

Fodd bynnag, os nad ydyn ni wedi paratoi, mae'n hawdd i sylwadau ystrywgar a chyfrwys fel hyn sbarduno euogrwydd – ac wedyn byddwn ni'n ildio.

Y peth hanfodol yw peidio â mynd i'r afael â'r feirniadaeth – gadewch i'r cyfan fynd dros eich pen ac ewch yn ôl at eich dadl. Mae hyn yn llawer haws i'w wneud os ydych chi wedi meddwl ymlaen llaw beth allai gael ei ddweud wrthych chi. Os yw'r dyn yn yr enghraifft gyntaf yn ymwybodol fod ganddo safonau uchel, neu os yw'r fenyw yn yr ail enghraifft yn ymwybodol ei bod yn gofyn am rywbeth ar ei chyfer ei hun, yna fyddan nhw ddim yn synnu pan fydd y feirniadaeth yn cael ei hanelu atyn nhw. Byddan nhw wedyn yn gallu derbyn y feirniadaeth heb gynhyrfu drwy gydnabod efallai fod peth gwirionedd ynddi, cyn mynd yn ôl at eu dadl. Er enghraifft:

Mae hynny'n nodweddiadol ohonot ti – rwyt ti bob amser yn mynnu cael pethau, does dim byd yn ddigon da i ti!

Mae'n wir fod gen i safonau uchel yn fy ngwaith a 'mod i wedi gofyn am bethau o'r blaen – ond dwi wedi meddwl am hyn yn ofalus iawn a dwi angen cyfrifiadur newydd.

Dwyt ti ddim yn meddwl am neb ond ti dy hun – rwyt ti mor hunanol!

Ti'n iawn 'mod i'n meddwl am fy sefyllfa fy hun, ond dwi wedi meddwl llawer am y peth. Mae gen i ymrwymiadau eraill ac mae'n rhesymol i mi ddweud na fedra i dy helpu di y tro yma.

Mae ateb beirniadaeth fel hyn hefyd yn cadw'r sefyllfa'n dawel ac yn caniatáu peth amser i chi feddwl yn glir, sy'n golygu y gall eich ymatebion fod dan reolaeth ac yn rhesymol. Gallwch osgoi cael brwydr a mynd yn ôl at eich techneg 'tiwn gron'. Er enghraifft, dychmygwch y sefyllfa lle mae bòs yn gweiddi: *Menywod! Yn methu ymdopi yn y byd go iawn!*

Gallai cyfres o ymatebion digynnwrf, gwrthrychol fod yn debyg i hyn:

Mae'n wir, dydw i ddim yn gallu ymdopi. A dyna pam dwi'n gofyn i ti sylweddoli dy fod yn rhoi gormod i mi ei wneud.

Dim ots am hynny, wyt ti wedi gorffen eto? Dy broblem di ydy dy fod ti'n rhy araf. Nawr 'mlaen â dy waith.

Ti'n iawn, fedra i ddim dod i ben â phopeth, oherwydd fod gen i gymaint o waith i ddelio ag e. Dyna pam dwi'n gofyn i ti sylweddoli dy fod yn fy ngorlwytho.

Nawr ti wedi gwneud i mi deimlo'n ofnadwy!

Mae'n ddrwg gen i dy fod ti'n teimlo'n ofnadwy ond dwi'n dal eisiau i ti sylweddoli dy fod yn rhoi llwyth gwaith trymach nag sy'n rhesymol i fi.

Mewn gwirionedd, gall ategu'r feirniadaeth – 'Dwi'n cytuno nad ydw i'n daclus ...'; 'Mae'n ddrwg gen i dy fod yn teimlo wedi dy frifo ...' ac felly ymlaen – brynu amser i chi. Gallwch feddwl am y feirniadaeth ac am eich ymateb – ac wedyn rydych chi'n llawer mwy abl i wrthsefyll yr ymddygiad ystrywgar.

Bydd eich gwrthwynebydd eisiau eich bwrw chi oddi ar eich echel ac oddi wrth eich dadl bendant. Er mwyn osgoi hyn, derbyniwch y feirniadaeth, cytunwch yn dawel â'r gwirionedd ynddi a pheidiwch ag ildio i ddadlau yn ei herbyn. Peidiwch â chael eich tynnu i mewn i ddadl. Mae hyn yn gallu bod yn anodd iawn, gan mai ein greddf yw amddiffyn ein hunain, ond cofiwch y bydd peidio â chael eich tynnu i mewn i'r feirniadaeth yn helpu i'ch cadw'n ddigynnwrf. Yna, gallwch gadw rheolaeth dros y sefyllfa, a meddwl yn gliriach. Felly, os bydd rhywun yn ddigon annifyr i geisio eich bwrw oddi ar eich echel drwy ddweud: 'Rwyt ti'n edrych yn ofnadwy. Rwyt ti mor flêr a dylet ti fod â chywilydd,' gallech chi ateb: 'Dwi'n cytuno, fe allwn i fod yn fwy taclus. Ond y pwynt dwi'n ei wneud yw ...'

Os ydych chi'n gallu eich derbyn eich hun â'ch holl feiau, yna fydd eu cydnabod ddim yn eich poeni nac yn tynnu eich sylw, a dylai roi taw ar sylwadau eich ymosodwr.

Adnabod eich gwendidau: Yn ogystal â pharatoi eich hun drwy fod yn ymwybodol o'r hyn y gallech chi gael eich beirniadu yn ei gylch, gallwch hefyd gryfhau eich sefyllfa drwy fod yn ymwybodol o'ch gwendidau: gwybod beth sy'n sbarduno teimladau o euogrwydd, cywilydd neu ansicrwydd ynoch chi. Er enghraifft, mae gan unrhyw un sy'n credu'n bendant 'Dylwn i blesio pobl eraill' fan gwan. Byddai credu hyn yn gwneud i unrhyw un wangalonni yn wyneb y feirniadaeth ei fod yn 'hunanol'; byddai rhywun sy'n credu 'Dydw i ddim yn bwysig a dydy fy anghenion i ddim yn bwysig chwaith' yn cael trafferth i beidio â derbyn 'Na' yn ateb, enghraifft arall o fan gwan.

Os ydych chi wedi gweithio drwy rannau cynharach y llyfr hwn, mae'n debyg eich bod eisoes yn ymwybodol iawn o'r pethau hynny rydych chi'n eu credu a allai eich gwneud yn darged hawdd i'r person ystrywgar, felly meddyliwch amdanyn nhw'n ofalus.

Cam 4: Paratoi i drafod

Gan mai nod bod yn bendant yw cyrraedd ateb sy'n rhesymol i bawb, mae'n eithaf arferol i ni drafod a chyfaddawdu. Mae angen i chi fod yn barod i wneud hyn. Mae trafod neu negodi'n sgìl fydd yn gwella gydag ymarfer a hyder, ac os mai dim ond dechrau arni rydych chi, bydd hi'n haws os byddwch chi'n gwneud y canlynol:

- penderfynu ymlaen llaw i ba raddau y byddwch chi'n cyfaddawdu
- gwneud eich gwaith cartref a chael y ffeithiau i gefnogi eich achos ac ymarfer eich sgript
- cadw'n ddigynnwrf

- gofyn am eglurhad o ochr arall y ddadl fel eich bod chi'n gwybod yn union beth rydych chi'n delio ag ef
- ceisio deall safbwynt ac anghenion y person arall – eich nod yw bod yn rhesymol
- dangos parch a chydymdeimlad a pheidio byth ag ymosod; bydd hyn yn cynyddu'r siawns o sicrhau cyfathrebu da
- cadwch at eich pwynt; peidiwch â mynd ar gyfeiliorn.

Man cychwyn da wrth negodi yw agor ag ymadrodd fel: 'Dwi'n deall ...' ac yna ystyried sefyllfa ac anfodlonrwydd y person arall fel rydych chi'n eu gweld. Mae hyn yn cyflawni tri pheth: mae'n eich helpu i ddangos cydymdeimlad â safbwynt y person arall, mae'n prynu ychydig o amser i chi er mwyn aros yn ddigynnwrf, ac mae'n dweud wrth y person arall eich bod chi'n rhesymol. Os gwnewch chi hyn, rydych chi'n llawer mwy tebygol o osod y llwyfan ar gyfer sgwrs go iawn yn hytrach na brwydr anghynhyrchiol.

Gadewch i ni ailedrych ar yr enghraifft o ofyn i'r plant dwtio'u teganau. Rydych chi wedi penderfynu i ba raddau rydych chi'n barod i gyfaddawdu – *caniatáu i'r plant adael y teganau allan yn eu hystafelloedd gwely a helpu'r plant i roi'r teganau yn yr ystafell fyw i gadw os ydyn nhw'n arbennig o flinedig* – ac rydych chi wedi gwneud eich gwaith cartref ac wedi siarad â rhieni eraill a darganfod beth yw'r disgwyliadau arferol. Rydych chi wedi gofalu eich bod chi mor ddigynnwrf â phosib ac rydych chi wedi dweud wrth y plant beth yw eich dymuniad ac rydych chi'n clywed: 'Ond dydy hynna ddim yn deg – rydych chi mor gas!'; 'Ond allwn ni ddim, allwn ni ddim gwneud hynny ar ein pennau ein hunain!'

Gan ddal i fod yn ddigynnwrf, rydych chi'n gofyn iddyn

nhw'n gyntaf pam nad yw hyn yn deg, a byddan nhw'n dweud nad yw plant eraill yn gorfod gwneud hyn. Rydych chi wedi gwneud eich gwaith cartref, felly byddwch yn dweud wrthyn nhw, heb gynhyrfu, eu bod yn camsynied a'ch bod yn gwybod bod plant eraill yn gwneud y dasg yma'n rheolaidd. Nid mater i'w drafod yw hyn oherwydd ffeithiau yw ffeithiau, felly rydych chi'n symud ymlaen i geisio cael eglurhad o'u hail ddadl: nad ydyn nhw'n gallu gwneud hyn ar eu pennau eu hunain. Gan gychwyn o fan cadarnhaol, gofynnwch iddyn nhw beth maen nhw'n meddwl y gallan nhw ei wneud. Efallai y byddan nhw'n dweud i ddechrau na fedran nhw wneud unrhyw waith tacluso o gwbl. Dydych chi ddim yn fodlon cyfaddawdu i'r graddau hynny, felly rydych chi'n cael gwybod mwy ganddyn nhw drwy ofyn: 'felly beth sydd angen ei newid, beth sydd angen i ni ei wneud er mwyn ei gwneud hi'n haws i chi ddechrau tacluso gyda'r nos?' Ar ôl peth tuchan a chwyno, maen nhw'n dweud eu bod nhw am i chi ddangos iddyn nhw sut i wneud hyn, ond maen nhw'n dal i fynnu nad ydyn nhw'n gweld pwynt tacluso! Efallai y byddech yn fodlon dangos iddyn nhw sut i dacluso'n iawn yn ystod yr wythnos gyntaf ac yn fodlon rhoi gwobr iddyn nhw fel eu bod yn teimlo'i bod hi'n werth gwneud y dasg yma. Fodd bynnag, dydych chi ddim yn fodlon tacluso gyda nhw bob nos.

Dwi'n deall ei bod hi'n ymddangos fel tasg ddibwrpas i chi gan eich bod chi'n tynnu'r teganau allan eto drannoeth, ond rydyn ni'n byw mewn cartref teuluol a rhaid i'r ystafell fyw fod yn braf i'r oedolion gyda'r nos. Er mwyn eich helpu chi i fod ychydig yn fwy brwdfrydig am dacluso, fe rodda i rywbeth bach neis i chi ar y nosweithiau y byddwch chi'n tacluso. Dwi'n derbyn eich pwynt nad ydych chi'n gwybod sut i dacluso'n iawn, felly fe wna i dacluso gyda chi – nid yn eich lle chi – am yr ychydig ddyddiau cyntaf. Fel yna byddwch chi'n dysgu sut i dacluso, a byddwch chi'n gwybod yn union beth sydd angen i chi ei wneud er mwyn cael eich gwobr.

Dyna wedyn enghraifft y ffrind oedd eisiau help i symud tŷ, a chithau wedi penderfynu nad oedd modd i chi ei helpu i symud ond eich bod yn barod i fod ar gael ar ben arall y ffôn i dderbyn negeseuon testun ar ddiwrnod y symud tŷ a chynnig cyngor pe bai angen. Gadewch i ni ddychmygu eich bod wedi siarad â'ch partner ac wedi cael cadarnhad fod hyn yn rhesymol o ystyried eich ymrwymiadau eraill y diwrnod hwnnw, a bod eich ffrind wedi gofyn ar y funud olaf a bod ganddi hi eithaf tipyn o deulu a ffrindiau i'w helpu hi. Rydych chi'n gwybod na fyddwch chi'n gallu helpu'n gorfforol ar ddiwrnod y symud tŷ ond gallwch fod ar ben arall y ffôn (drwy negeseuon testun) i gynnig cyngor. Mae eich ymateb yn cael derbyniad eithaf siomedig: 'Dwi wir yn synnu dy fod wedi fy siomi fel hyn. Dwi wedi bod yno i ti bob amser. Fedri di ddim canslo rhywbeth a dod i'n helpu i?' Mae hi'n edrych mor siomedig nes eich bod chi wir yn teimlo drosti, ond rydych chi'n gwybod eich bod wedi meddwl cryn dipyn am hyn ac nad oes modd i chi fod yno ar y dydd. Rydych chi wir yn cydymdeimlo â hi, ac er mwyn bod mor rhesymol â phosib, rydych chi'n ceisio deall pam mae hi'n credu ei bod hi eich angen chi yno:

Dwi'n deall dy fod yn siomedig ond fedra i ddim canslo fy ymrwymiadau eraill, yn enwedig ar fyr rybudd. Mae gen ti lawer o ffrindiau eraill a theulu ac mi fydda i ar ben arall y ffôn, felly pam wyt ti'n teimlo bod raid i mi fod yno?

Mae eich ffrind wedyn yn dweud mai chi yw'r un mwyaf ymarferol o blith ei ffrindiau, ac felly'r un orau yn yr amgylchiadau yma ac mai chi yw'r orau am ddelio â gweithwyr dadleugar y cwmni symud dodrefn. Mae hi'n nerfus oherwydd na fyddwch chi o gwmpas. Nawr rydych chi'n deall ei safbwynt a'i hofnau ychydig yn well a gallwch gymryd camau i ddatrys problemau gyda hi:

Dwi'n sylweddoli fod y ffaith na fydda i yno yn bersonol yn gwneud i ti deimlo'n nerfus, felly mi fydda i'n rhoi blaenoriaeth i dy negeseuon di ac yn dy ateb mor gyflym ag y galla i er mwyn rhoi cyngor i ti dros y ffôn. Ond dwi'n meddwl y gelli di ddelio â llawer o bethau dy hun os byddi di wedi cynllunio'n dda. Os gwnei di restr o'r holl bethau rwyt ti'n credu fydd yn achosi straen i ti, dwi'n hapus i ddod draw'r noson cynt i fynd trwyddyn nhw gyda ti.

Yn y ddwy enghraifft yma mae yna dderbyn a rhoi – a dyna sail negodi.

I grynhoi:

1. Penderfynwch beth rydych chi ei eisiau, penderfynwch beth sy'n deg. Ewch ati i ymarfer eich datganiad os oes modd, rhowch drefn ar eich meddyliau gyda ffrind. Gwnewch eich hun mor hyderus â phosib
2. Byddwch mor ddigynnwrf â phosib
3. Gwnewch eich pwynt yn glir, yn gryno a gan ddangos parch
4. Gwnewch yn siŵr fod gennych gynllun wrth gefn a byddwch yn barod i gyfaddawdu a negodi
5. Byddwch yn barod i ddelio ag ymddygiad ystrywgar neu ymosodol amlwg.

Byddwch yn ei chael hi'n haws bod yn bendant os defnyddiwch chi sgiliau eraill i reoli straen; bydd hyn yn eich helpu i gadw'n dawel yn eich meddwl ac yn gorfforol.

Dydy bod yn bendant ddim mor anodd â hynny unwaith y byddwch yn ymwybodol o'r strategaethau, *ac wedi eu hymarfer*. Fodd bynnag, tra mae defnyddio pendantrwydd yn newydd i chi, mae'n hanfodol eich bod yn cynllunio ac yn ymarfer; fel arall byddwch yn llithro'n rhy hawdd i fod yn ymosodol, yn ystrywgar neu i ddefnyddio osgoi goddefol.

Cofiwch fod pendantrwydd yn sgìl a'i fod yn gwella gyda hyfforddiant ac ymarfer. Efallai y gwelwch mai mewn dosbarth y mae'r ffordd orau o'i ddysgu. Chwiliwch am ddosbarthiadau hyfforddi pendantrwydd yn eich ardal chi.

Pendantrwydd ar waith: Rheoli ofnau cymdeithasol

Doeddwn i ddim yn gallu cymysgu â phobl eraill ar ôl i yrrwr bws godi cywilydd arna i am nad oedd yr arian cywir gen i ar gyfer fy nhocyn. Roeddwn i eisoes yn teimlo'n fregus ar ôl cael ffrae gyda fy ngŵr a doeddwn i ddim yn barod o gwbl i wynebu gyrrwr blin. O flaen ugain o deithwyr, fe alwodd enwau arna i ac yn y diwedd fe waeddodd: 'Rho'r arian cywir i mi neu cer oddi ar y bws. Nawr!' Fe sefais wrth ochr y ffordd yn crio'n dawel wrth i'r bws yrru i ffwrdd.

Drannoeth, fe wnes i osgoi defnyddio'r bws a cherdded i mewn i'r dref. Roeddwn i'n dal wedi cynhyrfu ac yn orbryderus, felly pan oedd menyw'r delicatessen braidd yn fyr ei hamynedd gyda fi, fe redais allan heb orffen fy siopa. Yn dilyn hynny fe wnes i stopio mynd allan ar fy mhen fy hun, ac yn raddol fe wnes i encilio gan fy mod i mor siŵr

*y byddai pobl yn codi cywilydd arna i taswn i'n mynegi fy
hun. Roeddwn i hyd yn oed wedi dechrau osgoi fy ffrindiau.*

*Yn ffodus, fe ffeindiais i ddosbarth lleol oedd yn
cynnig hyfforddiant pendantrwydd, lle dysgais y gallwn
adfer fy hyder – cyn belled â 'mod i'n cofio paratoi fy hun.
Fe wnes i restr o sefyllfaoedd anodd, a phenderfynu beth
oeddwn i ei eisiau o'r sefyllfaoedd hyn a sut i ofyn am hynny.
Fe ddechreuais gyda'r hawsaf (cysylltu â ffrind roeddwn
wedi bod yn ei hosgoi a mentro dweud y byddwn yn hoffi
cwrdd â hi am goffi) ac fe weithiais fy ffordd i fyny hyd
at ddal y bws i mewn i'r dref. Y diwrnod y penderfynais
roi cynnig ar y dasg honno, doedd yr arian cywir ar gyfer
y tocyn ddim gen i. Meddyliais am y peth a phenderfynu
ei bod hi'n rhesymol i mi ofyn am docyn beth bynnag. Fe
wnes i baratoi'r hyn fyddwn i'n ei ddweud fel y gallwn
ymateb pe bai'r gyrrwr yn cwyno nad oedd y newid iawn
gen i: 'Dwi'n sylweddoli eich bod chi'n gofyn i deithwyr fod
â'r arian cywir ar gyfer y tocyn, ond dydw i ddim wedi
gallu ffeindio'r newid heddiw. Dwi'n sylweddoli efallai na
fyddwch chi'n gallu rhoi newid i mi, ond pe bai modd i chi
wneud, mi fyddwn i'n ddiolchgar iawn.'*

*Roeddwn i hefyd wedi paratoi fy hun rhag ofn y
byddai'r gyrrwr yn flin; roeddwn i wedi bwriadu dweud:
'Fe wnes i gais rhesymol ac mae'n flin gen i nad ydych
chi wedi parchu hynny. Dwi'n hollol barod i gerdded ond
mi fydda i'n dweud wrth eich rheolwr sut wnaethoch chi
ymddwyn.'*

*Fe wnes i ymarfer ac ymarfer y brawddegau nes fy
mod yn teimlo'n hyderus gyda nhw. Yn y pen draw aeth
popeth yn iawn ac fe adawodd y gyrrwr i mi deithio heb*

unrhyw ffwdan! Unwaith yr oeddwn i wedi delio â'r sefyllfa honno dechreuodd fy hen hyder ddod yn ôl, a thrwy ddefnyddio'r dull pendant hwn, roeddwn i'n gallu siarad llawer mwy mewn siopau neu fwytai neu gyda ffrindiau.

Anawsterau wrth geisio bod yn bendant

'Dwi'n mynd yn rhy nerfus ar y funud olaf'

Dydy hi ddim yn anarferol i chi deimlo'n orbryderus pan ydych chi ar fin mynd i'r afael â sefyllfa anodd, ond mae yna gamau y gallwch eu cymryd er mwyn lleihau eich ofn. Mae hi bob amser yn help i ddechrau â'r dasg leiaf bygythiol a gweithio tuag at yr heriau anoddaf. Drwy wneud hyn byddwch yn adeiladu ar lwyddiannau ac yn datblygu eich hyder wrth fynd yn eich blaen. Mae hi'n gwbl hanfodol eich bod yn paratoi eich hun, yn ymarfer, a bod gennych chi gynllun wrth gefn ar gyfer ymdopi os nad yw pethau'n mynd yn esmwyth – drwy baratoi'n drylwyr gallwch leihau eich gorbryderon yn fawr iawn.

'Mae'n rhaid i mi gamu'n ôl: fedra i ddim cyflawni fy nod'

Cofiwch mai eich nod yw cyrraedd diweddglo rhesymol; peidiwch â meddwl yn nhermau 'ennill' yn unig. Gwnewch yn siŵr eich bod wedi meddwl am gyfaddawdu a byddwch â chynllun wrth gefn. Bydd cynllunio da ac ymarfer yn cynyddu eich siawns o gael canlyniad sydd wrth fodd eich calon, ond dylech bob amser fod yn barod i gytuno ar lai cyn belled â'i fod yn dal yn rhesymol. Cofiwch y gallwch gerdded i ffwrdd yn hytrach nag ildio. Os yw rhywun yn anghytuno â'ch cais, gallwch ddweud rhywbeth fel: 'Mae'n ymddangos y bydd angen i ni gytuno i anghytuno ar hyn o bryd. Dwi'n mynd i feddwl ychydig mwy am y mater ac fe wna i ddod yn ôl atoch chi.' Mae gennych chi'r hawl i gymryd yr amser sydd ei angen arnoch chi.

'Dydw i ddim yn gallu cael pobl i wneud yr hyn dwi eisiau iddyn nhw ei wneud'

Bydd hyn yn digwydd o bryd i'w gilydd; mae bod yn bendant yn golygu gwneud eich gorau i ymwneud â phobl eraill a'u darbwyllo. Chi sy'n rheoli'r hyn rydych chi'n ei wneud ond nid y ffordd maen nhw'n ymateb. Waeth pa mor dda y byddwch chi'n cyflwyno eich achos, weithiau bydd y person arall yn dewis peidio â gwrando arnoch chi, neu'n dewis bod yn amharchus. Allwch chi ddim gwneud dim mwy na gwneud eich gorau glas i fod yn rhesymol ac yn barchus, ac os byddwch chi'n cyflawni hynny, yna rydych chi wedi bod yn bendant a dylech ganmol eich hun am hynny.

Crynodeb

- Mae bod yn bendant yn gallu ein helpu ni i reoli straen

- Mae cyfathrebu pendant yn glir ac yn dangos parch tuag at bawb sy'n cymryd rhan

- Mae'n galw am ddysgu sgiliau cyfathrebu a meithrin yr hyder i fod yn bendant

- Mae pendantrwydd yn golygu dal eich tir pan fo angen ond gan wybod sut a phryd i negodi a chyfaddawdu

15

Rheoli gorbryder: nid rhywbeth ar gyfer anhwylderau gorbryder yn unig

Roeddwn i'n hapus iawn â'r ffordd y llwyddais i ddysgu delio gyda fy ofnau a 'mhryderon. Fe wnaeth wahaniaeth go iawn i 'mywyd i, gan fy mod i'n gallu wynebu pethau a pheidio â chael fy llethu gan orbryderon. Ond fe ffeindiais fod dysgu i ymdopi ag ofnau a straen wedi fy helpu i wneud cymaint mwy na hynny. Roeddwn i bob amser wedi brwydro gyda fy mhwysau ac wedyn fe wawriodd arna i 'mod i'n bwyta pan oeddwn i dan straen; roedd dysgu i reoli fy straen wedi fy helpu i gadw at ddeiet. Roeddwn i hefyd yn gallu cysgu'n well gan 'mod i wedi dysgu sut i ymlacio; fe ffeindiais fy mod i wedi ymlacio mwy yn y gwaith hefyd a dwi'n credu 'mod i'n dod ymlaen yn well gyda phobl o ganlyniad.

Fel y gwelwch chi, unwaith y byddwch wedi meistroli sgiliau rheoli straen neu orbryder, gallwch fod bron yn sicr y byddwch yn ymdopi'n well â phob math o anawsterau eraill. Efallai y gwelwch y byddwch yn gallu defnyddio eich dealltwriaeth newydd o'r ymateb i straen i'ch helpu i ddelio â phroblemau megis:

- gorfwyta neu fwyta rhy ychydig (neu yfed, neu smygu)

- problemau cysgu
- iselder
- anawsterau rhywiol
- dicter
- poen
- problemau'r cof.

Erbyn hyn mae'n debyg eich bod yn deall eich anawsterau'n reit dda, yn cadw nodiadau ac yn sylwi ar batrymau, gan gydnabod y cylchoedd dieflig hynny sy'n cadw problemau'n fyw. Os ydych chi'n gweld bod gorbryder, straen neu bryder yn chwarae eu rhan yn eich anawsterau, gallwch gymryd cam adeiladol a cheisio torri'r cylch drwy reoli eich gorbryderon. Efallai y bydd angen cefnogaeth ychwanegol arnoch chi, ac efallai y byddwch yn gweld llyfrau eraill yn y gyfres 'Goresgyn', yn ogystal â llyfrau hunangymorth eraill, sy'n cynnig hyn, ond bydd dim ond dysgu sut i gymryd gorbryder allan o'r darlun yn help enfawr ac weithiau'n datrys y broblem yn llwyr.

Gorfwyta neu fwyta rhy ychydig (neu yfed, neu smygu)

Mae straen yn effeithio ar ein harchwaeth. Mae lefelau uchel o straen yn gallu difetha ein harchwaeth yn hawdd a gallwn deimlo gormod o densiwn i fwyta. Os ydych chi'n un o'r bobl hynny sy'n cael trafferth i gynnal eich pwysau am fod straen yn eich rhwystro rhag teimlo eich bod eisiau bwyd, neu hyd yn oed yn gwneud i chi deimlo fel cyfogi, yna mae'n debyg y byddwch yn gweld bod colli eich archwaeth at fwyd yn ychwanegu at eich straen ac yn gwneud bwyta'n anoddach nag erioed. Gallwch weld i ble mae'r patrwm yma'n mynd – cylch dieflig o straen, colli archwaeth, pryder a mwy o golli archwaeth.

Neu efallai eich bod yn berson sy'n ei chael hi'n anodd cadw eich pwysau i lawr ac sy'n bwyta er mwyn cael cysur pan fyddwch yn wynebu straen. Os felly, byddwch yn gwybod yn iawn bod bwyta er mwyn cael cysur (neu yfed, neu smygu hefyd) yn gweithio yn y tymor byr: yn wir, yn y tymor byr mae'n 'ateb cyflym' effeithiol iawn, a does dim syndod ein bod yn mynd yn gaeth iddo. Daw'r broblem yn ddiweddarach pan gawn ni'n gadael yn teimlo'n waeth amdanom ein hunain ac o dan fwy fyth o straen – a hyd yn oed yn fwy tebygol o fwyta, yfed neu smygu am gysur. Felly mae dau rym yn gallu ein gyrru i or-wneud pethau: yr ateb tymor byr a'r straen ychwanegol yn y tymor hirach. Ac mae'n hawdd iawn cael eich dal yn y patrymau problemus yma.

Erbyn hyn rydych chi'n gwybod, unwaith y byddwch wedi sylweddoli beth yw cynnwys eich cylch dieflig chi, y gallwch dorri'r cylch drwy reoli'r straen sy'n ei yrru. Gallwch adnabod eich cylch eich hun o beidio â bwyta digon neu o orfwyta, yfed neu smygu gormod, dim ond drwy fonitro eich teimladau a'ch ymddygiad am gyfnod. Mae'n debyg na fydd yn cymryd yn hir iawn i chi wneud hyn. Yna byddwch yn gallu gweld pryd ydych chi mewn perygl, nodi'r arwyddion o straen ac adnabod eich patrymau ymddygiad eich hun. Wedi hynny, gallwch ddechrau rheoli'r straen a'r gorbryder sy'n eu cymell. Bydd straeon Arwel a Mali'n rhoi syniad i chi sut gallwch chi wneud hyn drosoch eich hun.

Arwel: Ers i mi adael coleg, dwi wedi bod yn brwydro gyda fy mhwysau bron drwy'r amser. Unwaith y rhoddais i'r gorau i ymarfer corff dechreuodd y pwysau gynyddu; roeddwn i'n bwriadu mynd ar ddeiet byth a beunydd ond byddwn i'n methu bob tro. Ac yna fe fyddwn i'n teimlo'n anhapus ac wedyn yn bwyta er mwyn cael cysur. Mae pawb yn dweud wrtha i fod hyn yn gyffredin, ond dydy hynny ddim yn ei rwystro rhag bod yn broblem i mi. Felly, fe ddechreuais i gadw cofnod o'r hyn roeddwn yn ei fwyta gan ddefnyddio dyddiadur syml; fe wnaeth hyn fy helpu i weld yn union pam roeddwn i'n cael trafferth a hefyd sut gallwn i ymdopi'n well:

Awydd i fwyta: pryd a ble	Sut roeddwn i'n teimlo	Beth wnes i	Sut roeddwn i'n teimlo
Dydd Iau: 6.00 p.m. pan oeddwn i'n gadael y gwaith	Doeddwn i ddim wedi bwyta drwy'r dydd ac roeddwn i eisiau bwyd a doedd dim ots gen i beth o'n i'n ei fwyta	Prynu siocled yn y garej a'i fwyta yn y car (fe wnes i fwyta llawer ohono!)	Ar ôl y rhyddhad cychwynnol, roeddwn i'n teimlo'n hynod ofidus 'mod i wedi bwyta cymaint o sothach – roeddwn i'n teimlo'n bryderus am fy mhwysau
Dydd Iau: 6.30 p.m. gartref	Yn dal i deimlo'n bryderus am fethu cael rheolaeth dros fy mhwysau byth. Felly roeddwn i eisiau cael gwydraid o win a pheidio â phoeni a pheidio â phryderu	Fe dywalltais i wydraid mawr o win ac wedyn doeddwn i ddim yn poeni ac fe fues i'n bwyta er mwyn cael cysur drwy gyda'r nos	Ar y dechrau roeddwn i'n teimlo'n dawel fy meddwl, ond drannoeth roeddwn i'n teimlo'n sâl ac yn fwy pryderus nag erioed na fydda i byth yn concro fy mhroblem pwysau
Dydd Gwener: 11.00 a.m. yn y gwaith – mae fy nghyfrifiadur yn camfihafio eto a dwi'n pryderu y gallwn i ddechrau colli gwaith	Teimlo tensiwn, gorbryder, rhwystredigaeth – mae gen i fisgedi siocled yn fy nrôr a dwi eisiau eu bwyta nhw	Fe gerddais i ffwrdd o 'nesg a mynd allan i'r iard. Fe eisteddais yn yr haul am chwarter awr a gwneud ymarferiad ymlacio cyflym	Roeddwn i'n teimlo'n dawelach fy meddwl ac fe gliriodd fy mhen. Gallwn wneud cynllun – fe benderfynais ffonio'r ddesg gymorth TG a gofyn am help cyn i mi golli unrhyw waith pwysig. Roeddwn i'n teimlo'n well a ddim eisiau bwyd o gwbl

Fe wnes i gadw lòg fel hyn am ryw wythnos ac wedyn gallwn weld fy mhatrymau'n glir: os oeddwn i'n llwglyd neu'n orbryderus iawn, byddwn i'n gorfwyta (a goryfed). Fe ddysgais sut i wneud dau beth:

1. osgoi bod yn rhy lwglyd
2. cymryd dau funud i ymlacio bob tro y byddwn i'n orbryderus ac yn awchu am fwyd neu alcohol.

Roedd yr ymlacio byr hwn wir yn gweithio oherwydd nid yn unig roedd yn fy nhawelu, ond fe helpodd fi i benderfynu a oedd angen i mi fwyta neu beidio mewn gwirionedd. Yn aml, os oeddwn i wedi ymdawelu, roedd y teimlad llwglyd yn diflannu. Ar y dechrau fe helpodd hyn fi i reoli fy mwyta ac fe stopiais i fwyta rhwng prydau a gorfwyta mewn pyliau pan nad oeddwn i wir eisiau bwyd. Yn ddiweddarach, a minnau'n teimlo y gallwn reoli pethau, fe ddechreuais i roi cynnig ar golli pwysau, a drwy ymlacio a defnyddio technegau tynnu sylw fe wnes i lwyddo i ymdopi. Dydy hi ddim bob amser yn hawdd cadw at fy neiet ond mae'n llawer haws os bydda i'n defnyddio fy strategaethau rheoli straen.

Mali: Dwi wedi bod yn benderfynol o roi'r gorau i smygu gymaint o weithiau. Rydych chi'n gwybod fel mae hi – dechrau'n llawn bwriadau da ac yna ildio i'r ysfa ac addo i chi'ch hun y byddwch chi'n 'rhoi'r gorau i smygu fory'. Fy mhroblem i oedd y byddwn i wir eisiau sigarét bob tro y byddwn i'n teimlo'n nerfus. Fyddwn i ddim yn gallu meddwl am ddim byd arall; roeddwn i wastad yn argyhoeddedig mai dyna'r unig ffordd y gallwn reoli fy nerfau. Felly byddwn i'n cael sigarét (gan addo i mi fy hun bob tro mai heddiw fyddai fy niwrnod olaf yn smygu) ac wedyn byddwn i'n teimlo'n iawn. Roedd hyn fel petai'n profi i mi mai'r unig ffordd y gallwn i ymdopi oedd drwy smygu. Y tro diwethaf i mi fynd at y meddyg oherwydd fy mrest, fe roddodd hi neges hallt iawn i mi; dywedodd na fyddwn i o gwmpas i weld fy mhlant yn tyfu i fyny oni bai 'mod i'n rhoi'r gorau i smygu. Efallai ei bod hi'n gor-ddweud, dwi ddim yn gwybod, ond fe wnaeth ei geiriau i mi stopio a meddwl bod raid i mi wneud rhywbeth. Fe eisteddais i lawr i feddwl am fy smygu a beth allwn i ei wneud ynglŷn â hyn. Fe gofiais ein bod wedi cael rhywfaint o hyfforddiant rheoli straen yn y gwaith ac er nad oeddwn i wedi talu llawer o sylw ar y pryd, roedd y nodiadau gen i. Ar ôl i mi gnoi cil dros bethau ac ailddarllen fy nodiadau, fe ddes i'r casgliad yma:

- **Dwi mewn perygl:** pan dwi dan straen neu'n orbryderus neu pan dwi'n smygu gyda ffrindiau
- **Dyma beth dwi'n ei deimlo:** wedi cynhyrfu, gydag ysfa wironeddol gryf i smygu (felly dim syndod 'mod i'n ildio)
- **Dyma beth dwi'n ei wneud fel arfer:** ildio i'r ysfa a smygu naill ai ar fy mhen fy hun neu gyda ffrindiau
- **Dyma fydda i'n ei wneud yn lle hynny:** (i) atgoffa fy hun ei bod hi'n ddealladwy fod gen i'r ysfa yma ar ôl bod yn smygu am flynyddoedd, ond hefyd atgoffa fy hun 'mod i eisiau bod mor iach â phosib ar gyfer fy nheulu – nhw ydy'r peth pwysicaf yn fy mywyd; (ii) fe wna i drio dilyn rhai o'r strategaethau rheoli straen fel technegau tynnu sylw ac ymlacio byr; (iii) fe wna i leihau fy risg drwy wrthod mynd allan gyda'r rhai sy'n smygu a dwi'n mynd i wahardd smygu yn y tŷ (bydd hynny'n plesio fy ngŵr!).

Roedd hi'n anodd iawn ar y dechrau, ond roeddwn i'n lwcus o gael llawer o gefnogaeth gan fy ngŵr oedd yn rhoi gwobr fach i mi am bob diwrnod nad oeddwn i'n smygu. Fe ffeindiais i nad oeddwn i'n gallu troi'r ymarferion ymlacio a thynnu sylw 'ymlaen'; doedden nhw ddim yn dod mor hawdd â hynny. Felly, roedd yn rhaid i mi ddod o hyd i amser i'w hymarfer. Unwaith eto, roeddwn i'n ffodus fod gan ffrind i mi recordiad ar gyfer ymlacio ac fe roddodd ei fenthyg i mi, ac fe ddechreuais i dreulio ychydig funudau bob bore a gyda'r nos yn gwneud yr ymarferiad. Mae'n drueni na wnes i dalu sylw i'r hyfforddiant rheoli straen yn y gwaith oherwydd fe wnes i ffeindio 'mod i wrth fy modd gydag amser ymlacio, ac fe ddes i'n dda iawn am adael i'r tensiynau fynd, arafu fy anadlu a chlirio fy meddwl. A diolch i fy 'mhecyn cymorth' o strategaethau a grym fy mhenderfyniad, dwi wedi gallu rhoi'r gorau i smygu. Dwi'n credu y bydda i bob amser yn smygwr wrth reddf, ond bellach mae gen i'r sgiliau a'r hyder i beidio ag ildio i'r ysfa.

Cwsg

Mae'n debyg mai'r broblem fwyaf cyffredin gyda chwsg yw methu mynd i gysgu'n hawdd. Gelwir hyn yn aml yn insomnia a bydd pawb wedi cael profiad ohono ar ryw adeg neu'i gilydd. Mewn gwirionedd, dim ond os yw'n digwydd am gyfnodau hir ac nad ydych chi'n cael digon o gwsg i allu gweithredu'n iawn drannoeth y mae'n broblem. Mae'n werth nodi nad oes angen wyth awr o gwsg ar bawb; mae ein hanghenion yn amrywio'n fawr a dywedir mai dim ond tair awr bob nos oedd eu hangen ar bobl fel Margaret Thatcher a Napoleon. Felly, os mai dim ond am ychydig oriau rydych chi'n cysgu, mae yna siawns nad oes angen mwy o gwsg arnoch chi; os ydych chi'n teimlo wedi gorffwys drannoeth, yna byddwch wedi cael digon.

Ond os ydych chi'n cael anhawster, mae yna lawer o bethau ymarferol y gallwch chi eu gwneud er mwyn ei gwneud hi'n fwy tebygol eich bod yn cael noson dda o gwsg. Dyma'r awgrymiadau arferol:

- ceisiwch sefydlu trefn amser gwely lle rydych chi'n ymdawelu cyn mynd i'r gwely
- cadwch eich ystafell wely yn dywyll a thawel, a gwnewch yn siŵr fod eich gwely'n gyfforddus
- peidiwch â chysgu yn ystod y dydd
- peidiwch â gorfwyta nac yfed gormod o alcohol neu gaffein cyn mynd i'r gwely a cheisiwch beidio â smygu cyn mynd i gysgu
- gwnewch yn siŵr eich bod yn cael digon o ymarfer corff yn ystod y dydd
- os byddwch chi'n deffro ac yn methu mynd yn ôl i gysgu, codwch a gwnewch rywbeth nes eich bod yn teimlo wedi blino – peidiwch ag aros yn y gwely yn troi a throsi
- peidiwch â gwylio'r teledu neu ddefnyddio'r we yn y gwely.

Mae'n werth ystyried y canllawiau hyn. Mae rhywbeth mor syml â rhoi'r gorau i gaffein yn gallu gwneud gwahaniaeth enfawr.

Fodd bynnag, mae'r un peth sy'n achosi insomnia yn fwy na dim byd arall yn seicolegol, sef pryderu am fethu cysgu. Y cylch dieflig mwyaf cyffredin yw'r un lle mae pryderu am fethu cysgu yn ein rhwystro ni rhag cysgu; mae hyn wedyn yn ein gwneud yn fwy pryderus am beidio cysgu ac mae'r cylch yn parhau. Os ydych chi eisoes wedi darllen drwy'r llyfr hwn, byddwch yn gallu gweld i ble mae hyn yn mynd; yn aml, gall rheoli'r pryderon ynghylch cysgu dorri'r cylch. Eich strategaeth fwyaf pwerus yw dysgu peidio â phryderu. Os meddyliwch chi'n ôl dros yr hyn rydych chi wedi ei ddarllen yn y llyfr yma, byddwch yn sylweddoli eich bod wedi dysgu llawer o dechnegau i ffrwyno pryderon: datrys problemau i ddelio â'r pryder, hunansiarad i'ch cysuro eich hun, a sut i dynnu'ch sylw oddi ar y meddyliau plagus sy'n gwrthod diflannu. Rydych chi hefyd wedi dysgu sut i wneud i'ch hun ymlacio, ac yn y nos gall hyn fod yn ddefnyddiol iawn. Llwyddodd Llŷr – yn yr enghraifft isod – i roi'r strategaethau hyn i gyd ar waith, er efallai y byddwch chi'n gweld fod dim ond un neu ddau ohonyn nhw'n ddigon i dorri eich cylch pryder.

Llŷr: Dechreuodd hyn wrth imi dreulio ychydig yn hirach ar y cyfrifiadur neu o flaen y teledu neu gyda fy nhrwyn mewn llyfr bob nos; roedd hi'n ymddangos yn hawdd aros yn effro, felly doeddwn i ddim yn meddwl 'mod i'n barod i fynd i gysgu, ond wedyn aeth hi'n anoddach codi yn y bore. Roedd hynny'n iawn nes i mi gysgu'n hwyr a cholli dechrau cyfarfod pwysig, ac ychydig wedi hynny fe wnes i gamgymeriad gwirion yn y gwaith a hynny, mae'n debyg, am fy mod i'n dal i deimlo'n gysglyd a ddim o gwmpas fy mhethau. Fe sylweddolais fod angen fy nghwsg arna i wedi'r cyfan, a'r noson honno fe ges fy noson waethaf o gwsg erioed. Roeddwn i'n pryderu na fyddwn i'n cysgu'n iawn, a wnes i ddim. Roeddwn i'n sownd gyda'r meddyliau na fyddwn i'n gallu mynd i gysgu ac yna na fyddwn i ddim yn gallu gweithredu yn y gwaith ac y byddwn i'n gwneud camgymeriadau ac mewn trwbl. Roeddwn i'n teimlo mwy a mwy o densiwn, yn gorfforol ac yn feddyliol, ac yna dechreuais fod yn fwy a mwy effro. Datblygodd wedyn i fod yn broblem gyson a byddwn i'n gorwedd yn effro yn y nos yn pryderu am bethau. Fe es i weld fy meddyg a dywedodd hi y gallai roi tabledi cysgu i mi, ond y byddai'n well ganddi beidio; felly fe wnes i geisio dysgu sut i dawelu fy hun a chael noson dda o gwsg fel yna.

Roeddwn i'n gwybod rhywbeth am oresgyn ofnau gan fy mod i wedi bod â ffobia pan oeddwn yn fy arddegau, ac roeddwn i wedi dysgu ffyrdd o ddelio gyda fy meddyliau a 'nheimladau dychrynllyd drwy ddefnyddio meddwl cytbwys, datrys problemau, technegau tynnu sylw ac ymlacio. Felly fe benderfynais weld a fyddai'r rhain yn helpu gyda fy nghwsg.

Fe wnes i gadw cofnod o'r hyn oedd yn mynd drwy fy meddwl pan oeddwn i'n troi a throsi, ac yna fe wnes i gynllun ar gyfer delio gyda fy mhryderon. I ddechrau, fe wnes i lunio ateb dwy ran: unwaith yr oeddwn wedi enwi fy mhryderon nosweithiol, byddwn yn ceisio datrys y broblem; ac os nad oeddwn i'n gallu datrys y broblem, byddwn yn tynnu fy meddwl oddi ar y peth drwy fynd am dro yn fy hoff goedwig. Fe welais yn fuan nad oedd hyn yn ateb gwael ond y gallwn i wneud yn well. Dwi'n hoff iawn o ddefnyddio'r dull cynnig a methu ac yn disgwyl gorfod rhoi sawl cynnig ar rywbeth. Fe sylweddolais yn fuan, er bod datrys problemau yn ddull da, strwythuredig ar gyfer heriau go iawn, fod mwy o'r cwestiynau niwlog 'beth os ... ?' yna'n troi a throsi yn fy mhen yn y nos, ac am 2 o'r gloch y bore doeddwn i ddim yn gallu eu stopio, felly yn amlach na pheidio byddwn yn troi at fy nhechneg o dynnu fy sylw. Roedd fy nelwedd tawelu yn un dda ac fe'i gwnes yn fwy effeithiol fyth drwy roi 'trac sain' iddi o'm hoff gerddoriaeth ymlaciol a thrwy gynnwys fy nghi yn y darlun. Popeth yn iawn hyd yma, ond yna fe ges i syniad da arall – ymlacio'r corff cyfan. Ar ôl mynd i'r gwely, byddwn i'n ymlacio'r corff cyfan, gan weithio i fyny drwy fy nghoesau, fy mreichiau a'm corff. Roedd hyn yn golygu 'mod i wedi ymlacio'n gorfforol ac roedd hynny'n fy ymlacio'n feddyliol hefyd. Fel arfer byddwn i'n syrthio i gysgu cyn gorffen yr ymarferiad hyd yn oed, ac os byddwn i'n deffro yn y nos byddwn naill ai'n mynd yn ôl at fy nelwedd o fynd â'r ci am dro neu'n dechrau gwneud ymarferiad ymlacio arall. Bu'n gymaint o help nes i'm hyder ynglŷn â chysgu wella ac roeddwn i wir yn gallu fy nghalonogi fy hun pan fyddwn i'n cael cyfnod o fod yn effro: 'Llŷr,' meddwn, 'paid â phryderu, ti'n gwybod bod pryder yn gwaethygu'r peth. Os nad wyt ti'n gallu datrys y broblem yr eiliad hon, yna ceisia ei chau hi allan o dy feddwl a chysga'n braf heno. Ti'n gwybod dy fod ti'n gallu gwneud hynny a byddi di'n teimlo'n well yn y bore.'

Iselder

Mae'n gyffredin iawn i orbryder fod yn rhan o iselder; yn wir, yr enw ar un math o iselder yw 'iselder cythryblus' gan ei fod yn cynnwys hwyliau isel ynghyd â thensiynau a gorbryder. Er na fydd rheoli'r gorbryder o anghenraid yn datrys yr iselder, gall wneud ymdopi ag iselder yn llawer haws.

Mae dwy enghraifft isod. Mae stori Math yn ymwneud â defnyddio strategaethau rheoli straen i helpu i ymdopi ag iselder hirdymor, ac mae hanes Fflur yn dangos sut gwnaeth pendantrwydd a thechnegau tynnu sylw ei helpu hi i ymdopi â'i phwl cyntaf o'r felan.

Math: Dwi wastad wedi bod yn un mae fy ffrind yn ei alw'n 'foi gwydr hanner gwag' a dwi'n aml yn teimlo'n isel iawn. Dwi'n pryderu na fydda i fyth yn mwynhau bywyd a dwi'n pryderu y bydd pethau'n gwaethygu – dwi wedyn yn teimlo hyd yn oed yn fwy isel fy ysbryd. Dwi wedi trafod meddyginiaeth gyda fy meddyg, ond dwi wastad wedi dewis peidio â dilyn y trywydd hwnnw; wedi'r cyfan, dwi'n dal i allu gweithio a chael bywyd cymdeithasol, felly dwi'n siŵr nad oes angen meddyginiaeth arna i. Tua blwyddyn yn ôl, roeddwn i'n siarad gyda fy ffrind am sut roeddwn i wastad yn teimlo'n isel ac ar bigau'r drain, ac fe soniodd wrtha i am grŵp rheoli straen yr oedd wedi mynd iddo yn ei feddygfa leol. Credai fod rhai o'r pethau a oedd wedi bod yn help iddo ymdawelu a bod mewn gwell cyflwr meddwl yn bethau a allai fy helpu i hefyd. Doedd dim grŵp ar gael yn fy meddygfa i ond mi wnes i ddod o hyd i lyfr wnaeth fy helpu. Beth ddysgais i oedd y gallwn i ddal y meddyliau pryderus (a'r delweddau weithiau) a oedd yn mynd drwy fy meddwl ac y gallwn i wneud dau beth:

1. Gallwn eu diffodd drwy feddwl am rywbeth mwy cadarnhaol: gan fod fy mhryderon i gyd yn ymwneud â methu ymdopi â'm hiselder a mynd i drafferthion yn y gwaith a gartref, fe ddatblygais i rai delweddau cadarnhaol ohonof fy hun yn gwneud y pethau roeddwn i'n gallu eu gwneud a'r pethau rydw i'n mwynhau eu gwneud. Er enghraifft, fe wnes i gymell fy hun i gofio am un prynhawn yn y gwaith pan wnes i gynnal digwyddiad hyfforddi a aeth yn dda ac y cefais lawer o ganmoliaeth amdano; fe gofiais am gicio pêl o gwmpas gyda ffrindiau yn fy mharc lleol a gyrru i'r traeth ar ddiwrnod heulog yr haf diwethaf. Roedd y delweddau hyn yn rhoi teimlad braf i mi, dim ond drwy feddwl amdanyn nhw, ac roedden nhw hefyd yn cynrychioli ymdopi a bod yn iach yn y dyfodol – sy'n rhoi gobaith i mi. Gallwn ddiffodd fy mhryderon hefyd dim ond drwy wneud rhywbeth arall fyddai'n tynnu fy sylw, fel mynd am dro neu ddarllen cylchgrawn.

2.   Gallwn fy nghalonogi fy hun hefyd. Fe ddysgais i gamu
     yn ôl o'r meddyliau pryderus ac atgoffa fy hun, er 'mod
     i'n tueddu i fod yn 'foi gwydr hanner gwag', fod gen i
     ffrindiau roeddwn i'n eu caru o hyd, ac a oedd yn pryderu
     amdana i, ac roedd gen i swydd oedd yn rhoi rhywfaint
     o foddhad i mi. Roeddwn wedi cyflawni llawer, a dweud
     y gwir, ac roeddwn i hefyd wedi dysgu 'mod i'n gallu
     gwneud i mi fy hun deimlo ychydig yn well drwy ddysgu
     sut i ddiffodd pryderon; fe helpodd hyn fi i deimlo bod
     pethau dan reolaeth am y tro cyntaf a 'ngwneud i'n fwy
     gobeithiol y gallwn i wneud rhywbeth am y peth, a daeth
     y dyfodol yn llai o ddychryn i mi.

Roedd fy ffrind yn gymorth mawr ac fe anogodd fi i ddal ati hyd
yn oed pan fyddwn i'n cael dyddiau isel, anobeithiol, gan ddweud
bod y cyfan yn werth yr ymdrech. Dwi'n teimlo'n dawelach fy
meddwl ac yn llawer mwy optimistig am allu rheoli'r ffordd
dwi'n meddwl ac yn teimlo, felly bydd y llyfr nesaf y bydda i'n ei
brynu'n sôn am sut i reoli fy iselder.

Fflur: Daeth yr iselder yn eithaf sydyn pan oeddwn i yn fy
nhridegau. Roedd fy ngwaith yn y ganolfan wastad wedi bod
yn dipyn o straen, ond roeddwn i'n mwynhau'r her o helpu
pobl. Wedyn fe ges i blant fy hun, ond roeddwn i'n llwyddo i
gydbwyso gwaith a bywyd gartref, er bod y pwysau'n fwy, wrth
gwrs. Yna daeth toriadau i effeithio ar wasanaethau, ac roedd hi'n
ymddangos fod pob un ohonom yn gorfod gwneud dwywaith
cymaint o waith. Dwi'n meddwl 'mod i wedi cyrraedd pen fy
nhennyn: doeddwn i ddim yn teimlo 'mod i'n gwneud jobyn da
yn y gwaith na gartref. Byddwn i'n cynhyrfu ynglŷn â phethau,

am anghofio pethau pwysig neu am wneud jobyn gwael. Byddwn i'n deffro ganol nos ac yn y bore gan arswydo am y diwrnod o fy mlaen: beth allwn i ei wneud o'i le? Sut oeddwn i'n mynd i ymdopi? Roedd meddyliau'n troi a throi yn fy mhen. Roeddwn i'n colli cwsg ac yn teimlo'n waeth ac yn waeth amdanaf fy hun, ac roedd y cyfan yn fy ngwneud i'n ddigalon. Roedd fy nghof yn wael, doeddwn i ddim yn gallu canolbwyntio, doeddwn i ddim yn edrych ymlaen at bethau – fe es i'n isel fy ysbryd.

Sylwodd fy mhartner ar y newid yma. Mae'n berson ymarferol iawn ac fe eisteddodd gyda fi er mwyn i ni siarad am yr hyn oedd yn digwydd. Fe helpodd fi i weld beth oedd y problemau go iawn a beth oedd yn broblemau oherwydd fy mod i'n isel. Roedd yna broblemau go iawn, does dim amheuaeth: roedd yn rhaid i mi wneud gwaith dau berson ac roedd hyn yn amhosib. Wedyn roedd y problemau oedd yn deillio o'r iselder a'r pryder. Un o'r pethau mwyaf llethol i mi oedd y pendroni yn ystod y nos; roedd hyn yn fy ngadael wedi blino ac yn lluddedig yn y bore, oedd yn golygu bod pob diwrnod yn dechrau'n wael. Dywedodd fy mhartner y gallwn i geisio gwneud rhywbeth am y ddau beth yma. Fe ddywedodd y gallwn i fynd at fy rheolwr a bod yn bendant wrth esbonio 'mod i'n gweithio'n rhy galed. Ond, a dweud y gwir, doeddwn i ddim yn teimlo y gallwn i wynebu'r her honno, felly fe ddywedais y byddwn i'n dechrau drwy geisio delio â'r pendroni er mwyn gallu cael noson dda o gwsg. Fe ddefnyddiais ymarferion ymlacio er mwyn fy helpu i fynd i gysgu a thynnu fy meddwl oddi ar fy mhryderon. Pe bawn i'n deffro yn y nos, roedd gen i ddelwedd hyfryd y byddwn i'n mynd yn ôl ati ac roedd gen i fantra bach: 'Gad hyn tan y bore – byddi di'n meddwl yn gliriach bryd hynny.' Roedd hyn yn fy helpu i gael noson well o gwsg. Wedyn, fe ddes i'n well am ddatrys problemau yn y bore ac fe ddaeth peth o'r hen hyder yn ôl. Ond roedd y broblem fawr o orfod gweithio'n rhy galed yn dal i fod yn realiti, a byddai pethau'n anodd hyd nes y byddwn yn mynd i'r afael â hynny. Gyda chefnogaeth fy mhartner a gwell cwsg, fe lwyddais i baratoi araith bendant ac fe es i weld fy rheolwr i esbonio fy sefyllfa amhosib. Roeddwn i'n lwcus fod gen i reolwr oedd yn gwrando. Doedd hi ddim wedi sylweddoli 'mod i'n cael trafferthion am nad oeddwn i erioed wedi cwyno; roedd hi wedi tybio fy mod i'n ymdopi ac felly roedd hi wedi bod yn pentyrru gwaith arna i, ond ar ôl iddi sylweddoli nad oeddwn i'n ymdopi, roedd hi'n hapus i ailddiffinio fy nghyfrifoldebau. Heb straen gorweithio, dechreuodd fy hwyliau wella.

Anawsterau rhywiol

Mae yna nifer o resymau pam mae anawsterau rhywiol yn gallu digwydd i gyplau neu i bobl sengl. Os ydych chi'n gweld fod gennych chi broblemau o fewn eich perthynas, efallai fod angen i chi ystyried cael cwnsela i gyplau, ond mae yna hefyd bethau y gallwch roi cynnig arnyn nhw drosoch eich hun. Mae nifer o ffactorau'n effeithio ar les rhywiol: heneiddio, iselder, meddyginiaethau, hanes o gamdriniaeth ac ati, ond mae gorbryder ynghylch perfformiad a mwynhad rhywiol yn aml yn chwarae ei ran. Doedd Jenna, yn y darn isod, ddim mewn perthynas sefydlog ond roedd hi'n gwybod o brofiadau siomedig blaenorol fod cael rhyw'n brofiad poenus iddi bob tro y byddai mewn perthynas rywiol. Roedd hyn wedi ei gwneud yn ofnus o gael rhyw treiddiol ac roedd hyn yn ei dro yn effeithio ar faint y gallai ymlacio mewn perthynas â rhywun. Roedd wedi mynd yn llawn tensiwn ac roedd hi'n rhag-weld problemau corfforol. Roedd y tensiwn corfforol yma'n gwaethygu'r broblem.

Roedd Ianto, ar y llaw arall, mewn perthynas gariadus iawn, ond roedd wedi sylwi bod ei libido'n lleihau pan fyddai dan straen mawr yn y gwaith a phethau eraill ar ei feddwl. Yn ystod y cyfnod hwn doedd o ddim wedi gallu cynnal ei godiad ac roedd hyn yn gosod mwy o straen arno. Nawr roedd yn pryderu y byddai hyn yn digwydd, ac roedd y pryder fel petai'n lladd ei ddiddordeb rhywiol ac yn ei atal rhag cael codiad.

Jenna: A minnau bellach yn fyfyrwraig, roeddwn i'n edrych ymlaen at ddarganfod rhyw, ond doedd fy mhrofiad cyntaf i ddim yn un da. Roedd braidd yn drwsgl a phoenus a welais i mo'r bachgen ar ôl y dêt hwnnw, a ches i ddim cyfathrach rywiol am beth amser. Doeddwn i ddim wedi disgwyl iddo fod yn boenus nac achosi cymaint o embaras ac roedd hyn ar fy meddwl pan ddechreuais i berthynas newydd yn ddiweddarach yn y tymor, a digwyddodd rhywbeth tebyg eto. Roeddwn i wir yn hoffi fy nghariad ac roedd e'n gariadus, ond roeddwn i'n hunanymwybodol iawn ac unwaith eto fe gefais fod cael rhyw yn brofiad poenus. Yna fe ddechreuais i ddisgwyl y boen ac fe achosodd hynny i mi beidio â bod eisiau rhyw. Roeddwn i'n hoffi'r cwtsio a'r agosrwydd ond roeddwn i'n pryderu y byddai hynny'n arwain at gael rhyw, felly roeddwn i'n llai cariadus a dwi'n meddwl bod hynny wedi effeithio ar y berthynas ac fe ddaeth i ben. Fe welais i gwnselydd y coleg ac fe helpodd hi fi i weld 'mod i wedi cael fy nal mewn cylch di-fudd oedd yn dechrau gan ddisgwyl cael poen.

Disgwyliad ...

mynd yn llawn tensiwn a methu ymlacio ...

yn gwneud cael rhyw yn boenus ...

disgwyl cael poen ...

Fe awgrymodd hi y dylwn i fod yn bendant ynghylch fy anghenion y tro nesaf y byddwn i mewn perthynas: dylwn ddweud fy mod i eisiau cymryd pethau'n araf a chael rhyw heb dreiddio i ddechrau – dim ond mwytho ac anwesu. Fe ddywedodd ei bod hi'n bwysig 'mod i'n dechrau cysylltu gweithredoedd rhywiol â bod wedi ymlacio a theimlo'n ddiogel; fe ddywedodd ei bod hi'n iawn i mi wrthod os byddwn i mewn poen ac y gallwn gymryd pethau un cam ar y tro wrth gael rhyw. Fe wnaethon ni ymarfer beth allwn i ei ddweud wrth fy nghariad nesaf nes 'mod i'n gysurus yn datgan fy anghenion rhywiol. Pan wnes i gyfarfod rhywun, roeddwn i'n teimlo'n iawn wrth ddweud wrtho beth roeddwn i eisiau a beth nad oeddwn i eisiau, ac fe wnaeth y ffaith ei fod wedi gwrando arna i ein perthynas ni'n gryfach. Fe ffeindion ni lawer o ffyrdd creadigol o fod yn agos yn rhywiol, ac eto dwi'n credu bod hyn wedi helpu ein perthynas ni. Fe ddechreuais i ymlacio ac edrych ymlaen at ein cyswllt corfforol. Yn aml byddwn yn gofyn i 'nghariad oedi am ychydig er mwyn i mi allu ymlacio'n iawn a byddai'n gwneud hyn, a gwnaeth hynny fi'n fwy hyderus eto. Am y tro cyntaf roeddwn i'n mwynhau fy hun a phan gawson ni gyfathrach lawn roeddwn i'n barod, wedi ymlacio; roeddwn i'n teimlo'n ddiogel ac fe wnes i fwynhau'r profiad. Pe bai angen i mi ddweud beth sydd wedi bod yn fwyaf defnyddiol, byddwn i'n dweud mai dysgu bod yn bendant am fy anghenion oedd hynny, ac roedd dysgu i ymlacio hefyd yn hanfodol.

Ianto: Dwi'n caru fy mhartner ac ar y dechrau roedd gennym ni berthynas rywiol wych ond wedyn dechreuodd yr holl beth fynd yn ofid ac yn straen, nes yn y diwedd roedd yn well gen i beidio â gwneud dim. Pan fydden ni'n mynd i'r gwely roedd y cyfan yn teimlo fel baich a doedd y meddyliau oedd yn mynd drwy 'mhen i yn ddim i'w wneud â chariad a rhyw ond yn hytrach roedden nhw'n bryderon: fydd raid i mi berfformio? Beth os na fedra i? Beth os yw Ceri wedi cael digon ac yn fy ngadael i? Yn aml byddwn i'n gwneud esgus 'mod i eisiau aros i lawr yn hwyr a gwylio'r teledu. Dwi'n lwcus – mae gen i bartner ffantastig ac yn y pen draw fe eisteddon ni i lawr a siarad am bopeth ac fe esboniais fy mhroblem. Roedd Ceri yn wych, a dywedodd: 'Beth am anghofio am ryw – beth am gytuno i gwtsio a chusanu, achos dyna dwi'n ei golli fwyaf. Wedyn fyddi di ddim yn teimlo dan bwysau a byddwn ni'n dal i deimlo'n agos. Mae angen i ti ddysgu ymlacio eto ac mae angen i ti gael pleser o'n perthynas ni eto.' Felly fe gytunon ni y bydden ni'n cwtsio ac yn cusanu am y tro, ac er mwyn gwneud ein perthynas ni'n well fyth, fe ddechreuon ni gael 'nosweithiau mynd ar ddêt' eto, pryd y bydden ni'n gwneud ymdrech i wisgo i fyny ar gyfer ein gilydd a chael noson allan.

Fe weithiodd hyn ac yn raddol dechreuodd fy mhryderon gilio – ac os bydden nhw'n dod yn ôl, byddwn i'n gwneud fy ngorau glas i fod yn ddigynnwrf ac yn rhesymol: 'Mae'n ddealladwy 'mod i'n pryderu y bydd Ceri yn fy ngadael i oherwydd rydw i wastad wedi bod yn berson ansicr, ond mae popeth rydyn ni wedi ei drafod yn fy nghysuro gan wneud i mi sylweddoli ein bod ni'n gwpl cryf a chariadus ac y gallwn oroesi hyn.'

Dicter

Mae dicter yn normal a gellir ei gyfiawnhau pan fyddwn yn teimlo ein bod yn cael ein hecsbloetio a'n cam-drin. Hyd at ryw bwynt, mae'n rhoi'r teimlad i ni o fod â hawl i gael rhywbeth gwell ac mae'n rhoi dewrder i ni. Mae angen i ni allu sylweddoli pryd y gellir cyfiawnhau dicter a phryd rydyn ni'n ei drafod yn dda.

Mae problemau'n codi pan nad ydyn ni'n ymdrin â'n dicter mewn ffordd dda, pan fyddwn ni'n 'ffrwydro' neu'n gas neu'n cyfeirio ein dicter at bobl ddiniwed. Gall dicter sy'n cael ei reoli'n wael fel hyn fod yn rhwystr i ni ymwneud â phobl eraill mewn ffordd adeiladol ac mae'n gallu effeithio ar ein perthynas â theulu, ffrindiau a chyd-weithwyr. Gall dicter tuag aton ni ein hunain ein gwneud yn hynod hunanfeirniadol ac mae hyn yn sigo ein hunanhyder.

Os yw dicter yn broblem i chi, byddwch yn falch o glywed y bydd llawer o'r strategaethau rheoli gorbryder rydych chi wedi eu dysgu hefyd yn gweithio i reoli dicter.

- **Cadwch gofnod** o'ch teimladau dig a'ch 'ffrwydradau' er mwyn i chi allu deall pam a phryd rydych chi'n mynd yn ddig ac i'ch helpu i weld patrymau problemus
- Mae **dysgu sut i gamu yn ôl** a myfyrio yn hytrach nag ymateb yn rhy fuan yn allweddol
- Bydd **defnyddio technegau tynnu sylw ac ymlacio** i wrthsefyll meddyliau a theimladau dig yn helpu
- Bydd **dysgu meddwl mewn ffordd gytbwys a theg** yn sicr o fod o gymorth
- Bydd **hyfforddiant pendantrwydd** yn eich helpu i drechu ymddygiadau dig; ewch yn ôl i ddarllen y bennod honno.

Rachel: Yn ddiweddar, fe fues i'n mynd i grŵp rheoli dicter, ac er 'mod i'n amheus ar y dechrau, rydw i wedi newid fy marn yn llwyr. Roedd yn help mawr, ac nid dim ond i bobl fel fi sydd wastad wedi bod braidd yn uchel eu cloch ac yn 'danllyd' ond hefyd i bobl fel Gwion, sydd fel arfer yn dawel ond sy'n cadw popeth i mewn ac wedyn yn ffrwydro. Bu'r dull yn gymorth i ni i gyd. Fe ddechreuon ni drwy gadw dyddiaduron o'n ffrwydradau o ddicter: fe nodon ni pryd y bydden nhw'n digwydd a'r meddyliau, y teimladau a'r ymddygiad oedd yn cyd-fynd â nhw. Wedyn fe edrychon ni am batrymau i'n helpu i rag-weld pryd y bydden ni'n colli ein tymer. Doeddwn i ddim yn colli fy nhymer mor aml â hynny, ond y patrwm a welais i oedd, pan fyddwn i'n teimlo'n flin, y byddwn i'n ffrwydro heb feddwl am deimladau'r person arall nac am y canlyniadau. O ganlyniad, roeddwn i'n dychryn fy mhlant ac yn cael enw drwg yn y gwaith. Roedd Gwion yn hollol wahanol – byddai'n teimlo dicter o bryd i'w gilydd ond roedd yn ei reoli – neu'n hytrach roedd yn ei or-reoli. Byddai'n ei gadw i mewn ac yn mynd yn fwy a mwy dan straen ac yn teimlo mwy a mwy o densiwn. Yna byddai'n 'ffrwydro' – yn aml ar ôl cyrraedd adref, felly ei bartner druan oedd 'y gath oedd yn cael ei chicio'. Fel finnau, byddai bob amser yn teimlo'n wael wedyn ar ôl sylweddoli ei fod wedi ypsetio'r person roedd yn ei charu fwyaf.

Roedd yn rhaid i'r ddau ohonon ni ddysgu bod yn bendant, oedd yn golygu ein bod ill dau yn gorfod dysgu camu'n ôl a chael cydbwysedd: dangos parch tuag atom ein hunain ac at eraill. Fy mhroblem i oedd – cyn gynted ag y byddwn i'n gwylltio, doeddwn i ddim yn parchu pobl eraill; ond doedd Gwion ddim yn ei barchu ei hun ddigon i ddweud pan oedd yn teimlo wedi'i frifo neu wedi ypsetio, ac wedyn byddai popeth yn mynd yn drech nag e. Gwnaeth yr hyfforddiant pendantrwydd, oedd yn cynnwys llawer o chwarae rôl ac ymarfer, wahaniaeth mawr, ac yna fe ychwanegon ni sgiliau eraill: fe ddysgon ni sut i dawelu ein hunain drwy ddefnyddio ymarferiad ymlacio a thynnu sylw byr. Fe ddysgais i gyfrif i lawr o ddeg cyn i mi ymateb ac roedd hynny'n prynu digon o amser i mi ddefnyddio ymlacio a 'siarad' â mi fy hun mewn ffordd adeiladol. Er enghraifft, byddwn i'n dweud: 'Dere nawr, Rachel – ti'n gwybod mai dim ond naw oed yw e a dyna be mae plant naw oed yn ei wneud. Os byddi di'n esbonio iddo pam nad yw hyn yn syniad da, bydd yn dysgu'n llawer gwell nag y byddai wrth i ti weiddi arno a'i ddychryn.' Neu byddwn i'n dweud: 'Mae hi'n ddigywilydd ac yn afresymol ac yn amharchus, mae hynny'n wir – ond dwi'n gallu bod yn well na hynny ac yn gallu ennill parch fy nhîm drwy osod esiampl.' Dysgodd Gwion ddweud wrtho'i hun: 'Mae fy nheimladau i'n bwysig – os ydw i'n teimlo'n ddig, gallaf ddweud hynny a gallaf wneud hynny mewn ffordd sy'n dangos parch bellach.' Fe stopiodd gadw ei ddicter i mewn a rhoi'r gorau i 'gicio'r gath' pan fyddai'n cyrraedd adref. Mewn dim o dro roedd rheoli'r dicter wedi talu ar ei ganfed i mi, a'r allwedd oedd yr ymarfer a'r chwarae rôl ynghylch sut i fod yn bendant.

Poen

Mae yna lawer o ymchwil sy'n dangos fod tensiwn yn gwaethygu poen, lle bynnag y mae ffynhonnell y boen honno. Mae hyn yn wir hyd yn oed am boen y mae meddygon yn ei galw'n boen 'seicosomatig', a gallai eich strategaethau rheoli straen fod hyd yn oed yn fwy effeithiol gyda'r math yma o boen. Dydy cael poen seicosomatig ddim yn golygu bod y boen i gyd yn eich meddwl; yr hyn mae'n ei olygu yw bod y boen yn debyg o gael ei gyrru gan achos seicolegol yn hytrach nag achos corfforol. Enghraifft dda fyddai cur pen tensiwn: mae'r achos yn seicolegol ond mae'r boen yn real iawn.

Eto, mae cylchoedd dieflig yn gyrru'r boen neu'n cynyddu'r boen ac mae angen i chi adnabod eich patrymau tensiwn eich hun. Rai blynyddoedd yn ôl fe welais i glaf oedd â phroblemau gyda'i galon ac yn cael poenau angina difrifol iawn: roedd ffynhonnell y boen yn gorfforol. Doedd dim y gallen ni ei wneud i wella cyflwr ei galon, ond fe wnaethon ni rywbeth i'w helpu i reoli'r straen yr oedd y boen yn ei achosi iddo a'r boen ychwanegol a'r anabledd yr oedd y straen yn eu hachosi. Roedd yn ofni cael poenau ac yn byw mewn cyflwr parhaus o ddisgwyl pryderus – cyflwr fyddai'n gwneud unrhyw un ohonon ni'n fwy sensitif i boen. Ar ben hyn, roedd wedi stopio mynd allan rhag ofn y byddai'n cael pwl o angina; felly byddai'n aros gartref lle nad oedd dim i dynnu ei sylw mewn gwirionedd, felly roedd ganddo fwy o amser i hel meddyliau am y boen. Y peth cyntaf wnaethon ni oedd dysgu sut i ymlacio. Roedd hyn yn anodd i'r claf, felly fe ddechreuon ni gydag ymarferiad ymlacio hir, dros gyfnod o amser, a gydag ymarfer, fe addasodd hyn a datblygu trefn fer y gallai ei defnyddio yn unrhyw le bron iawn. Ond doedd hynny ddim cweit yn ddigon, ac fe ychwanegon ni at ei sgiliau drwy greu delwedd feddyliol ymlaciol iawn yr oedd wrth ei fodd yn ei hailchwarae yn ei feddwl. Roedd yn ddelwedd am fynd i bysgota – hobi yr oedd wedi hen roi'r gorau iddo; fe lenwodd y darlun meddyliol â manylion golau'r bore bach yn syrthio ar yr afon, seiniau ac arogleuon yr olygfa, a dilyn hynny â manylion y gwaith o baratoi ei fachau a'i wialen ar gyfer pysgota. Roedd y ddelwedd hon nid yn unig yn lliniaru ei boen drwy dynnu ei sylw, ond fe'i hysbrydolodd hefyd i ailgydio yn ei wialen ac yntau bellach yn magu hyder ynghylch rheoli ei boen. Mwya'n y byd y byddai'n mynd allan yma ac acw, mwya'n y byd o bethau fyddai'n dod i dynnu ei sylw a byddai ei ofn o'r boen yn lleihau. Pan wnes i ei ryddhau o'r clinig, fe ddywedodd: 'Dwi wedi dysgu byw gyda fy mhoen. Pan fydd yn dod, dydw i ddim yn ei hymladd bellach, dwi jest yn derbyn ei bod yn rhan o 'mywyd i ac y galla i wneud pethau i esmwytho fy hun a symud ymlaen drwy'r boen.'

Roedd profiad Maggie o boen yn wahanol: cafodd ei chyfeirio ata i am fod ganddi 'syndrom coluddyn llidus' (IBS: *irritable bowel syndrome*) nad oedd modd canfod achos meddygol iddo. Roedd hi wedi newid ei deiet, ond heb fawr o wahaniaeth; roedd hi'n dal i gael ei phoeni'n rheolaidd gan grampiau stumog difrifol. Roedd yna batrwm i'w phoen – roedd straen fel petai'n ei gwneud hi'n fwy bregus, ond roedd ganddi sawl ffynhonnell straen yn ei bywyd prysur ac roedd hi'n amhosib cael gwared ar bob un ohonynt. Felly, fel fy nghlaf arall, roedd angen iddi ddysgu byw gyda'r boen a datblygu strategaethau ar gyfer ei lleddfu pan fyddai'n digwydd.

Maggie: Doeddwn i ddim yn optimistig ynghylch rheoli fy IBS; roedd wedi bod yn rhan o 'mywyd i ers amser maith a doedd dim byd wedi helpu. Ond roeddwn i wedi dysgu ymlacio'n rheolaidd drwy gydol y dydd, ac roedd hyn yn cadw fy lefelau straen cyffredinol i lawr; roedd hynny ynddo'i hun wedi helpu i leihau nifer y pyliau roeddwn i'n eu cael. Fe ddysgais hefyd sut i ymlacio mewn ymateb i gael pwl. Felly, yn lle tynhau, byddwn i'n dweud wrthyf fy hun: 'Dyma ni eto – dim ond poen yw e ac rwyt ti'n gallu delio â hyn. Ymlacia dy gorff, rheola dy anadlu a gad i hyn fynd heibio.' Doedd ymlacio pan oeddwn i mewn poen ddim yn dod yn hawdd: mae'n mynd yn groes i'r graen, ond fe gofiais fod fy ffrind wedi cael cyngor i wneud hyn pan oedd hi'n cael poenau esgor wrth roi genedigaeth i'w phlentyn. Felly roeddwn i'n gwybod fod yna reswm meddygol drosto ac fe sbardunodd hynny fi i'w wneud. A wir i chi, fe helpodd.

Nawr dwi'n cael llai o byliau a dwi'n gallu ymdopi â nhw heb lawer o ffwdan gan nad ydyn nhw'n achosi cymaint o densiwn i mi. Hefyd fe ddechreuais i weld fod fy IBS yn 'fesurydd straen' i mi. Dwi'n cael mwy o byliau pan fydda i dan straen a nawr dwi'n meddwl am IBS fel ffordd fy nghorff o ddweud wrtha i am gymryd pethau'n hamddenol.

Cof

Rydyn ni'n gwybod ers dros gan mlynedd fod straen yn effeithio ar y cof. Pan oeddwn i'n gweithio mewn uned niwrolegol yn cynnal profion ar y cof, gorbryderu am eu cof yr oedd y rhan fwyaf o'r cleifion y byddwn yn eu gweld yn hytrach na cholli eu cof go iawn. Roedd eu straen a'u pryder yn amharu ar eu cof, ac unwaith y bydden nhw'n dysgu rhai technegau rheoli gorbryder byddai eu cof yn gwella. Roedd y rhan fwyaf o bobl y byddwn yn eu gweld yn pryderu fod dementia arnyn nhw, ac mae'n rhaid i bob un ohonon ni dderbyn bod ein cof yn pylu wrth i ni heneiddio: mae'n ffaith drist, ond nid yw o anghenraid yn golygu ein bod yn datblygu dementia. Felly holwch eich ffrindiau – ydyn nhw'n cael 'eiliadau anghofus'? Os felly, mae'n debyg bod eich anawsterau yn normal wrth i chi geisio cofio enwau neu gofio ble gadawsoch chi allweddi'r car neu pan fyddwch chi'n mynd i fyny i'r llofft ac yn anghofio pam.

Er mwyn cofio, mae angen i ni allu gwneud tair tasg feddyliol:

- talu digon o sylw i brosesu gwybodaeth. Os na wnawn ni hynny, yna fyddwn ni byth yn ffurfio atgof
- cadw gwybodaeth yn ddigon hir i'w storio fel atgof
- gallu ei dwyn i gof pan fo angen.

Fel y dysgon ni ar ddechrau'r llyfr hwn, mae straen a gorbryder yn effeithio ar y ffordd rydyn ni'n meddwl, ac mae hynny'n golygu eu bod yn effeithio ar ein gallu i wneud y tair tasg feddyliol yma. Felly, mae'n ddealladwy bod gorbryder a straen yn gallu amharu ar gofio, ac yn gwneud hynny. Gall dim ond bod yn ymwybodol fod hyn yn digwydd helpu i dawelu eich meddwl y tro nesaf y byddwch chi'n cael trafferth i gofio rhywbeth. Ffaith galonogol arall yw bod diffyg cwsg yn amharu ar y cof: mae yna lawer o ymchwil sy'n dangos hyn, ac rydyn ni eisoes wedi gweld fod straen a gorbryder yn effeithio ar gwsg. Felly, os nad ydych chi'n cysgu'n dda, ystyriwch hyn pan fyddwch yn pryderu am eich cof.

Os edrychwn ni ar y tair tasg feddyliol un ar y tro, gallwn weld sut gall y broses o gofio gael ei drysu.

Talu sylw

Pan fyddwn ni dan straen, bydd ein pryderon a'n meddyliau trychinebus yn aml yn tynnu ein sylw; felly, yn aml fyddwn ni ddim yn rhoi digon o sylw i wybodaeth i ffurfio atgof. Dydyn ni ddim wedi anghofio, wnaethon ni ddim creu atgof yn y lle cyntaf.

Dwi'n cofio mynd i mewn i 'nghyfweliad ond fedra i ddim cofio hanner beth fuon ni'n ei drafod. Roeddwn i'n rhy nerfus i brosesu popeth.

Mae popeth ddigwyddodd ar ôl y ddamwain car yn ddryswch llwyr – mae darnau o'r cof ar goll. Dwi'n meddwl 'mod i mor ofnus fel nad oeddwn i'n prosesu pethau.

Roedd y gwaith yn pentyrru ac roeddwn i'n teimlo dan fwy

a mwy o straen dros yr wythnosau, os nad y misoedd hynny.
Fe effeithiodd hyn ar fy nghanolbwyntio ac roeddwn i'n
colli pethau y dylwn fod wedi sylwi arnyn nhw. Yn ffodus
mae gen i ysgrifenyddes dda oedd yn fy atgoffa o bethau
nad oeddwn i wedi sylwi arnyn nhw.

Cadw gwybodaeth

Dydyn ni ddim yn ffurfio atgof dim ond wrth dalu sylw i rywbeth: mae angen i ni ei gadw'n ddigon hir iddo gael ei ysgrifennu ar ein meddyliau. Mae pob un ohonom wedi cael y profiad o anghofio enw rhywun newydd neu god allwedd newydd ar gyfer y drws, er efallai ein bod wedi ei ailadrodd unwaith neu ddwy. Mae hyn yn arbennig o wir os oes rhywbeth arall yn tynnu ein sylw, ac efallai mai pryder fydd y rhywbeth arall hwnnw. Rydych chi'n gwybod fod straen yn effeithio ar yr ymennydd a pha mor dda mae'n gweithio: fe fuon ni'n sôn am hyn ar ddechrau'r llyfr. Mae straen fel petai'n amharu ar weithgaredd y rhan o'r ymennydd sy'n ein helpu i gadw gwybodaeth newydd (yr hipocampws), felly mae'n gwneud synnwyr nad ydyn ni'n ffurfio atgofion cystal pan fyddwn ni dan straen. Wrth i'n lefelau straen ostwng, mae'r hipocampws yn dechrau gweithio'n well a gall ein cof wella.

Dwyn atgof i gof

Hyd yn oed os ydyn ni wedi ffurfio atgofion, gall straen a phryder ein rhwystro rhag cael gafael arnyn nhw. Efallai y byddwch wedi cael profiad fel hyn mewn cyfweliad neu arholiad pan ydych chi'n gwybod fod yr ateb i'r cwestiwn yn eich pen ond eich bod yn methu'n lân â'i ddwyn i gof pan fyddwch chi angen gwneud hynny. Mae'n rhwystredig, ac yn fwy rhwystredig fyth pan fyddwn ni'n cofio'r ateb cyn gynted ag y byddwn ni wedi gadael yr ystafell. Rydyn ni'n ei gofio oherwydd bod ein lefelau straen wedi gostwng: pan fyddwn ni'n orbryderus, dydyn ni ddim yn perfformio'n dda, ond wrth i'n tensiynau leihau rydyn ni'n gwneud yn well (efallai y byddwch yn cofio hyn o benodau agoriadol y llyfr hwn).

Iestyn: Roeddwn i'n ofnadwy mewn arholiadau: byddwn i'n adolygu'n galed iawn ac wedyn byddai fy meddwl yn mynd yn gwbl wag yn yr arholiad. Dywedodd fy ffrind gorau fod hyn wedi digwydd iddi hi unwaith neu ddwy, felly roedd hi'n defnyddio tric, sef treulio rhyw bum i ddeng munud yn ymlacio cyn prawf. Roedd hi'n gwneud ioga ac fe ddefnyddiodd rai o'r ymarferion delweddu o'i dosbarth. Yn y prawf ei hun, pe bai ei meddwl yn mynd yn gwbl wag byddai'n dweud wrthi ei hun: 'Dwi'n gwybod hyn ac os bydda i'n dawelach fy meddwl fe ddaw yn ôl ata i.' Yna byddai naill ai'n ceisio ymlacio eto neu'n symud at gwestiwn arall am y tro. Dywedodd fod hyn yn ei helpu i gofio pethau. Dwi am roi cynnig ar hynny o hyn ymlaen.

Magda: Rhan o'm swydd ydy esbonio pethau i ymwelwyr neu i staff newydd: roeddwn i'n arfer gallu gwneud hyn yn hyderus ond wedyn dechreuodd fy nghof beri trafferth i mi ac fe es i deimlo'n nerfus am y peth. Dywedodd fy nghariad wrtha i nad oedd hi'n syndod fod fy nghof yn pallu oherwydd bod gennym ni blentyn bach oedd yn ein cadw'n effro yn y nos, a minnau wedi mynd yn ôl i swydd sy'n llawn straen. Dwi'n credu ei fod yn iawn, ond erbyn hynny roeddwn wedi fy nal mewn cylch o nerfusrwydd oedd yn effeithio ar fy nghof ac roedd hynny'n fy ngwneud i'n fwy nerfus. Anfonodd fy rheolwr fi i weld ein cwnselydd gwaith, oedd yn cytuno ag esboniad fy nghariad, ac fe ddysgodd ymarferiad ymlacio byr i mi y gallwn ei wneud cyn fy nghyflwyniadau. Fe roddodd gyngor i mi hefyd sut i gael noson well o gwsg ac awgrymodd y dylwn i ddefnyddio nodiadau syml i'm hatgoffa o'r prif bwyntiau yr oedd angen i mi eu cofio. Fe wnaeth hyn i gyd fy helpu go iawn – a gyda'r nodiadau, fe wnes i ymlacio cymaint nes 'mod i'n gweld nad oeddwn i'n nerfus ac wedyn doedd dim angen y nodiadau arna i!

Bydd y bennod hon wedi dangos i chi fod pryderon, ofnau a gorbryderon yn gallu cyfrannu at anawsterau eraill, felly gall dysgu'r technegau yn y llyfr hwn eich helpu i rwystro neu reoli llawer mwy na gorbryder yn unig. Ond mae yna lyfrau eraill yn y gyfres 'Goresgyn' a all eich helpu hefyd – gweler Darllen Pellach, tudalen 408.

Crynodeb

- Gall rheoli straen a gorbryder fod o fudd i ni mewn sawl ffordd

- Mae'n gallu ein helpu i gadw ein harchwaeth dan reolaeth, i gysgu'n well, i reoli ein hwyliau, i wella ein perthynas ag eraill a hyd yn oed i ymdopi â phroblemau gyda'r cof a phoen

- Mae rheoli'r straen a'r gorbryderon sy'n cael eu hachosi gan broblemau heblaw gorbryder yn galw am yr un ymroddiad i ddeall y patrymau sydd angen eu newid, ac ymarfer ffyrdd newydd o fynd i'r afael â'r broblem

16

Ymdopi yn y tymor hir

Ar y dechrau roeddwn i'n meddwl fod rheoli straen yn debyg i gymryd tabledi gwrthfiotig: cymryd y cwrs a theimlo'n well. Wel, mi oeddwn i'n teimlo'n well, ond dwi wedi dod i sylweddoli fod rheoli straen a chadw rheolaeth dros fy mhryderon yn ymrwymiad tymor hir. Mae'n debyg ar ryw ystyr i ymarfer corff: mae'n rhaid i chi ddal ati i'w wneud, ond mwya'n y byd y byddwch chi'n ymarfer, gorau'n y byd y byddwch chi'n teimlo. Dwi hefyd wedi dysgu na fydd hi'n hawdd bob amser; dydy straen a phryder ddim yn diflannu ohonyn nhw'u hunain, ond dwi'n eu rheoli'n well. Dwi wedi dysgu sut i wneud rheoli straen yn rhan o 'mywyd, a sut i rag-weld ac i drin y rhwystrau sy'n codi o dro i dro. Efallai fod hon yn swnio fel tasg anodd, ond dydy hi ddim go iawn; mae'n braf teimlo fy mod wedi llwyddo i oresgyn fy anawsterau a dwi'n teimlo mai fi sy'n rheoli'r sefyllfa. A dwi bob amser yn teimlo fod y cyfan yn fuddsoddiad gwerth chweil o ran amser ac ymdrech.

Os ydych chi wedi cyrraedd y pwynt hwn, rydw i'n gobeithio eich bod wedi newid eich barn am straen a gorbryder a'ch bod wedi dechrau datblygu'r sgiliau ymdopi sydd eu hangen arnoch chi. Rydw i hefyd yn gobeithio eich bod yn dechrau teimlo'n gadarnhaol am y dyfodol ac yn eithaf da amdanoch chi eich hun.

Nod y bennod olaf hon yw eich helpu chi i ddal eich gafael ar optimistiaeth a llwyddiant drwy esbonio sut gallwch chi gynnal yr hyn rydych chi wedi'i gyflawni fel na fydd pryderon, ofnau a gorbryderon yn gorfod bod yn broblem yn y dyfodol.

Mae'r canlynol yn allweddol ar gyfer ymdopi yn y tymor hir:

- ymarfer
- creu 'glasbrint' ymlaen llaw
- defnyddio pob achos o faglu i symud ymlaen
- newid eich ffordd o fyw i leihau straen.

Ymarfer

Maddeuwch i mi am fod fel tiwn gron braidd, ond mae ymarfer yn gwbl sylfaenol ar gyfer ymdopi yn y tymor hir. Mae digon wedi cael ei ddweud mewn penodau blaenorol, felly dim ond gair i'ch atgoffa yw hyn mai ymarfer a rihyrsio yw eich ffrindiau gorau. Bydd y sgiliau rydych chi wedi eu dysgu erbyn hyn yn dod yn haws eu defnyddio ac yn fwy effeithiol wrth eu hymarfer, ond rhaid i chi ddal ati i ymarfer.

Creu 'glasbrint'

Yn y bôn, dadansoddi a datrys problemau yw ystyr hyn – gair arall amdano yn Saesneg yw 'troubleshooting'. I wneud hyn, mae angen i chi neilltuo amser i feddwl am y canlynol:

1. Eich heriau yn y dyfodol (ceisiwch eu disgrifio'n benodol iawn), megis: 'Rhoi cyflwyniad byr i 'nghyd-weithwyr am fy ngwaith', neu 'Mynd â'r haearn smwddio yma sy ddim yn gweithio yn ôl i'r siop cyn diwedd y mis', neu 'Mynd i mewn i'r sied yn yr ardd (pryfed cop!) rywbryd yn yr wythnos neu'r pythefnos nesaf'.

Beth yw'r heriau sydd o'ch blaen chi?

....

....

....

2. Yr adegau pan fyddwch chi'n fregus, megis: 'Pan dwi'n blino neu pan fydda i'n sâl', 'Pan fydd gwaith yn fy llethu i', 'Pan mae disgwyl i mi siarad yn gyhoeddus a hynny'n ddirybudd'.

Pryd rydych chi'n fregus?

....

....

....

Unwaith y byddwch wedi rhag-weld y sefyllfaoedd fydd yn achosi straen i chi, gallwch gymryd cam yn ôl a chynllunio sut byddwch yn delio â phob her. Cadwch mewn cof eich pecyn cymorth cyfan ar gyfer ymdopi; erbyn hyn, mae'n debyg y bydd gennych chi set o sgiliau fydd yn gymorth i chi mewn nifer o sefyllfaoedd. Pa rai o'ch technegau ymdopi fydd yn eich helpu chi? Ysgrifennwch eich cynllun rheoli – dydy ein cof ni ddim ar ei orau pan ydyn ni dan straen ac efallai y byddwch yn anghofio rhai syniadau da iawn. Gwnewch hyn ar gyfer pob sefyllfa fydd yn her i chi.

Pa rai yw fy strategaethau gorau?

Sefyllfa: ....

Sut bydda i'n ymdopi: ....

....

Efallai y bydd eich dull o ymdopi'n edrych yn debyg i hyn:

Pa rai yw fy strategaethau gorau?

Sefyllfa 1: Mynd â'r haearn smwddio yma sy ddim yn gweithio yn ôl i'r siop cyn diwedd y mis

Sut bydda i'n ymdopi: Atgoffa fy hun mai dim ond mynd yn anoddach fydd hyn wrth i mi osgoi ei wneud. Ymarfer fy nghais pendant gyda fy ffrind. Ymlacio cyn i mi fynd i'r siop. Gwobrwyo fy hun â *latte* wedyn.

Sefyllfa 2: Pan fydd gwaith yn fy llethu i

Sut bydda i'n ymdopi: Cadw fy nyddiadur straen fel y bydda i'n ymwybodol pan fydd y llwyth gwaith yn mynd yn ormod – gwell ei ddal yn gynnar. Os ydw i'n cael fy ymestyn ormod, gallaf ddirprwyo gartref ac yn y gwaith (fe fydda i'n ymarfer bod yn bendant gyda fy staff er mwyn iddi fod yn haws dirprwyo yn y gwaith). Byddwch yn bendant a dywedwch 'Na' i fwy o waith. Gwneud yn siŵr 'mod i'n loncian bob gyda'r nos – dim ond hanner awr mae'n ei gymryd ac mae'n gwneud i mi deimlo'n gymaint gwell. Peidio ag yfed alcohol – mae hynny bob amser yn gwneud i mi deimlo'n waeth yn y pen draw.

Rhai awgrymiadau defnyddiol eraill i chi:

- Ewch ati i greu cynllun wrth gefn: ystyriwch sut byddwch yn delio â'r sefyllfa os nad yw pethau'n mynd yn ôl y disgwyl; lluniwch gynllun amgen rhag ofn y bydd ei angen arnoch.
- Ceisiwch greu glasbrint pan fydd eich meddwl wedi ymlacio neu pan fydd gennych chi ffrind i'ch helpu chi – fel hyn byddwch yn gallu bod yn fwy creadigol a chynhyrchiol.

- Ceisiwch rag-weld adegau anodd a beth fydd eich anghenion; wedyn gallwch drefnu eich bywyd i leihau eich poen meddwl ar yr adegau hyn. Er enghraifft, os ydych chi'n gwybod fod pwysau'r Nadolig bob amser yn achosi straen ac yn eich gadael yn teimlo'n anhapus ac yn debygol o droi at siocled ac alcohol am gysur, gallech chi ailfeddwl am eich gweithgareddau dros y Nadolig i gyfyngu ar eich straen: dirprwywch, gwnewch gynlluniau i siopa'n gynharach nag arfer, gwnewch yn siŵr nad ydych chi'n gallu cael gafael ar alcohol a siocled yn hawdd; trefnwch i gael amser i chi'ch hun, ac ewch ati i ymarfer dweud 'Na'.

Defnyddio pob achos o faglu i symud ymlaen

Mae hyd yn oed y cynlluniau gorau yn gallu mynd ar chwâl, ac ar adegau fe fyddwch yn siomedig gyda'ch perfformiad. Mae hyn yn rhywbeth i'w ddisgwyl, ond mae'n gyfnod o fod yn agored iawn i gymryd cam yn ôl. Os byddwch yn ystyried achos o faglu neu siom fel 'methiant', byddwch yn teimlo'n ddigalon, a bydd hyn yn dechrau sigo'r hyder rydych chi wedi bod yn ei feithrin gydol y rhaglen hon. Fodd bynnag, os defnyddiwch yr achos o faglu fel cyfle i ddysgu mwy am eich cryfderau a'ch anghenion, gallwch droi siom yn rhywbeth gwerth chweil i chi.

Mae pob achos o faglu'n dweud rhywbeth wrthych chi amdanoch eich hun ac am eich gwendidau, a gallwch ddysgu yn sgil hyn, fel y gwnaeth Carwen. Roedd Carwen wedi cael trip siopa siomedig. Nawr roedd ganddi hi ddewis: gallai hi adael y sefyllfa fel ag yr oedd neu gallai geisio dod o hyd i esboniadau pam na lwyddodd hi. Wrth adolygu'r digwyddiad, fe sylweddolodd mai dyna'r tro cyntaf iddi geisio siopa ar ei phen ei hun ers tro byd; roedd y siopau dan eu sang a hithau'n teimlo nad oedd hi'n gallu anadlu, a doedd y peth roedd hi am ei brynu ddim yn y siop ac felly fe aeth yn rhwystredig. Ond fe gofiodd hefyd fod ei mislif wedi cychwyn drannoeth. Roedd hyn i gyd wedi ei helpu i ddod i gasgliad tosturiol: 'Does dim syndod ei bod hi'n anodd, roedd gen i lawer o bethau oedd yn gweithio yn fy erbyn!' Fe wnaeth y ddealltwriaeth hon atal Carwen rhag bod yn orfeirniadol a rhoddodd wybodaeth ddefnyddiol iddi y gallai ei hystyried wrth gynllunio taith siopa yn y dyfodol – fel yna, byddai'n ei gwneud hi'n haws iddi ei hun. Er enghraifft, gallai benderfynu peidio ag ymgymryd â her fawr pan oedd yn dioddef tyndra cyn y mislif; gallai nawr werthfawrogi pwysigrwydd peidio â chymryd cam rhy fawr ar unwaith, a threfnu i gael ffrind i ddod gyda hi; gallai siopa ar adeg dawelach; a gallai benderfynu ffonio'r siop i weld a oedd ganddyn nhw'r hyn roedd hi am ei brynu er mwyn osgoi teimlo'n rhwystredig. Yn gryno, roedd hi wedi dysgu sut i ddysgu yn sgil ei hanffawd, a dyna yw hanfod ymdopi yn y tymor hir.

Felly, os ydych chi'n teimlo'ch bod wedi dod ar draws rhwystr, mae'n bwysig derbyn y bydd llithriadau a methiannau yn digwydd. Holwch eich hun i ddechrau:

- 'Pam mae hyn yn ddealladwy?' Wedyn holwch eich hun:
- 'Beth alla i ei ddysgu yn sgil hyn?' a
- 'Sut bydda i'n gwneud pethau'n wahanol o hyn ymlaen?'

Drwy holi'r tri chwestiwn yma, byddwch yn helpu eich hun i ddefnyddio pob enghraifft o faglu i symud ymlaen.

Newid eich ffordd o fyw i leihau straen

Mae yna rai newidiadau syml iawn y gallwch chi eu gwneud i'ch trefn o ddydd i ddydd fydd yn eich diogelu rhag straen yn y dyfodol. Fe welwch rai awgrymiadau isod; darllenwch drwyddyn nhw ac ystyriwch faint o'r pethau hyn y gallech chi eu gwneud.

- Trefnwch 'gyfnod ymlacio' fel rhan o'ch trefn ddyddiol. Efallai mai dim ond ychydig funudau fydd hyn yn ei gymryd ond bydd yn ddefnydd gwerthfawr o'ch amser. Ceisiwch ddatblygu'r arfer o ymlacio.
- Gwnewch gymaint o bethau pleserus â phosib: os yw eich gweithgareddau pleserus yn lleddfu eich tensiwn hefyd, gorau oll. Gallech roi cynnig ar ymarfer corff ac ioga.
- Peidiwch â gadael i straen dyfu. Os oes rhywbeth yn eich pryderu, gofynnwch am gyngor gan ffrindiau neu bobl broffesiynol. Ceisiwch ganfod lle y gallech chi fynd i gael cymorth; cadwch restr o rifau ffôn defnyddiol fydd yn cynnwys ffrindiau a sefydliadau fel y Samariaid.
- Ceisiwch gael trefn arnoch chi'ch hun gartref ac yn y gwaith. Os bydd angen cymorth proffesiynol arnoch chi, ceisiwch ddod o hyd i gwrs rheoli amser yn eich ardal chi.
- Byddwch yn bendant gartref ac yn y gwaith. Ewch ati i osgoi'r straen dianghenraid o gael eich sathru gan bobl neu gael eich ecsbloetio. Chwiliwch am ddosbarthiadau lleol sy'n cynnig hyfforddiant pendantrwydd neu chwiliwch yn y llyfrgell am lyfrau ar y pwnc yma.
- Ceisiwch osgoi bod wedi gorflino neu ymgymryd â gormod o waith. Sylweddolwch pryd rydych chi wedi cyrraedd y pen, a rhoi'r gorau iddi. Cymerwch hoe a cheisio gwneud rhywbeth pleserus a/neu rywbeth sy'n eich ymlacio.
- Peidiwch ag osgoi'r hyn rydych chi'n ei ofni. Os gwelwch chi fod rhywbeth yn mynd yn anodd i chi ei wynebu,

peidiwch â'i osgoi – os gwnewch chi hynny, dim ond mynd yn waeth fydd y sefyllfa. Yn hytrach, trefnwch gyfres o gamau bach a diogel i'ch helpu i gyflawni'r her.

- Cofiwch gydnabod yr hyn rydych chi wedi ei gyflawni a chanmol eich hun. Peidiwch byth â diraddio eich hun a pheidiwch â hel meddyliau am drafferthion y gorffennol. Ewch ati i'ch llongyfarch eich hun am yr hyn rydych chi'n ei gyflawni, cynlluniwch ac edrychwch ymlaen.

Crynodeb

- Unwaith y byddwch wedi meistroli rheoli gorbryder a straen mae angen i chi fuddsoddi yn y dyfodol drwy wneud y canlynol:

- ymarfer eich sgiliau'n rheolaidd

- cynllunio ymlaen yn drylwyr

- defnyddio pob achos o faglu fel cyfleoedd dysgu

- newid eich ffordd o fyw i leihau straen

17

Ôl-nodyn: Gair i gloi am oresgyn gorbryderon: gan y bobl sy'n gwybod

Rydw i am orffen y llyfr yma drwy adrodd hanes fy ngrŵp cyntaf ar reoli gorbryder a'r neges hollbwysig a ddysgais gan aelodau'r grŵp hwnnw.

Roedd hyn dros bum mlynedd ar hugain yn ôl. Roeddwn i'n seicolegydd clinigol brwdfrydig, newydd gymhwyso, ac fe wnes i'r hyn mae llawer o glinigwyr brwdfrydig, newydd gymhwyso yn ei wneud – fe sefydlais i grŵp rheoli gorbryder. Fe weithiais i'n anhygoel o galed yn ymchwilio i gynnwys y cwrs, yn ysgrifennu taflenni ac yn cefnogi aelodau'r grŵp. Roedd y cwrs yn para am dri mis ac erbyn y diwedd roedd pawb wedi gwneud yn dda iawn ac roeddwn i'n hapus dros ben. Nawr, mae pob clinigydd da yn gwerthuso'i driniaethau ac felly fe ddyfeisiais i holiadur hir, braidd, i ganfod beth oedd wedi bod yn fwyaf defnyddiol i aelodau'r grŵp. Yn fy holiadur fe roddais fanylion yr holl strategaethau gafodd eu trafod – strategaethau sydd bellach yn gyfarwydd i chi.

Penderfynodd aelodau'r grŵp nad oedden nhw eisiau llenwi fy holiadur yn unigol gan y byddai'n well ganddyn nhw roi adborth grŵp. Felly fe aethon nhw i ffwrdd i drafod eu meddyliau. Fe arhosais am yr ymateb gan deimlo'n eithaf cyffrous: oedden nhw'n mynd i ddweud wrtha i mai'r addysg seicolegol, wedi ei hymchwilio'n drylwyr, oedd y peth mwyaf defnyddiol? Neu'r hyfforddiant ymlacio hynod systematig? Neu'r hyfforddiant gofalus ar ddysgu sut i roi prawf ar feddyliau negyddol? Neu'r strategaethau ymarferol i ddatrys problemau? Roedd yna gymaint o bosibiliadau ac roeddwn i eisiau cael adborth manwl ar bob un o'r ymyriadau hyn. O'r diwedd, dywedodd llefarydd y grŵp eu bod nhw i gyd yn cytuno beth oedd wedi bod yn fwyaf defnyddiol iddyn nhw dros y tri mis diwethaf.

Dychmygwch fy siom pan sylweddolais eu bod nhw'n amlwg wedi rhoi fy holiadur i'r naill ochr, oherwydd y cyfan roddodd hi oedd crynodeb syml: 'Y peth mwyaf defnyddiol o bell ffordd rydyn ni wedi ei ddysgu yw dweud, "I'r diawl ag e!" ' Yr holl waith caled a manwl a dyma'r casgliad – rheg syml! Roeddwn i wir wedi synnu. Ond roedden nhw'n iawn – dyma yw craidd goresgyn gorbryder. Mae'r strategaethau a'r technegau yn gyfrwng i gyrraedd diben a'r diben wrth oresgyn gorbryder yw newid agwedd sy'n fodd i'ch rhyddhau chi. Bydd yr holl ganllawiau yn y llyfr hwn, gobeithio, yn eich helpu i gyrraedd man lle byddwch chi'n ddigon medrus i ymateb i straen a phryderon drwy gymryd cam hyderus yn ôl a dweud wrthych eich hun, 'Dwi'n gallu gwneud hyn, gad iddo fynd, rhaid symud ymlaen.'

Felly dwi'n dal i fod yn ddiolchgar i'r grŵp gwreiddiol o gleifion am fy nysgu beth yw hanfodion rheoli gorbryderon.

Yn olaf, cofiwch beth ddywedon ni ar ddechrau'r llyfr hwn: efallai mai'r canllaw hunangymorth yma fydd y cyfan fydd ei angen arnoch chi, ond efallai y bydd rhai ohonoch yn gweld bod angen ychydig mwy o arweiniad. Os oes rhannau'n aneglur, os nad yw'r ymarferion yn Rhan Tri yn ddigonol, peidiwch ag ystyried hyn fel methiant. Mae angen ychydig mwy o gymorth arnoch chi a dylai'ch meddyg teulu allu cynnig cefnogaeth a/ neu eich cyfeirio at arbenigwr os bydd angen. Dydy bod angen cefnogaeth ychwanegol ddim yn beth anghyffredin ac fe gawn y profiad hwn yn aml wrth i ni geisio dysgu iaith dramor ein hunain neu ddilyn deiet ar ein pennau ein hunain; weithiau dim ond hyd at bwynt arbennig y bydd y llyfrau hunangymorth yn mynd â ni. Os nad yw ein ffordd o fyw neu'n dull dysgu yn addas ar gyfer hunanaddysgu, efallai y bydd angen i ni ymuno â dosbarth nos neu ddod o hyd i diwtor. Pe baech chi'n chwilio am gymorth gyda'ch iaith neu gyda'ch deiet, mae'n debyg na fyddech chi'n eich gweld eich hun fel methiant. A dydych chi ddim wedi 'methu' os gwelwch fod y rhaglen hon yn fwy defnyddiol i chi os yw'n cael ei chefnogi gan grŵp cefnogi neu gan waith unigol gydag arbenigwr. P'un a ydych chi'n gweithio ar eich pen eich hun neu'n defnyddio cymorth ffrind neu gefnogaeth broffesiynol, y peth pwysig yw eich bod yn magu hyder ynoch chi eich hun, a does dim un ffordd benodol o wneud hynny – mae angen i chi deilwra'r rhaglen hon i ddiwallu'ch anghenion chi.

Dymunaf bob llwyddiant i chi wrth i chi fagu'r hyder hwnnw.

Rheoli amser – yn gryno

Fe wnaeth rheoli amser leihau fy straen a 'mhryderon drwy fy helpu i ddod o hyd i ddigon o amser yn y dydd i wneud beth oedd yn angenrheidiol. I ddechrau, roedd yn rhaid imi fuddsoddi amser yn cynllunio a chael trefn arna i fy hun, ond erbyn hyn mae pethau'n mynd yn esmwyth a dwi'n gweld 'mod i dan lai o bwysau ac yn llai rhwystredig gyda fy ngwaith ac y galla i fwynhau fy nheulu'n fwy. Dwi'n teimlo fod gen i gydbwysedd da yn fy mywyd ac mae hynny'n fy helpu i ymlacio ac i gadw pethau mewn persbectif.

Mae gohirio pethau a bod â diffyg trefn fel arfer yn achosi mwy o straen, felly mae dysgu sut i reoli amser yn effeithiol yn gallu bod yn hynod ddefnyddiol. Mae rheoli amser yn dilyn egwyddorion syml iawn, ond mae angen cryn dipyn o ymdrech gan ei fod yn seiliedig ar baratoi yn drylwyr iawn. Gwneud yr amser i baratoi'n dda – dyna'r her. Mae anawsterau fel arfer yn codi pan gaiff hyn ei esgeuluso.

Y gwaith paratoi

Mae angen i chi gasglu gwybodaeth sylfaenol amdanoch eich hun a'ch trefn cyn i chi allu dechrau aildrefnu eich amser. Mae hyn oherwydd y byddwch yn adolygu sut gallwch chi gydbwyso eich cryfderau, eich anghenion, eich blaenoriaethau a'ch nodau gyda'r galwadau ar eich amser. Mae'n rhaid i chi ddechrau o sylfaen onest a bod yn realistig am yr hyn y gallwch chi ei gyflawni. Er mwyn gwneud hyn, bydd angen i chi ystyried:

- eich ffordd o weithio
- eich trefn
- eich blaenoriaethau
- eich nodau [rhesymol].

Eich ffordd o weithio

I ddechrau, cymerwch gam yn ôl a meddyliwch am y ffordd rydych chi'n gweithio. Ystyriwch eich cryfderau a'ch gwendidau. Er enghraifft, ydych chi'r math o berson sy'n:

Cynllunio ymlaen? Blaenoriaethu? Gallu canolbwyntio'n fanwl? Brydlon? Gohirio pethau? Obsesiynol? Gwneud rhestrau? Gweithio ar ddesg lawn llanast? Gallu dweud 'Na'? Cydymffurfio? Arloesi? Gallu dirprwyo? Dewis gweithio ar eich pen eich hun?

Mae angen i chi fod yn onest wrth ddisgrifio eich hun – peidiwch â bod yn rhy ddiymhongar a pheidiwch ag osgoi dweud pethau dydych chi ddim mor hapus yn eu cylch chwaith. Nodwch eich meddyliau dan ddau bennawd: **cryfderau** (y byddwch yn gwneud y gorau ohonyn nhw) ac **anghenion** (lle byddwch chi'n gwybod bod angen i chi gyfaddawdu rywfaint). Gallwch wneud grid fel yr un isod, a dylech hefyd ystyried sut gallwch wneud y gorau o'ch cryfderau a sut gallwch ddiwallu'ch anghenion.

Cryfderau	Anghenion
Sut galla i ddefnyddio fy nghryfderau	**Beth sydd angen i mi ei wneud am fy anghenion**

Ar ôl i chi wneud hyn, byddwch mewn lle llawer gwell i ddod i gasgliadau am y ffordd rydych chi'n gweithio. Mam sengl sy'n helpu mewn elusen yw Nia a phan wnaeth hi'r ymarferiad hwn, fe ddaeth i'r casgliad canlynol:

Fy nghryfderau yw fy mod i'n 'berson syniadau', yn arloeswr ac yn rhywun sy'n cynllunio ymlaen, ac mae gen i lawer o egni a brwdfrydedd allai fod o fudd i'r elusen. Fodd bynnag, os ydw i'n onest, mae'n rhaid imi gydnabod 'mod i'n flêr ac yn gallu bod yn ddi-drefn. Mae hyn yn fy atgoffa y bydd angen i mi gael dyddiadur a siartiau wal o gwmpas y lle i gadw trefn feddyliol ar bethau. Rydw i hefyd yn sylweddoli, er mwyn gweithio'n dda, fod angen pobl eraill o'm cwmpas er mwyn gallu trafod syniadau a rhoi ysbrydoliaeth i mi.

Cryfderau	Anghenion
Person syniadau: un sydd â 'gweledigaeth'	Bod yn fwy trefnus
Arloeswr	Gorffen y pethau dwi wedi eu dechrau
Cynllunio ymlaen	Bod yn fwy taclus
Egni a brwdfrydedd	Bod â phobl o'm cwmpas
Gweithio'n dda gyda phobl	
Sut galla i ddefnyddio fy nghryfderau	**Beth sydd angen i mi ei wneud am fy anghenion**
Cofnodi fy meddyliau fel nad ydw i'n anghofio fy syniadau da	Gofyn i fy ffrind ddangos i mi sut i ddefnyddio fy ffôn i gadw nodiadau ac fel cynllunydd (os yw'r dechnoleg yn rhy anodd, fe wna i brynu llyfr nodiadau/cynllunydd a defnyddio hwnnw)
Bod yn bendant wrth rannu fy syniadau a symud pethau ymlaen	
Gweithio yn y bore pan dwi ar fy ngorau	Prynu poster cynllunio ar gyfer wal fy stydi
Mynd i mewn i'r swyddfa yn hytrach na gweithio gartref er mwyn i mi drafod syniadau gyda fy nghyd-weithwyr	Prynu ffeiliau blwch i gadw fy mhapurau wedi eu didoli
	Mynd i mewn i'r swyddfa – neu o leiaf ffonio neu ddefnyddio Skype i gysylltu gyda fy nghyd-weithwyr
	Gofyn i Seimon fy helpu i wireddu fy syniadau a'm cynlluniau: mae e'n dda iawn am orffen tasgau

Eich trefn

Er mwyn rheoli eich amser yn effeithiol, bydd angen i chi hefyd wybod sut rydych chi'n ei ddefnyddio ar hyn o bryd. Y ffordd orau o wneud hyn yw cadw 'dyddiadur amser', cofnod y gallwch chi ei ddadansoddi wedyn. Drwy adolygu hyn, fe gewch chi syniad ynghylch ble a phryd rydych chi'n defnyddio'ch amser yn gynhyrchiol, pryd rydych chi'n gwastraffu amser a ble gallwch chi wneud arbedion. Fydd yr un math o ddyddiadur ddim yn addas i bawb, felly bydd angen i chi ddyfeisio un sy'n addas ar eich cyfer chi.

Ar ôl darllen y llyfr hwn, mae'n debyg y bydd gennych chi syniad da sut byddwch yn monitro eich gweithgareddau, ond os oes angen syniadau arnoch chi, dyma dri dyddiadur amser syml:

*(a) Rhestru gweithgareddau dros gyfnod penodol o amser:
gan gasglu gwybodaeth bob awr*

9.00 a.m.	Clirio'r llestri brecwast, eu golchi ac eistedd gyda phaned o goffi gan wneud rhestr siopa. Dechrau darllen nofel newydd.
10.00 a.m.	Darllen y nofel yn lle mynd ymlaen â'm tasgau!
11.00 a.m.	Mynd i'r dre i brynu bwyd a chael hylif tynnu papur wal.
12.00 hanner dydd	Gartref. Dechrau tynnu'r papur wal yn yr ystafell sbâr ond newid fy meddwl a dechrau golchi a rhwbio'r paent oddi ar y pren yn lle hynny. Rhedeg allan o bapur llyfnu, felly mynd i'r dref eto i brynu rhagor.
1.00 p.m.	Digwydd cwrdd â fy ffrind Sheila a chael cinio yn y caffi yn lle mynd adref.

(b) Rhestru popeth rydych chi'n ei wneud a nodi'r amser

Tasg	Amser dechrau	Amser gorffen	Amser a dreuliwyd
Ateb y ffôn wrth i mi gyrraedd y swyddfa	8.30	8.45	15 munud
Gwneud coffi	8.45	8.50	5 munud
Siarad â Sioned am ei gwaith am y dydd (yr ysgrifenyddes yn torri ar draws: 5 munud)	8.50	9.30	40 munud
Cyfarfod â'r rheolwr llinell	9.30	11.00	90 munud

(c) Rhestru gweithgareddau a thasgau arferol a nodi'r amseroedd

Fy nhasg arferol	Cyfanswm yr amser a dreuliwyd: Dydd Mawrth
1 Cael trefn ar y biliau	30 munud
2 Garddio	6 awr
3 Siopa	2 awr
4 Paratoi bwyd	3 awr

Mae faint o fanylion y byddwch chi'n eu cynnwys yn eich dyddiadur a ph'un a fyddwch chi'n cyfuno'r fformatau hyn ai peidio yn dibynnu arnoch chi ac ar eich anghenion. Fel canllaw bras, gwaethaf oll yw eich problem gyda rheoli amser, mwyaf oll o wybodaeth sydd ei hangen arnoch er mwyn adfer rheolaeth. Os oes gennych chi waith y tu allan i'ch cartref, cofiwch gofnodi'r amser rydych chi'n ei dreulio ar waith pan fyddwch chi gartref neu'r amseroedd pan ydych chi wedi picio i mewn i'r gwaith ar benwythnosau neu gyda'r nos.

Mae cadw cofnodion fel hyn yn waith caled, ond dim ond am ryw wythnos neu bythefnos y mae angen i chi ei wneud. Felly, atgoffwch eich hun mai gweithgaredd dros dro yw hwn a'i fod yn fuddsoddiad amser gwerth chweil. Unwaith y mae eich cofnod gennych chi, camwch yn ôl a'i adolygu â llygad beirniadol. Holwch gwestiynau fel:

- oes gen i gydbwysedd iach o ran tasgau gwaith fel bod gen i rywbeth pleserus bob amser yn ogystal â rhywbeth sy'n fy ymestyn i? Fel yna, gallaf osgoi straen a diflastod diangen.
- ydw i'n gwneud tasgau ar yr amseroedd iawn i mi? Ydw i'n gwneud fy 'ngwaith meddwl' pan ydw i'n fwyaf effro a'r tasgau corfforol pan ydw i'n llai siarp?
- ydw i'n cymryd digon o seibiannau? Bob rhyw awr a hanner fe ddylwn o leiaf ymestyn fy nghoesau a dylwn i gymryd egwyl amser cinio.
- ydw i wedi gwneud yn siŵr fod gen i amser i gynllunio, i drafod fy ngwaith ac i ystyried unrhyw argyfyngau? Oes gen i 'amser gwag'? Hebddo dwi'n siŵr o ddioddef straen.

Nawr ewch yn ôl at eich amserlen ddyddiol ac edrych lle y gallech chi wneud newidiadau defnyddiol i'ch trefn. Os ydych chi'n ei chael hi'n anodd adolygu eich cofnod eich hun yn wrthrychol, gofynnwch i ffrind am sylwadau.

Dyma gasgliad Nia:

Dwi'n gallu gweld fod gen i gydbwysedd eithaf da o ran tasgau: mae yna wastad rywbeth corfforol i'w wneud yn y siop ac mae yna wastad rywbeth mwy gweinyddol i mi feddwl amdano, ac mae yna bethau sy'n gofyn imi weithio gydag eraill a jobsys y mae'n rhaid imi eu gwneud ar fy mhen fy hun. Fodd bynnag, dwi'n gweld 'mod i'n osgoi gwneud y tasgau nad ydw i'n eu hoffi cymaint – fel y gwaith papur y mae'n rhaid i mi ei wneud ar fy mhen fy hun. Wedyn dwi'n mynd yn fwy a mwy rhwystredig gan fod y pethau yma'n hongian uwch fy mhen drwy'r dydd. Dwi hefyd yn cymryd egwyl yn llawer rhy aml gan fy mod i wrth fy modd yn sgwrsio a rhannu syniadau ynghylch sut gallwn ni wneud i'r elusen weithio'n well. Mae hyn yn golygu bod gen i bethau sy'n dal angen eu gwneud ar ddiwedd y dydd ac felly dwi'n mynd adre'n hwyr (ac yn bwdlyd). Dwi'n gweld bod angen i mi wneud rhai newidiadau:

- *Mae angen i mi restru fy nhasgau a gwneud yn siŵr 'mod i'n gwneud y rhai dwi ddim yn eu hoffi cyn gynted ag y galla i. Dwi wedi dysgu 'mod i'n eithaf hoffi'r profiad o'u croesi'n llythrennol oddi ar fy rhestr – felly efallai y bydd hyn yn fy symbylu!*

- *Yn hytrach na dod i mewn ganol y bore, gallwn wneud shifft gynharach a dod i mewn cyn i'r siop agor. Mae'n dawel bryd hynny ac fe allwn wneud peth o'r gwaith papur cyn i'r lleill gyrraedd a mynd â'm sylw. Dwi hefyd yn meddwl yn llawer cliriach yn y bore, ac yn y prynhawn gallaf helpu gyda'r pethau mwy corfforol ac ymarferol a chymysgu mwy gyda'r lleill.*

- *Fe fydda i'n awgrymu ein bod yn cael 'cyfarfod syniadau' wythnosol er mwyn i ni gael lle i rannu syniadau a gwneud cynlluniau ar gyfer yr elusen. Drwy wneud hyn, gobeithio y*

caf fy nhemtio llai i sgwrsio am fy syniadau yn ystod y dydd;
dwi'n gwybod y bydd cyfle i mi wneud hyn rywbryd arall.

Eich blaenoriaethau

Os ydych chi wedi dilyn y canllawiau hyd yn hyn, byddwch yn gyfarwydd â'ch ffordd orau o weithio a sut y gallwch wneud y gorau o'ch amser gwaith. Nawr mae angen i chi ystyried sut i ddyrannu eich amser. Mae hyn yn golygu arolwg arall, mae gen i ofn, ond mae angen i chi feddwl am bob maes pwysig yn eich bywyd: gyrfa, iechyd, cyfeillgarwch, bywyd cymdeithasol, teulu, arian, ac ati a pha mor bwysig yw pob un i chi. Er enghraifft, efallai y byddech yn gosod eich teulu yn uwch nag iechyd, ac iechyd yn uwch nag arian a gyrfa. Yng ngoleuni hyn, gallwch ddechrau cael tasgau mewn persbectif a cheisio clustnodi cyfnod rhesymol o amser ar gyfer pob un fel eich bod yn parchu eich blaenoriaethau ac yn neilltuo amser gwerthfawr ar gyfer eich teulu. Os na wnewch chi hyn, byddwch mewn perygl o fod yn ddigymhelliad, wedi eich gorymestyn ac yn chwerw. Os yw eich teulu'n bwysicach i chi na'ch busnes ond eich bod yn treulio oriau maith yn y swyddfa, efallai y byddwch yn teimlo'n rhwystredig oherwydd nad ydych chi'n treulio amser gyda'ch teulu a'ch bod wedi'ch gorymestyn pan fyddwch chi'n ceisio bod gyda nhw.

Mae'r cyfan yn swnio mor amlwg, ac eto dydy hi ddim yn anghyffredin clustnodi amser i'r tasgau nad ydyn ni'n eu blaenoriaethu, efallai am nad ydyn ni'n ddigon pendant i ddweud 'Na' wrth y cymydog sy'n gofyn gormod gennym ni, neu'r plant sy'n ein nychu – efallai oherwydd ein bod ni'n cael ein gyrru gan 'dylen ni' ac ofnau yn hytrach na gan ein hanghenion personol. Hwyrach fod yna nifer o resymau dros hyn ond mae'r canlyniadau fel arfer yr un fath: rydyn ni'n teimlo'n siomedig neu'n rhwystredig ac mae hynny'n golygu ein bod ni dan straen. Gall fod yn ddefnyddiol adolygu'r bennod ar bendantrwydd i'ch helpu i gyfyngu ar y tasgau rydych chi'n eu gwneud i'r rhai sy'n rhesymol neu i'r rhai rydych chi'n eu dewis go iawn.

Unwaith eto, byddwch yn onest â chi'ch hun. Peidiwch â meddwl beth 'ddylech' chi ei wneud ond ceisiwch sylweddoli sut rydych chi'n teimlo. Os nad ydych chi wir yn rhoi blaenoriaeth i daclusrwydd a'i bod hi'n bwysicach i chi ddatblygu eich diddordebau neu eich gyrfa, dydych chi ddim yn mynd i gael eich symbylu i fod yn daclus. Felly, waeth i chi ddyfeisio ffyrdd o ddelio â hyn: os ydych chi'n gallu fforddio talu rhywun i lanhau, dirprwywch y dasg, neu gael eich partner neu'ch plant i helpu.

Gan gadw hyn mewn cof, nodwch y meysydd sy'n bwysig i chi a'u gosod yn nhrefn blaenoriaeth bersonol. Yna, ystyriwch yn union faint o amser rydych chi'n gallu ei roi i'r pethau sydd bwysicaf i chi. Efallai na fyddwch chi'n gallu rhoi'r rhan fwyaf o'ch amser i'r peth sy'n flaenoriaeth i chi, gan nad yw bywyd bob amser yn caniatáu i ni wneud hyn. Os oes raid i chi weithio'n llawn amser, yna efallai na fyddwch chi'n gallu rhoi'r rhan fwyaf o'ch oriau i'ch hobïau neu'ch perthynas neu beth bynnag oedd eich blaenoriaeth. Ond gallwch weld a ydych chi o leiaf yn rhoi amser i chi'ch hun i wneud yr hyn sy'n bwysig i chi y tu allan i'r oriau y mae'n rhaid i chi eu gweithio neu wneud tasgau o gwmpas y tŷ.

Edrychwch ar eich rhestr: ydych chi'n clustnodi cyfnodau realistig ar gyfer eich blaenoriaethau? Os nad ydych, efallai y bydd angen i chi ailfeddwl ac aildrefnu a chynllunio er mwyn rhoi blaenoriaeth i'r amser ar gyfer eich gwerthoedd pwysicaf. Does dim amheuaeth nad ydy hi'n gryn her cael y cydbwysedd hwn rhwng 'pethau y mae'n rhaid i mi eu gwneud' a'r 'pethau dwi eisiau eu gwneud', ond os na wnewch chi hyn rydych chi'n creu ffynhonnell o straen i chi'ch hun.

	Fy mlaenoriaethau	Faint o amser ydw i'n ei roi i'r flaenoriaeth hon
1		
2		
3		
4		
5		
6		
7		

Gosod nodau

Nawr fod gennych chi 'giplun' o'ch cryfderau, eich anghenion a'ch blaenoriaethau, gallwch ddefnyddio'r wybodaeth hon ar gyfer cynllunio. Mae'n amser canolbwyntio ar eich nodau tymor byr a thymor hir i wneud yn siŵr eu bod nhw'n realistig yn wyneb yr hyn rydych chi'n ei wybod am eich nodweddion, eich blaenoriaethau a'ch cyfrifoldebau cyffredinol. Wrth adolygu eich cynlluniau, rhaid i chi ystyried eich *cyfrifoldebau*, oherwydd mae'n rhaid i chi gynllunio yn realistig. Efallai na fyddwch yn mwynhau agweddau ar eich tasgau, ond fedrwch chi ddim eu hanwybyddu: rhaid bwydo plant ac anifeiliaid anwes, rhaid gwneud y gwaith papur, rhaid ymweld â theulu, rhaid ymarfer corff, ac ati. Fedrwch chi ddim bod yn ddi-hid a gwneud y pethau rydych chi eisiau eu gwneud yn unig gan y byddai hyn yn rhoi mwy o straen arnoch yn y tymor hir. Unwaith eto, mae'n ymwneud â chydbwysedd a bod yn realistig.

Wrth osod nodau, mae angen i chi fod â rhyw fath o weledigaeth o'r hyn rydych chi eisiau ei gyflawni: beth ydych chi eisiau bod yn ei wneud yn y mis nesaf, y flwyddyn nesaf, ymhen pum mlynedd? Pan fydd gennych chi syniad o beth rydych chi ei eisiau, yna cynlluniwch yn realistig gan barhau i fod yn agored i'r syniad o addasu eich cynlluniau wrth i'ch anghenion newid. Er enghraifft, os mai cael gwaith rheolaidd yw'r flaenoriaeth yn eich cynllun a'ch bod yn gwybod ei bod hi'n bwysig i chi sefydlu eich hun o fewn y ddwy flynedd nesaf, peidiwch â thanseilio hyn drwy gael eich tynnu i mewn i ymrwymiadau cymdeithasol er mwyn plesio eich ffrindiau. Yn ddiweddarach, efallai mai ehangu eich cylch cymdeithasol fydd eich nod, a threulio mwy o amser gyda'ch ffrindiau. Fel arall, efallai y byddwch am gael swydd ran-amser, ond os mai'ch blaenoriaeth gyntaf yw canolbwyntio ar anghenion eich rhieni sy'n heneiddio, gohiriwch dderbyn y swydd hyd nes na fydd gofalu'n flaenoriaeth bellach, ond cadwch gysylltiad â phobl a allai eich helpu i fynd yn ôl i weithio yn ddiweddarach. Gallai nodau mwy uniongyrchol fod yn rhai fyddai'n ymwneud â mynd i gyfarfod cymdeithasol rheolaidd, bod yn brydlon, a gwneud yn siŵr eich bod yn cael sesiwn yn y gampfa. Felly, byddwch yn barod i ailfeddwl ac ailwerthuso eich nodau'n rheolaidd a byddwch yn barod i'w diweddaru.

Wrth ddiffinio eich nod, cofiwch fod angen i chi wneud y canlynol:

- **Bod yn ddiamwys**: mae syniad amhendant neu amwys o'r hyn rydych chi'n gobeithio'i gyflawni yn ysgogydd gwael. Hefyd, os nad yw'r nod wedi ei ddiffinio'n glir, mae'n anodd sylweddoli pryd rydych chi wedi'i gyflawni ac efallai na fyddwch hyd yn oed yn sylweddoli eich bod wedi ei gyflawni!

- **Bod yn benodol**: rhaid diffinio'n glir pwy, beth, pryd, faint. Er enghraifft, mae'r nod 'rheoli fy amser yn well' yn rhy amhendant. Byddai'r canlynol yn well diffiniad: *cyrraedd yr ysgol, gyda'r plant, dim hwyrach na 8.30 a.m. ar ddyddiau tawel a dim hwyrach na 8.50 a.m. pan dwi'n brysur; cymryd egwyl am ginio rhwng 12.30 ac 1 p.m., ddylai bara am o leiaf 30 munud; gadael y gwaith erbyn 3 p.m. ar ddiwrnod tawel, ond byth yn hwyrach na 3.15 p.m., hyd yn oed pan fyddwn ni'n brysur; casglu'r plant erbyn 3.30 p.m. er mwyn i ni gyrraedd adref erbyn 4 p.m.*

Mae'r nod yma'n gwbl glir, felly mae'n anodd plygu'r rheolau ac yn hawdd sylweddoli pan mae'r nod wedi'i gyflawni. Mae'r nod hefyd yn cydnabod anghenion personol am hyblygrwydd – mae'n realistig.

Weithiau, gellir cyflawni nodau mewn un cam: er enghraifft, mae adolygu dyddiadur yn gallu cyflawni nifer o nodau rheoli amser yr un pryd: gallai un alwad ffôn eich galluogi i ddirprwyo cyfres o dasgau; gall un cyfweliad ddod o hyd i gymorth cartref fydd yn gwneud gwahaniaeth mawr i'ch lefelau straen. Pan fydd hyn yn digwydd, mae'n fonws mawr. Fodd bynnag, mae angen mwy o gynllunio ar rai nodau, ac efallai y bydd angen sawl cam er mwyn eu cyflawni. Er enghraifft, efallai y byddai angen dull graddol o fynd i'r afael â'r nod o nofio am awr dair gwaith yr wythnos yn achos rhywun sydd ddim yn ffit, gyda ddechrau efallai â sesiwn chwarter awr ddwywaith yr wythnos gan adeiladu'n raddol i'r tair sesiwn awr. Felly, ceisiwch ganfod pryd y bydd cyflawni nod yn galw am fwy nag un cam, oherwydd os byddwch chi'n camfarnu hyn ac yn disgwyl cyrraedd eich targed mewn un cam, mae'n bosib y cewch eich siomi. Os yw targed yn ymddangos yn llethol, rydych yn debygol iawn o'i ohirio a'i ohirio oni bai eich bod yn rhannu'r nod yn nifer o gamau y gellir eu rheoli (bydd y canllawiau ar gyfer ymarfer graddedig ar dudalen 262 yn eich atgoffa sut i leihau heriau mawr yn gyfres o gamau y gellir eu rheoli).

Dyma amser da i chi feddwl am eich nodau. Rhestrwch nhw, edrychwch arnyn nhw a phenderfynwch pa rai sy'n rhai:

- **Tymor hir** (e.e., cael swydd ran-amser, dilyn cwrs coleg)
- **Tymor canolig** (e.e., ymuno â dosbarth nos, ymuno â champfa a nofio dair gwaith yr wythnos)
- **Tymor byr** (e.e., rhedeg am awr ddwywaith yr wythnos)
- **Syml** a hawdd i'w gwneud: (e.e., gwneud un alwad ffôn i ddirprwyo tasg)
- **Mwy heriol** a bydd angen dull graddedig (e.e., dod yn ddigon ffit yn raddol i allu mynd i redeg am awr ddwywaith yr wythnos).

Byddwch yn realistig a gweithiwch tuag at eich nodau mwy heriol a hirdymor ar gyflymder sy'n rhesymol i chi. Cofiwch – ewch ati i ymestyn eich hun ond peidiwch â rhoi eich hun dan ormod o straen. Diffiniwch eich nodau a byddwch yn barod i adolygu a diwygio'n rheolaidd. Nodwch ddyddiadau adolygu penodol ar gyfer eich nodau, yn enwedig y rhai tymor canolig a thymor byr, gan ei bod hi'n hawdd eu hanghofio nhw.

Creu amserlen

O'r diwedd, rydych chi wedi gwneud y gwaith paratoi i gyd! Rydych chi wedi egluro eich dewisiadau, eich cryfderau, eich anghenion, eich cyfrifoldebau a'ch nodau; rydych chi yn y sefyllfa orau i aildrefnu eich dyddiadur i fod yn fwy effeithlon.

I ddechrau, mynnwch drefnydd fel dyddiadur desg, siart wal, ffôn clyfar – beth bynnag sy'n fforddiadwy ac sy'n diwallu'ch gofynion a'ch steil personol orau. Yr ymrwymiad cyntaf y dylech ei roi yn eich trefnydd newydd yw 'amser i adolygu fy nghynlluniau'. Gwnewch yn siŵr fod gennych chi amser ar ddechrau neu ar ddiwedd y dydd i adolygu a diwygio. Bydd hyn yn sicrhau bod gennych chi amser i gynllunio'n iawn, a bydd hefyd yn rhoi cyfle i chi edrych dros gamsyniadau diweddar a dysgu yn eu sgil.

Unwaith y byddwch wedi sefydlu system fel hon, fe fyddwch yn sylweddoli nad yw'n cymryd llawer o amser i'w threfnu – ond mae'n *rhaid* i chi sicrhau bod yr amser trefnu ar gael bob dydd. Ac mae'n *rhaid* i chi glustnodi amser ar gyfer adolygiad bob mis. Os na wnewch chi hyn, bydd y system yn methu. Peidiwch â bod yn rhy haearnaidd wrth gynllunio ymlaen, oherwydd o bryd i'w gilydd bydd yn rhaid i chi weithredu mewn ymateb i argyfwng neu i gyfle sydyn.

Rheoli amser o ddydd i ddydd

Dylai rhai agweddau ar reoli amser gael eu gwneud bob dydd, a gydag ymarfer gall hyn ddod yn rhan o'ch trefn ddyddiol. Bob dydd bydd angen i chi baratoi rhestr o dasgau i'w gwneud gan eu blaenoriaethu (A–Ch) yn ôl y meini prawf:

A: Gwneud heddiw!

B: Dylai gael ei wneud heddiw

C: Modd ei ohirio

Ch: Dirprwyo

Mae hyn yn golygu trefnu eich amser a gwneud mwy o restrau, ond mae'n werth chweil gan ei fod yn gallu arbed cymaint o amser i chi yn y pen draw. Mae dirprwyo yn sylfaenol i reoli amser gan ei fod yn talu ar ei ganfed, a byddwn yn delio â dirprwyo nesaf.

Gwnewch yn siŵr eich bod yn adolygu i weld a fuoch chi'n effeithiol wrth reoli eich amser ar ddiwedd pob dydd (neu o leiaf ar ddechrau'r diwrnod nesaf), gan y bydd hyn yn dysgu llawer i chi. Os na wnaethoch chi gyflawni'ch amcanion ar gyfer y dydd, gallwch holi eich hun pam, ac yna holi eich hun beth sydd i'w ddysgu o hyn. Wnaethoch chi syrthio'n brin o'ch amcanion am nad oeddech chi wedi sylweddoli maint eich llwyth gwaith? Os felly, sut gallech chi aildrefnu? Oeddech chi wedi methu cyflawni nodau'r dydd oherwydd i chi fethu dweud 'Na' i bethau ddaeth i dorri ar eich traws? Os felly, gallech chi roi cynnig ar gwrs hyfforddi pendantrwydd. Wnaethoch chi golli amser am fod eich amgylchedd gwaith yn ddi-drefn a'ch bod wedi methu cael gafael ar bethau pan oedd eu hangen nhw arnoch chi? Os felly, beth am aildrefnu eich swyddfa?

Gallwch wella'ch effeithlonrwydd ymhellach drwy ddysgu cynllunio a datrys problemau (gweler Rhan Tri, tudalen 290) a thrwy ddysgu dirprwyo.

Dirprwyo

Does dim un ohonon ni'n llwyddo i wneud popeth ein hunain, felly ddylen ni ddim disgwyl hynny. Mae modd dirprwyo nifer o dasgau ac mae hyn yn wirioneddol sylfaenol i ddefnyddio amser yn ddoeth. Gall hyn olygu ildio rhai jobsys rydych chi'n eu mwynhau, ond er mwyn bod yn effeithiol dan bwysau amser mae'n rhaid i chi gyfyngu eich hun i waith priodol. Dydy gwneud popeth eich hun *ddim* yn gyflymach, ac er y gallai hyfforddi rhywun gymryd amser ar hyn o bryd, bydd yn talu ar ei ganfed yn y dyfodol. Yn gryno, mae dirprwyo yn golygu bod angen i chi:

- nodi'r dasg sydd i'w dirprwyo
- gwybod i bwy i roi'r dasg. Rhaid i'r dasg fod yn addas i'r person sy'n mynd i ymgymryd â hi: does dim diben gofyn i'ch mab pum mlwydd oed ymolchi a rhoi ei ddillad ysgol amdano os nad yw'n gallu cau botymau a chlymu careiau eto; efallai na fyddai hi'n ddoeth ymddiried y dasg o deipio eich llythyrau busnes yn Ffrangeg i'ch ysgrifenyddes os nad yw hi'n deall yr iaith
- briffio'r person/y bobl berthnasol a'u hyfforddi drwy eu harolygu'n fanwl, gan leihau'r arolygu'n raddol a gorffen gyda monitro cynnydd yn y pen draw.

Mae buddsoddi amser mewn hyfforddi, tynnu'n ôl yn raddol a monitro yn hanfodol, gan y bydd dirprwyo yn methu os nad yw'n cael ei arolygu a'i amseru'n briodol, a gall safonau perfformiad ddirywio os nad yw'r cynnydd yn cael ei fonitro. Felly mae angen i chi drefnu amser arolygu gyda'r person y byddwch yn dirprwyo iddo, boed yn gyd-weithiwr, yn ŵr neu'n wraig, yn blentyn neu'n fyfyriwr.

Mae dirprwyo yn wahanol i ddim ond dweud wrth rywun beth i'w wneud, ac mae angen i'r person rydych chi'n dirprwyo iddo hefyd gael yr awdurdod i wneud y dasg gyda chyn lleied â phosib o ymyrraeth gennych chi. Os byddwch chi'n dirprwyo swydd i'ch mab bach, bydd yn rhaid i chi dderbyn ei gamgymeriadau; ac os byddwch yn rhoi tasg i gyd-weithiwr, bydd raid i chi allu sefyll yn ôl a sylweddoli y gall y person wneud camgymeriadau. Gellir lleihau'r camgymeriadau gyda hyfforddiant ac arolygu da; ond wrth ddirprwyo dylech drosglwyddo *cyfrifoldeb gydag awdurdod*, hyd yn oed os ydych chi'n cadw'r cyfrifoldeb neu'r atebolrwydd cyfreithiol cyffredinol.

Mae hefyd yn bwysig cofio nad yw dirprwyo yn esgus dros drosglwyddo'r holl dasgau diflas neu ddiddiolch! Mae angen boddhad a her ar eraill os ydyn nhw am gydweithredu a datblygu eu hunain. Peidiwch â dim ond dirprwyo'r gwaith o roi'r llestri yn y peiriant i'ch plant; dirprwywch bethau y gallen nhw eu mwynhau hefyd, fel dewis eu grawnfwyd eu hunain i frecwast a'u bisgedi i fynd i'r ysgol pan fyddwch chi'n siopa yn yr archfarchnad. Peidiwch â dim ond rhoi mwy o waith gweinyddol i'ch staff; gwnewch yn siŵr eich bod yn dirprwyo gwaith mwy heriol a diddorol hefyd. A chofiwch eu gwobrwyo bob amser – ar lafar ac ar ffurf gwobrwyon.

Os gwelwch chi fod gwrthwynebiad i'ch cynlluniau dirprwyo, ewch yn ôl at y bennod ar fod yn bendant, lle cewch eich atgoffa am ffyrdd effeithiol o gyflwyno eich anghenion.

Rheoli amser ar waith: Rheoli 'chwythu plwc'

Roedd y straen wedi bod yn cynyddu'n llechwraidd dros fisoedd lawer. Roedd fy adran yn derbyn mwy a mwy o geisiadau ac roeddwn i'n llawn cyffro am hyn. Roeddwn i'n sylweddoli ar y pryd fy mod i'n gweithio ar draul fy mywyd personol, ond roeddwn i'n credu mai rhywbeth dros dro oedd hyn ac wrth fy modd bod cymaint o alw amdanaf. Roedd enw da fy adran mor bwysig i mi nes 'mod i'n gwneud yn siŵr 'mod i'n cymryd rhan ym mhob prosiect, a byddwn i hyd

*yn oed yn adolygu gwaith cyd-weithwyr gan nad oeddwn
i'n teimlo ei fod yn cyrraedd fy safonau i. Rhybuddiodd fy
mhartner 'mod i'n gweithio'n rhy galed, ond wnes i ddim
talu llawer o sylw i hynny. Yna fe ges i boenau yn fy mrest.
Roedden nhw mor ddrwg nes 'mod i'n credu fy mod i'n
cael trawiad ar y galon. Dywedodd y meddyg eu bod yn
gysylltiedig â straen, ac os na fyddwn i'n newid fy oriau
gwaith y byddwn i'n peryglu ansawdd fy mywyd.*

*Doedd gen i ddim dewis ond adolygu sut roeddwn
i'n gweithio. Y cam cyntaf oedd derbyn fod yn rhaid i mi
weithio llai na deg neu ddeuddeg awr y dydd. Roeddwn
i'n pryderu y byddwn i'n gweld bywyd yn ddiflas heb
fy mhrosiectau gwaith, felly fe wnaeth fy mhartner a fi
gynllunio i wneud llawer mwy gyda'n gilydd ar ôl i mi
ddod adref (oedd yn caniatáu i mi ailddechrau gwneud
rhai o'r hobïau roeddwn i wedi bod yn eu hesgeuluso). Roedd
gweithio llai o oriau yn golygu bod angen i mi ddefnyddio
fy amser yn fwy effeithiol, ac felly fe ofynnais i'r adran
Adnoddau Dynol drefnu 'mod i'n mynd ar gyrsiau rheoli
amser. Roedd yr oriau'n hynny'n rhai gwerth chweil. O fewn
yr wythnos, roeddwn i wedi ad-drefnu fy niwrnod gwaith
fel nad oeddwn i'n gwastraffu amser bellach yn gwneud
pethau y gallai eraill eu gwneud yn well, ac fe stopiais i
symud o un prosiect i'r llall mewn ffordd anghynhyrchiol,
gan ganolbwyntio fy egni yn hytrach ar y rhai pwysicaf i
mi. Roedd yn rhaid i mi oresgyn fy amheuon ynghylch
dirprwyo – ond roedd ansawdd fy mywyd a 'mherthynas
yn bwysicach yn y pen draw, a dirprwyo oedd y peth mwyaf
defnyddiol wnes i mewn gwirionedd.*

*Fe ddysgais, er mawr syndod i mi, 'mod i'n cynhyrchu
mwy mewn llai o amser unwaith yr oeddwn i'n fwy trefnus,
ac fe ddysgais hefyd fod yna fwy i fywyd na gwaith – a
dwi'n ddiolchgar iawn am hynny.*

Anawsterau wrth geisio rheoli amser

'Does gen i mo'r amser!'

Mae'n siŵr mai dyma'r maen tramgwydd mwyaf cyffredin i
ddefnyddio strategaethau rheoli amser. Mae'n wir ei bod hi'n
cymryd amser i drefnu eich hun, ond mae hyn yn fuddsoddiad
ar gyfer y dyfodol. Gallech roi cynnig ar reoli amser am gyfnod
prawf yn unig – tri mis, er enghraifft – a gweld a yw'n werth y
buddsoddiad i chi.

'Does dim pwynt: dydy e ddim yn gweithio i mi'

Mae'n debyg fod hyn yn adlewyrchu cynllunio gwael a pheidio â
rhoi digon o amser i'r dasg o ddadansoddi ac aildrefnu. Peidiwch
â chyfaddawdu drwy aildrefnu eich defnydd o amser heb wneud
hynny o ddifrif. Hefyd, mae angen i chi ganiatáu amser i'ch
system newydd gael ei derbyn gan y bobl o'ch cwmpas. Efallai y
bydd angen i bobl eraill wneud addasiadau wrth i chi ddirprwyo
neu wrth i chi roi llai o sylw iddyn nhw; ac efallai y bydd rhai hyd
yn oed yn gwrthryfela. Derbyniwch y gallai fod angen cyfnod o
ddod i arfer â hyn.

'Fedra i ddim dirprwyo'

Ymysg y gwrthwynebiad mwyaf cyffredin i ddirprwyo y mae:
'Mae'n haws/yn gyflymach i mi ei wneud e fy hun'; 'Os ydych
chi eisiau cael rhywbeth wedi'i wneud yn dda, gwnewch e eich
hun'; 'Does gen i mo'r amser i ddangos iddi hi sut i'w wneud e';

'Doedd e ddim yn gallu ei wneud e'; 'Fyddai hi ddim yn ei wneud e'n iawn'; 'Yn y pen draw, fi sy'n gyfrifol'. Nawr, meddyliwch sut y gallech chi ddadlau yn erbyn datganiadau fel hyn, a phan fyddwch yn eu defnyddio nhw, ystyriwch i ba raddau y gallwch eu cyfiawnhau go iawn. Hefyd, ewch yn ôl dros y bennod ar fod yn bendant gan y bydd hyn yn eich helpu i eirio eich ceisiadau yn y ffordd fwyaf derbyniol bosib.

Sgriptiau ar gyfer recordio eich ymarferion ymlacio eich hun

Er bod llawer o bobl yn darganfod bod hyfforddiant ar ymlacio yn ymarferiad gwerthfawr iawn wrth reoli straen, mae rhai'n ei chael hi'n anodd cofio holl elfennau pob ymarferiad ac amseru'r ymarferion yn iawn. Os yw hyn yn wir yn eich profiad chi, gallwch naill ai brynu cyfarwyddiadau wedi eu recordio'n barod – mae llawer ar gael ar y farchnad – neu wneud eich cyfarwyddiadau eich hun drwy recordio'r sgriptiau isod. Gallwch ddefnyddio eich ffôn symudol neu recordydd digidol os oes gennych un. Nod gwneud y recordiad yw darparu cyfarwyddiadau cysurlon i chi, felly dewiswch amser pan ydych chi'n teimlo wedi ymlacio rhywfaint a'ch llais yn ddi-straen a phan nad ydych chi'n rhuthro. Pe bai'n well gennych chi glywed llais ffrind, gofynnwch i'r person hwnnw wneud y recordiad i chi.

Ymarferiad 1: Ymlacio'r cyhyrau'n raddol neu ymlacio dwfn

Bydd yr ymarferiad hwn yn eich helpu i wahaniaethu rhwng tensiwn ac ymlacio yn eich cyhyrau, ac yn eich dysgu sut i ymlacio'n fwriadol drwy weithio drwy wahanol grwpiau o gyhyrau, gan eu tynhau i ddechrau ac yna eu hymlacio. Gan ddechrau â'ch traed, byddwch yn gweithio i fyny drwy'ch corff yn araf ac yn esmwyth, gan adael i'r teimlad o ymlacio ddyfnhau ar ei gyflymder ei hun: byddwch yn cael eich cyfarwyddo i dynhau eich cyhyrau – ond peidiwch â gor-wneud hyn. Eich nod yw eu tynhau ond gan beidio ag achosi poen neu gramp.

I ddechrau, gwnewch eich hun mor gysurus â phosib ... Gorweddwch yn fflat ar y llawr gyda chlustog o dan eich pen, neu cwtsiwch yn eich cadair ... Os ydych chi'n gwisgo sbectol, tynnwch hi ... Tynnwch eich esgidiau a llacio unrhyw ddillad tyn ... Gadewch i'ch breichiau ymlacio bob ochr i'ch corff a pheidiwch â chroesi eich coesau. Caewch eich llygaid, a pheidiwch â phoeni os ydyn nhw'n crynu'n ysgafn – mae hyn yn gwbl arferol.

Cyfarwyddiadau

'Rydych chi'n dechrau ymlacio ... Anadlwch allan yn araf ... Nawr, anadlwch i mewn yn llyfn ac yn ddwfn ... Nawr anadlwch allan eto, gan ddychmygu eich bod yn mynd yn drymach ac yn drymach, gan suddo i mewn i'r llawr (neu i'ch cadair) ... Daliwch i anadlu'n rhythmig, a phrofwch ymdeimlad o ryddhad ac o ymollwng ... Ceisiwch ddweud "ymlacio" wrthych chi'ch hun wrth i chi anadlu allan ... Anadlwch fel hyn am ychydig eto ...

(DARLLENWCH UNWAITH)

'Nawr dechreuwch dynhau a llacio cyhyrau eich corff ... Meddyliwch am eich traed ... Tynhewch y cyhyrau yn eich traed a'ch pigyrnau gan gyrlio bodiau eich traed tuag at eich pen ... Ymestynnwch eich cyhyrau yn raddol ... Teimlwch y tensiwn yn eich traed a'ch pigyrnau ... Daliwch hyn ... Ac yna gollyngwch ... Gadewch i'ch traed fynd yn llipa ac yn llac ... Teimlwch y gwahaniaeth ... Teimlwch y tensiwn yn mynd o'ch traed ... Gadewch i'ch traed rolio tuag allan a mynd yn drymach ac yn drymach ... Dychmygwch eu bod nhw mor drwm nes eu bod nhw'n suddo i mewn i'r llawr ... Ymlacio mwy a mwy ... Mynd yn drymach ac ymlacio mwy eto ...

(AILADRODD)
'Nawr meddyliwch am groth eich dwy goes ... Dechreuwch dynhau'r cyhyrau yng ngwaelod eich coesau ... Os ydych chi'n eistedd, codwch eich coesau i fyny a'u dal o'ch blaen, gan deimlo'r tensiwn ... Ymestynnwch eich cyhyrau yn raddol ... Teimlwch y tensiwn ... Daliwch hyn ... Ac yna gollyngwch ... Gadewch i'ch traed gyffwrdd â'r llawr a gadael i'ch coesau fynd yn llipa ac yn drwm ... Teimlwch y gwahaniaeth ... Teimlwch y tensiwn yn gadael eich coesau, yn mynd o groth eich coesau ... Yn eu gadael yn teimlo'n drwm ... Yn mynd allan o'ch traed ... yn eu gadael yn teimlo'n drwm ac yn llipa ... Dychmygwch fod eich coesau a'ch traed mor drwm nes eu bod nhw'n suddo i mewn i'r llawr ... Maen nhw'n teimlo'n llipa ac wedi ymlacio ... Yn mynd yn fwy a mwy trwm ac wedi ymlacio ...

(AILADRODD)
'Meddyliwch am gyhyrau eich dwy forddwyd ... Tynhewch nhw drwy wthio topiau eich coesau at ei gilydd mor galed ag y gallwch chi ... Teimlwch y tensiwn yn cynyddu ... Daliwch hyn ... Nawr gadewch i'ch coesau ddisgyn ar wahân ... Teimlwch y gwahaniaeth ... Teimlwch y tensiwn yn mynd o'ch coesau ... Maen nhw'n teimlo'n llipa ac yn drwm ... Mae'ch cluniau'n teimlo'n drwm ... Mae croth y ddwy goes yn teimlo'n drwm ... Mae'ch traed yn teimlo'n drwm ... Dychmygwch y tensiwn yn lleihau ... Yn gadael eich coesau ... Yn eu gadael yn teimlo'n llipa ac wedi ymlacio ... Yn eu gadael yn teimlo mor drwm nes eu bod yn suddo i mewn i'r llawr neu i'ch cadair ... Gadewch

i'r teimladau o ymlacio ymledu o'ch traed ... I fyny drwy'ch coesau ... Yn ymlacio eich cluniau a gwaelod eich cefn ...

(AILADRODD)

'Nawr tynhewch y cyhyrau yn eich cluniau a gwaelod eich cefn drwy wasgu eich ffolennau at ei gilydd ... Crymwch eich cefn yn ysgafn ... Teimlwch y tensiwn ... Daliwch y tensiwn ... Yna, ei ollwng ... Gadewch i'ch cyhyrau ymlacio ... Teimlwch eich asgwrn cefn yn cael ei gynnal eto ... Teimlwch y cyhyrau'n ymlacio ... Yn ddyfnach ac yn ddyfnach ... Ymlacio mwy a mwy ... Yn mynd yn drymach ac yn drymach ... Mae'ch cluniau wedi ymlacio ... Mae'ch coesau wedi ymlacio ... Mae'ch traed yn drwm ... Mae'r tensiwn yn mynd o'ch corff ...

(AILADRODD)

'Tynhewch gyhyrau eich stumog a'ch brest, dychmygwch eich bod yn disgwyl pwniad yn eich stumog a pharatowch eich hun am hynny ... Anadlwch i mewn, ac wrth i chi wneud hynny, tynnwch eich stumog i mewn a theimlwch y cyhyrau'n tynhau ... Teimlwch gyhyrau eich brest yn tynhau ac yn mynd yn galed ... Daliwch y tensiwn ... Nawr anadlwch allan yn araf a rhyddhau'r tensiwn ... Teimlwch gyhyrau eich stumog yn ymlacio ... Teimlwch y tyndra yn mynd o'ch brest ... Wrth i chi anadlu yn rheolaidd ac yn dawel, dylai eich brest a'ch stumog godi a gostwng yn ysgafn ... Gadewch i'ch anadlu droi'n rhythmig ac wedi ymlacio ...

(AILADRODD)

'Nawr meddyliwch am eich breichiau a'ch dwylo ... Yn araf, cyrliwch eich bysedd yn ddau ddwrn tyn ... Teimlwch y tensiwn ... Nawr daliwch eich breichiau allan yn syth o'ch blaen â'ch dyrnau'n dal ar gau ... Teimlwch y tensiwn yn eich dwylo, a'ch breichiau ar eu hyd ... Daliwch hyn ... Yna, rhyddhau ... Gollyngwch eich breichiau yn raddol nes eu bod wrth eich ochr a dychmygwch y tensiwn yn mynd o'ch breichiau ... Yn gadael rhan uchaf eich breichiau ... Yn gadael rhan isaf eich breichiau ... Yn mynd o'ch dwylo ... Mae'ch breichiau'n teimlo'n drwm ac yn llipa ... Mae'ch breichiau'n teimlo'n llipa ac wedi ymlacio ...

(AILADRODD)

'Meddyliwch am y cyhyrau yn eich ysgwyddau ... Tynhewch nhw drwy dynnu eich ysgwyddau i fyny tuag at eich clustiau a'u tynnu i mewn at eich asgwrn cefn ... Teimlwch y tensiwn ar draws eich ysgwyddau ac yn eich gwddw ... Tynhewch y cyhyrau yn eich gwddw ymhellach drwy blygu eich pen yn ôl ychydig ... Daliwch y tensiwn ... Nawr ymlaciwch ... Gadewch i'ch pen syrthio ymlaen ... Gadewch i'ch ysgwyddau ddisgyn ... Gadewch iddyn nhw ddisgyn ymhellach fyth ... Teimlwch y tensiwn yn graddol adael eich gwddw a'ch ysgwyddau ... Teimlwch eich cyhyrau'n ymlacio'n ddyfnach ac yn ddyfnach ... Mae'ch gwddw'n llipa a'ch ysgwyddau'n teimlo'n drwm ...

(AILADRODD)

'Meddyliwch am gyhyrau eich wyneb ... Canolbwyntiwch ar y cyhyrau sy'n rhedeg ar draws eich talcen ... Tynhewch nhw drwy wgu mor galed ag y gallwch chi ... Daliwch y tensiwn hwn a ffocysu ar gyhyrau eich gên ... Tynhewch y cyhyrau drwy frathu'n galed ... Teimlwch gyhyrau eich gên yn tynhau ... Teimlwch y tensiwn yn eich wyneb ... Ar draws eich talcen ... Tu ôl i'ch llygaid ... Yn eich gên ... Yna, ei ryddhau ... Ymlaciwch eich talcen a gostwng eich gên ... Teimlwch y straen yn ysgafnhau ... Teimlwch y tensiwn yn mynd o'ch wyneb ... Mae'ch talcen yn teimlo'n llyfn ac wedi ymlacio ... Mae'ch gên yn drwm ac yn llac ... Dychmygwch y tensiwn yn gadael eich wyneb ... Yn gadael eich gwddw ... Yn mynd o'ch ysgwyddau ... Mae'ch pen, eich gwddw a'ch ysgwyddau'n teimlo'n drwm ac wedi ymlacio.

(AILADRODD)

'Meddyliwch am eich corff cyfan nawr ... Mae'ch corff cyfan yn teimlo'n drwm ac wedi ymlacio ... Gadewch i unrhyw densiwn fynd ... Dychmygwch y tensiwn yn llifo allan o'ch corff ... Gwrandewch ar sŵn eich anadlu tawel, cyson ... Mae'ch breichiau, eich coesau a'ch pen yn teimlo'n bleserus o drwm ... Yn rhy drwm i'w symud ... Efallai y byddwch yn teimlo eich bod yn arnofio ... Gadewch i hynny ddigwydd ... Mae'n rhan o fod wedi ymlacio ...

'Pan fydd delweddau'n llifo i'ch meddwl, peidiwch ag ymladd yn eu herbyn ... Dim ond eu cydnabod a gadael iddyn nhw fynd heibio ... Gwyliwr ydych chi: yn dangos diddordeb ond heb gymryd rhan ... Mwynhewch y teimladau o ymlacio am ychydig yn rhagor ... Os hoffech chi, darluniwch rywbeth sy'n rhoi pleser ac ymdeimlad o dawelwch i chi ...

'Ymhen ychydig byddaf yn cyfrif yn ôl o bedwar i un ... Pan gyrhaedda i un, agorwch eich llygaid a gorwedd yn llonydd am sbel cyn i chi ddechrau symud o gwmpas eto ... Byddwch yn teimlo wedi ymlacio ac wedi adfywio ... Pedwar: dechrau teimlo'n fwy effro ... Tri: paratoi i ddechrau symud eto ... Dau: yn ymwybodol o'r hyn sydd o'ch cwmpas ... Un: llygaid ar agor, yn teimlo wedi ymlacio ac yn effro.'

Ymarferiad 2: Fersiwn byrrach o ymlacio'r cyhyrau'n raddol

Pan fyddwch chi'n gallu defnyddio'r ymarferiad cyntaf yn llwyddiannus, gallwch wneud y drefn yn fyrrach drwy hepgor y cam tynhau.

Cyfarwyddiadau

'Rydych chi'n ymlacio ... Anadlwch allan yn araf ... Nawr, anadlwch i mewn yn llyfn ac yn ddwfn ... Nawr anadlwch allan eto, gan ddychmygu eich bod yn mynd yn drymach ac yn drymach, gan suddo i mewn i'r llawr (neu i'ch cadair) ... Daliwch i anadlu'n rhythmig, a phrofwch ymdeimlad o ryddhad ac o ymollwng ... Ceisiwch ddweud 'ymlacio' wrthych chi'ch hun wrth i chi anadlu allan ... Anadlwch fel hyn am ychydig yn hirach ...

(DARLLENWCH UNWAITH)

'Nawr dechreuwch ymlacio cyhyrau eich corff ... Meddyliwch am eich traed ... Gadewch i'ch traed fynd yn llipa ac yn llac ... Teimlwch y tensiwn yn mynd o'ch traed ... Gadewch i'ch traed rolio tuag allan a mynd yn drymach ac yn drymach ... Dychmygwch eu bod nhw mor drwm nes eu bod nhw'n suddo i mewn i'r llawr ... Ymlacio mwy a mwy ... Mynd yn drymach ac ymlacio mwy eto ...

(AILADRODD)

'Nawr meddyliwch am groth eich dwy goes ... Gadewch i'ch traed gyffwrdd â'r llawr a gadael i'ch coesau fynd yn llipa ac yn drwm ... Teimlwch y tensiwn yn gadael eich coesau, yn gwagio o groth y goes ... Yn gadael croth eich dwy goes yn teimlo'n drwm ...

Yn mynd o'ch traed ... yn eu gadael yn teimlo'n drwm ac yn llipa ... Dychmygwch fod eich coesau a'ch traed mor drwm nes eu bod nhw'n suddo i mewn i'r llawr ... Maen nhw'n teimlo'n llipa ac wedi ymlacio ... Yn mynd yn fwy a mwy trwm ac wedi ymlacio ...

(AILADRODD)

'Meddyliwch am gyhyrau eich dwy forddwyd ... Teimlwch y tensiwn yn mynd o'ch coesau ... Maen nhw'n teimlo'n llipa ac yn drwm ... Mae'ch cluniau'n teimlo'n drwm ... Mae croth eich dwy goes yn teimlo'n drwm ... Mae'ch traed yn teimlo'n drwm ... Dychmygwch y tensiwn yn mynd ... Yn gadael eich coesau ... Yn eu gadael yn teimlo'n llipa ac wedi ymlacio ... Yn eu gadael yn teimlo mor drwm nes eu bod yn suddo i mewn i'r llawr (neu i'ch cadair) ... Gadewch i'r teimladau o ymlacio ymledu o'ch traed ... I fyny drwy'ch coesau ... Yn ymlacio eich cluniau a gwaelod eich cefn ...

(AILADRODD)

'Nawr ymlaciwch gyhyrau eich cluniau a gwaelod eich cefn ... Os ydych chi'n teimlo tensiwn, gadewch iddo fynd ... Gadewch i'ch cyhyrau ymlacio ... Teimlwch eich asgwrn cefn yn cael ei gynnal ... Teimlwch y cyhyrau'n ymlacio ... Yn ddyfnach ac yn ddyfnach ... Ymlacio mwy a mwy ... Yn mynd yn drymach ac yn drymach ... Mae'ch cluniau wedi ymlacio ... Mae'ch coesau wedi ymlacio ... Mae'ch traed yn drwm ... Mae'r tensiwn yn mynd allan o'ch corff ...

(AILADRODD)

'Ymlaciwch gyhyrau eich stumog a'ch brest ... Wrth i chi anadlu, gadewch i'ch tensiwn fynd ... Teimlwch gyhyrau eich stumog yn ymlacio ... Teimlwch y tyndra yn gadael eich brest ...

Wrth i chi anadlu yn rheolaidd ac yn dawel, dylai eich brest a'ch stumog godi a gostwng yn ysgafn ... Gadewch i'ch anadlu droi'n rhythmig ac wedi ymlacio ...

(AILADRODD)
'Nawr meddyliwch am eich breichiau a'ch dwylo ... Gollyngwch eich breichiau yn raddol nes eu bod wrth eich ochr a dychmygwch y tensiwn yn mynd allan o'ch breichiau ... Yn gadael rhan uchaf eich breichiau ... Yn gadael rhan isaf eich breichiau ... Yn mynd o'ch dwylo ... Mae'ch breichiau'n teimlo'n drwm ac yn llipa ... Mae'ch breichiau'n teimlo'n llipa ac wedi ymlacio ...

(AILADRODD)
'Meddyliwch am y cyhyrau yn eich ysgwyddau ... Nawr ymlaciwch ... Gadewch i'ch pen syrthio ymlaen ... Gadewch i'ch ysgwyddau ddisgyn ... Gadewch iddyn nhw ddisgyn ymhellach fyth ... Teimlwch y tensiwn yn graddol adael eich gwddw a'ch ysgwyddau ... Teimlwch eich cyhyrau'n ymlacio'n ddyfnach ac yn ddyfnach ... Mae'ch gwddw'n llipa a'ch ysgwyddau'n teimlo'n drwm ...

(AILADRODD)
'Meddyliwch am gyhyrau eich wyneb ... Canolbwyntiwch ar y cyhyrau sy'n rhedeg ar draws eich talcen ... Ymlaciwch eich talcen a gostwng eich gên ... Teimlwch y straen yn ysgafnhau ... Teimlwch y tensiwn yn mynd o'ch wyneb ... Mae'ch talcen yn teimlo'n llyfn ac wedi ymlacio ... Mae'ch gên yn drwm ac yn llac ... Dychmygwch y tensiwn yn gadael eich wyneb ... Yn gadael eich gwddw ... Yn mynd allan o'ch ysgwyddau ... Mae'ch pen, eich gwddw a'ch ysgwyddau'n teimlo'n drwm ac wedi ymlacio ...

(AILADRODD)

'Meddyliwch am eich corff cyfan nawr ... Mae'ch corff cyfan yn teimlo'n drwm ac wedi ymlacio ... Gadewch i unrhyw densiwn fynd ... Dychmygwch y tensiwn yn llifo allan o'ch corff ... Gwrandewch ar sŵn eich anadlu tawel, cyson ... Mae'ch breichiau, eich coesau a'ch pen yn teimlo'n bleserus o drwm ... Yn rhy drwm i'w symud ... Efallai y byddwch yn teimlo eich bod yn arnofio ... Gadewch i hynny ddigwydd ... Mae'n rhan o fod wedi ymlacio ... Pan fydd delweddau'n llifo i'ch meddwl, peidiwch ag ymladd yn eu herbyn ... Dim ond eu cydnabod a gadael iddyn nhw fynd heibio ... Gwyliwr ydych chi: yn dangos diddordeb ond heb gymryd rhan ... Mwynhewch y teimladau o ymlacio am ychydig yn rhagor ... Os hoffech chi, darluniwch rywbeth sy'n rhoi pleser ac ymdeimlad o dawelwch i chi ...

'Ymhen ychydig byddaf yn cyfrif yn ôl o bedwar i un ... Pan gyrhaedda i un, agorwch eich llygaid a gorwedd yn llonydd am sbel cyn i chi ddechrau symud o gwmpas eto ... Byddwch yn teimlo wedi ymlacio ac wedi adfywio ... Pedwar: dechrau teimlo'n fwy effro ... Tri: paratoi i ddechrau symud eto ... Dau: yn ymwybodol o'r hyn sydd o'ch cwmpas ... Un: llygaid ar agor, yn teimlo wedi ymlacio ac yn effro.'

Ymarferiad 3: Trefn ymlacio syml

Gallwch ddefnyddio ymarferiad byrrach fyth y gallwch ei ymarfer unrhyw bryd y bydd ei angen arnoch, bron. Ar gyfer y drefn fyrrach, mae'n rhaid i chi ddychmygu delwedd yn eich meddwl neu ddyfais feddyliol i'w defnyddio yn ystod yr ymarferiad ymlacio. Gall fod yn olygfa bleserus, ymlaciol, fel traeth gwag; llun neu wrthrych arbennig o ymlaciol; neu sain neu air sy'n gysur i chi, fel sŵn y môr neu'r gair 'heddwch'. Y peth pwysig yw fod angen i chi ganfod dyfais feddyliol sy'n eich tawelu chi.

O bryd i'w gilydd bydd meddyliau sy'n tynnu'ch sylw yn dod i'ch meddwl – mae hyn yn gwbl arferol. Peidiwch ag aros gyda'r meddyliau hynny, dim ond mynd yn ôl i feddwl am eich delwedd neu'ch sain gysurlon. Unwaith yr ydych wedi dechrau'r ymarferiad, daliwch ati am ychydig funudau neu fwy (chi sydd i benderfynu faint o amser sydd ei angen arnoch i gyrraedd ymdeimlad o fod wedi ymlacio). Ar ôl i chi orffen, eisteddwch yn dawel â'ch llygaid ar gau am rai eiliadau. Pan agorwch eich llygaid, byddwch yn bwyllog i ddechrau a pheidiwch â dechrau symud o gwmpas yn rhy gyflym.

I ddechrau'r ymarferiad, eisteddwch yn gyffforddus. Yn gyntaf, canolbwyntiwch ar eich anadlu. Anadlwch i mewn yn araf ac yn ddwfn ... Teimlwch y cyhyr o dan eich asennau yn symud ... Nawr anadlwch allan – yn araf ... Eich nod yw cael patrwm llyfn o anadlu.

Cyfarwyddiadau

'Caewch eich llygaid, ac wrth i chi barhau i anadlu'n araf, dychmygwch eich corff yn mynd yn drymach ... Sganiwch eich corff am densiwn ... Dechreuwch â'ch traed a symud i fyny drwy eich corff at eich ysgwyddau a'ch pen ... Os ydych chi'n teimlo unrhyw densiwn, ceisiwch ymlacio'r rhan honno o'ch corff ... Nawr, tra mae eich corff yn teimlo mor drwm a chyffforddus â phosib, dewch yn ymwybodol o'ch anadlu eto ... Anadlwch i mewn drwy'ch trwyn, a llenwi eich ysgyfaint yn llwyr ... Nawr anadlwch allan eto a meddwl am eich delwedd neu'ch sain heddychlon ... Wrth i chi wneud hyn, anadlwch yn llyfn ac yn naturiol ... Eto, anadlwch i mewn drwy'ch trwyn, gan lenwi eich ysgyfaint, ac i lawr i'ch diaffram ... ac allan, gan feddwl am eich llun cysurlon neu'ch sain gysurlon ... Pan fyddwch chi'n barod i anadlu i mewn eto, ailadroddwch y cylch ... Daliwch ati i ailadrodd y cylch nes eich bod yn teimlo wedi ymlacio ac yn dawel ac wedi'ch adnewyddu ... Ar ôl i chi orffen yr ymarferiad hwn, eisteddwch yn dawel am ychydig funudau a mwynhau'r ymdeimlad o ymlacio.'

Darllen pellach

Llyfrau eraill yn y gyfres hon

William Davies, *Goresgyn Dicter a Thymer Flin*, Tal-y-bont, Y Lolfa, 2020

Frances Cole, Helen Macdonald, Catherine Carus a Hazel Howden-Leach, *Overcoming Chronic Pain,* Llundain, Robinson, 2005

Dawn Baker, Elaine Hunter, Emma Lawrence ac Anthony David, *Overcoming Depersonalization and Feelings of Unreality*, Llundain, Robinson, 2007

Paul Gilbert, *Overcoming Depression*, Llundain, Robinson, 2009

Sue Morris, *Overcoming Grief*, Llundain, Robinson, 2008

David Veale a Rob Willson, *Overcoming Health Anxiety*, Llundain, Robinson, 2009

Colin Espie, *Overcoming Insomnia and Sleep Problems*, Llundain, Robinson, 2006

Melanie Fennell, *Goresgyn Diffyg Hunan-werth*, Tal-y-bont, Y Lolfa, 2020

David Veale a Rob Willson, *Overcoming Obsessive Compulsive Disorder*, Llundain, Robinson, 2005

Derrick Silove a Vijaya Manigavasagar, *Overcoming Panic and Agoraphobia*, Llundain, Robinson, 1997

Marcantonio Spada, *Overcoming Problem Drinking*, Llundain, Robinson, 2005

Gillian Butler, *Overcoming Social Anxiety and Shyness*, Llundain, Robinson, 1999

Lee Brosan a Gillian Todd, *Overcoming Stress*, Llundain, Robinson, 2009

Kevin Meares a Mark Freeston, *Overcoming Worry*, Llundain, Robinson, 2008

Roz Shafran, Lee Brosan a Peter Cooper, *The Complete CBT Guide for Anxiety*, Llundain, Robinson, 2013

Hunangymorth cyffredinol ar gyfer CBT

David Burns, *The Feeling Good Handbook*, Llundain, Plume, 1990

Gillian Butler ac Anthony Hope, *Manage Your Mind: The Mental Fitness Guide*, Rhydychen, Oxford University Press, 2007

Dennis Greenberger a Christine Padesky, *Mind over Mood*, Llundain, Guilford Books, 1995

Sefydliadau defnyddiol

Cymdeithas Seicotherapïau Ymddygiadol a Gwybyddol
Prydain / British Association for Behavioural and Cognitive
Psychotherapies (BABCP)
www.babcp.com
Ffôn: 0330 320 0851
Gall BABCP ddarparu gwybodaeth i chi ynghylch sut i ddod o
hyd i therapydd CBT achrededig yn eich ardal chi.

Anxiety UK
www.anxietyuk.org.uk
Llinell gymorth: 03444 775 774
(ar agor Llun – Gwener 9.30 a.m. – 6 p.m.)
Elusen sy'n cael ei harwain gan ddefnyddwyr ac sy'n darparu
gwybodaeth, cefnogaeth a gwasanaethau eraill, yn cynnwys
ystafelloedd sgwrsio gyda chymedrolwr a digwyddiadau
arbennig. Mae hefyd yn cynnig therapi un i un.

No Panic
www.nopanic.org.uk
Llinell gymorth: 0844 967 4848 (ar agor 10 a.m. – 10 p.m. bob
dydd)
Elusen wirfoddol sy'n helpu pobl sy'n dioddef o byliau o banig,
ffobiâu, OCD ac anhwylderau gorbryder eraill. Mae'n arbenigo
mewn hunangymorth drwy grwpiau adferiad a mentora un i
un dros y ffôn gan ddefnyddio dulliau CBT.

OCD UK
www.ocduk.org
Llinell gyngor: 03332 127 890 (ar agor Llun – Gwener 10 a.m.
– 4.45 p.m.)
Elusen hunangymorth sy'n cynnig fideos ac adnoddau
defnyddiol eraill i bobl ag OCD. Mae'n cynnal cynhadledd
flynyddol yn y Deyrnas Unedig i ddioddefwyr OCD a'u
teuluoedd.

MIND Cymru
Gwefan: www.mind.org.uk/about-us/mind-cymru-cymraeg
Ffôn: 0300 123 3393/029 2039 5123 (Swyddfa Cymru)
Elusen sy'n cynnig gwybodaeth a chyngor ynghylch problemau
iechyd meddwl.

meddwl.org
Y wefan iechyd meddwl Gymraeg.

Mynegai

Tudalennau ychwanegol ar gyfer y dyddiadur

Dyddiadur 1

Ble a phryd?	Sut oeddwn i'n teimlo?	Sut brofiad oedd hynny?	Beth wnes i?
Pryd wnes i deimlo'n orbryderus? Ble roeddwn i a beth oeddwn i'n ei wneud?	Pa emosiwn/emosiynau oeddwn i'n eu teimlo? Pa mor gryf oedden nhw? 1 (digynnwrf) – 10 (gwaethaf posib)	Sut oedd e'n teimlo yn fy nghorff? Pa feddyliau neu ddelweddau oedd gen i yn fy meddwl?	Sut gwnes i drio ymdopi? Sut oeddwn i'n teimlo ar ôl gwneud? 1 (digynnwrf) – 10 (gwaethaf posib)

Dyddiadur 2: Dyddiadur Ymlacio

Ble a phryd?	Sut oeddwn i'n teimlo cyn yr ymarfer?	Pa ymarfer wnes i?	Sut oeddwn i'n teimlo ar ôl yr ymarfer?	Nodiadau
Nodwch y lle a'r amser	Faint oeddech chi wedi ymlacio? 1 (dim o gwbl) – 10 (wedi ymlacio'n llwyr)		Faint oeddech chi wedi ymlacio? 1 (dim o gwbl) – 10 (wedi ymlacio'n llwyr)	Beth wnaethoch chi sylwi arno am yr ymarfer a'i effeithiau?

Dyddiadur 3: Dal yr hyn sy'n mynd drwy ein meddwl

Ble a phryd?	Sut oeddwn i'n teimlo?	Beth aeth drwy fy meddwl?
Pryd a ble oeddwn i a beth oeddwn i'n ei wneud?	**Pa emosiwn/emosiynau oeddwn i'n eu teimlo?** Pa mor gryf oedden nhw? 1 (dim o gwbl) – 10 (y cryfaf posib)	**Pa feddyliau neu ddelweddau oedd gen i yn fy meddwl? I ba raddau roeddwn i'n credu ynddyn nhw?** 1 (dim o gwbl) – 10 (credu'n sicr)

Dyddiadur 4: Dal meddyliau anghytbwys

Ble a phryd?	Sut oeddwn i'n teimlo?	Beth aeth drwy fy meddwl?	Alla i weld unrhyw dueddiadau meddyliol?	Oes yna ffordd arall o edrych ar bethau?
Pryd a ble oeddwn i a beth oeddwn i'n ei wneud?	Pa emosiwn/emosiynau oeddwn i'n eu teimlo? Pa mor gryf oedden nhw? 1 (dim o gwbl) – 10 (y cryfaf posib)	Pa feddyliau neu ddelweddau oedd gen i yn fy meddwl? I ba raddau roeddwn i'n credu ynddyn nhw? 1 (ddim yn credu o gwbl) – 10 (credu'n sicr)	• Meddwl eithafol • Sylw dethol • Dibynnu ar reddf • Hunangeryddu • Pryderu	Oes yna ffordd lai dychrynllyd o edrych ar bethau? Alla i feddwl am bosibilrwydd mwy cytbwys? Faint ydw i'n credu'r posibilrwydd newydd? 1 (ddim yn credu o gwbl) – 10 (credu'n sicr)

Dyddiadur 5: Dal a phrofi beth sy'n mynd trwy ein meddyliau

Ble a phryd?	Sut oeddwn i'n teimlo?	Beth aeth drwy fy meddwl?	Pam mae'n ddealladwy fod gen i'r meddwl pryderus/y ddelwedd bryderus yma?
Pryd wnes i deimlo'n orbryderus? Ble roeddwn i a beth oeddwn i'n ei wneud?	Pa emosiwn/emosiynau oeddwn i'n eu teimlo? Pa mor gryf oedden nhw? 1 (dim o gwbl) – 10 (y cryfaf posib)	Pa feddyliau neu ddelweddau oedd gen i yn fy meddwl? I ba raddau roeddwn i'n credu ynddyn nhw? 1 (ddim yn credu o gwbl) – 10 (credu'n sicr)	Pa brofiadau ydw i wedi eu cael sy'n gwneud synnwyr o'm hofnau neu f mhryderon?

es yna resymau dros beidio â phryderu neu ofni?	Beth yw'r peth gwaethaf allai ddigwydd? Sut byddwn i'n ymdopi?	Oes yna ffordd arall o edrych ar bethau?	Sut galla i ymchwilio i hyn?
eth ydw i wedi'i ofi sydd ddim cyd-fynd n hofnau neu mhryderon? th ydw i'n ei vbod allai fy chalonogi?	Pa sgiliau a chefnogaeth sydd gen i i'm helpu i ddelio â'm hofn?	Alla i feddwl am bosibilrwydd mwy cytbwys? Faint ydw i'n credu'r posibilrwydd newydd? 1 (ddim yn credu o gwbl) – 10 (credu'n sicr)	Sut galla i roi fy syniad newydd ar waith? Beth sydd ei angen arna i i weld a ydw i'n iawn?